U0274142

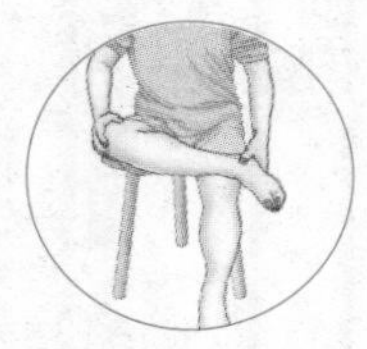

腿脚有病
看这本就够

张威◎编著

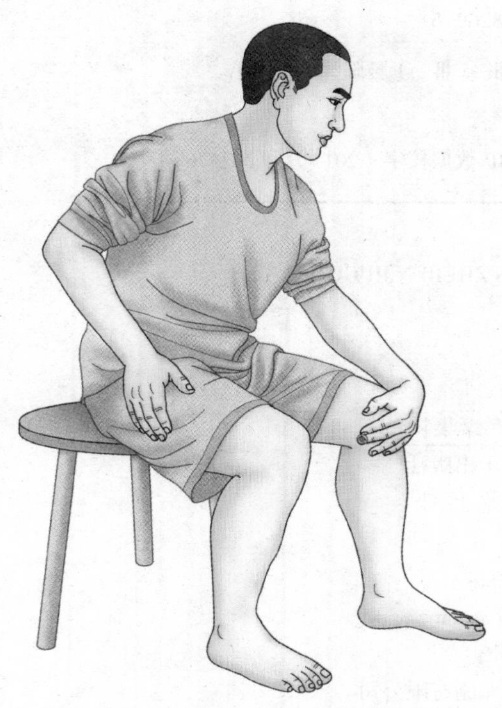

天津出版传媒集团
天津科学技术出版社

图书在版编目（CIP）数据

腿脚有病看这本就够 / 张威编著 . -- 天津：天津科学技术出版社，2013.10（2020.10 重印）

ISBN 978-7-5308-8269-6

Ⅰ . ①腿… Ⅱ . ①张… Ⅲ . ①腰腿痛—防治Ⅳ . ① R681.5

中国版本图书馆 CIP 数据核字（2013）第 202476 号

腿脚有病看这本就够

TUIJIAO YOUBING KAN ZHEBEN JIUGOU

策 划 人：杨 譞

责任编辑：袁向远

责任印制：兰 毅

出 版：天津出版传媒集团 / 天津科学技术出版社

地 址：天津市西康路 35 号

邮 编：300051

电 话：（022）23332490

网 址：www.tjkjcbs.com.cn

发 行：新华书店经销

印 刷：三河市德利印刷有限公司

开本 720 × 1020 1/16 印张 16 字数 220 000

2020 年 10 月第 1 版第 2 次印刷

定价：45.00 元

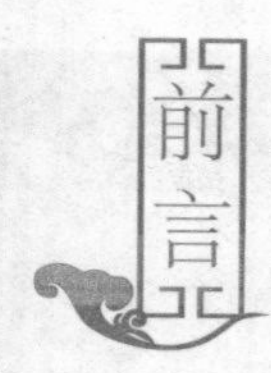

前言

当腿脚不舒服时，很多人的第一反应是去医院，通过打针、吃药来进行治疗，这些方法的确可以暂时缓解疼痛，但平时稍不注意，腿脚就会再次生病，让人不胜其扰。这时，学习一些简单方便的疗法就非常必要。

本书就是基于此点，为您详细介绍了腿脚病的许多自疗法，其中既有中医传统的按压穴位、推拿按摩、艾灸、拔罐、刮痧、食疗，又有现代的运动疗法、温冷疗法、肌内效贴布、睡眠疗法、环境疗法、营养疗法、森林疗法，不但简单易学，而且非常实用，对于一些常见腿脚病，几乎能收到立竿见影的效果。

以推拿按摩为例，此疗法入门简单，无需学习艰涩的理论，也不必使用专业的医疗器械，只要找到正确的穴位和反射区，用手部的按压动作就可以在家中操作，不仅很容易学习，还不会产生毒副作用，因而日益受到人们的重视和推崇，成为腿脚病的重要疗法之一。在按摩的同时，您还可以配合按压穴位、拔罐、刮痧、艾灸、中药药膳，这样便能取得事半功倍的治疗效果，使您轻松治愈腿脚病，重获健康的人生。

本书共分为五章，第一章主要介绍腿脚的结构和引起下肢疾病的原因，使读者对腿脚病有一个感性的认识。第二章则介绍了日常生活中保护腿脚的小诀窍，让读者随时随地都可以保护腿部。第三章则以患者的实际体验和专家面对面地答疑解惑，帮助读者解决疑难问题。第四章则从中医的角度，用不同的方法，如穴位按压、推拿按摩、刮痧、艾灸、拔罐、贴敷等，实际教导读者缓解各种腿脚病的技巧。第五章则选取了一些绿色环保的治病方式，如运动疗法、温冷疗法、放松疗法等，帮助读者健身治病。此外，在附录部分，本书不仅详细指出了大家在日常生活中的误区，还针对一些腿脚的重要穴位和伸展操进行了较为全面的介绍。

在形式上，本书针对腿脚病的多种疗法进行了详细的图解，更在书中使用了大量的图片，直观地介绍了各种疗法的具体步骤，保证让您一看就懂，一学就会！在家中就可以轻松操作。

由于时间仓促，编者的知识有限，在编写这本书的过程中，难免会存在一些疏漏之处，敬请广大读者斧正。最后，我们真诚地希望，《腿脚有病看这本就够》能真正成为您治疗腿脚病的好帮手！

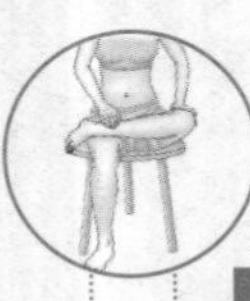

腿脚有病看这本就够

使用说明

人类走路、上下楼梯等，没有一样能离开下肢的参与。而一旦下肢出现问题，就会出现酸痛、疲劳、腿抽筋等症状，严重困扰着我们的生活和工作。本书通过形象的图解，直观地介绍了下肢疾病的防治方法，保证让您一看就懂，一学就会。

标题

从这里开始我们的阅读旅程。

导语

总述这一节讲了什么。

精彩正文

简单易懂的文字，让你轻松了解腿病疗法。

003 引起下肢疾病的原因（1）

腿脚有病看这本就够

引起下肢发病的原因多种多样，如风湿、骨质增生、半月板损伤等，一些容易出现膝关节和下肢疼痛、僵硬的人更容易受伤。

●风湿

风湿是引起下肢疾病的一个主要原因，是在关节滑膜上慢性的发炎。滑膜一旦发炎，各种酵素就会从中释出，破坏骨骼或软骨。如果发炎不断反复，就会最终使关节完全失去作用，无法弯曲和伸直。风湿症的男女发病比例为1:4，引起的下肢疾病常表现为原因不明的关节疼痛、肿胀、僵硬。

●骨质疏松症

骨质疏松症就是骨骼变得疏松、脆弱，表现为身高变矮、背部弓起。骨质疏松症的患者，容易跌倒和骨折。引起骨质疏松症的原因有高龄、钙不足、运动不足、维生素D不足等。骨质疏松症的女性患者多于男性，女性的骨质一般从40岁开始疏松，80岁的人中3人就有2人患此疾病。预防方法是，从年轻时起就要注意储存骨盐量，延缓钙的减少速度，还要注意不要吸烟，也不能喝过量的咖啡。

●骨质增生（骨刺）

骨质增生是骨关节边缘增生的骨质，好发于脊柱及负重关节，是关节的生理性退行性变化，其发生与年龄、关节创伤或退变等因素有关，常见于中老年人。从本质上说，骨刺是骨关节为适应应力变化而产生的防御反应，它可以使失稳的关节、脊柱趋于稳定。但如果增生的骨质对周围神经、血管及其他结构产生压迫时，则会出现疼痛等症状。

●半月板损伤

半月板位于大腿和小腿的骨头之间，负责分散来自膝盖的压力，使关节的动作圆滑顺畅。由于半月板几乎没有再生的能力，所以受伤之后就无法再恢复，运动、老化、跪坐过度是产生疼痛的主要原因。

半月板对扭转动作的应变能力较弱，所以，当重复扭转膝盖的动作时，半月板的受伤几率就会大大提高。

16

070 髌骨软化

腿脚有病看这本就够

髌骨软化症是髌骨软骨……运动员，起病缓慢，有髌骨……中以上下楼梯时膝关节发软……期，治疗的关键在于改善膝……的治疗方法。

●发病机理

研究认为，该病的发生……节过度疲劳或反复的膝半蹲……使软骨面磨损，营养欠佳，……弹性减弱，有时还形成裂纹……

●诊断

1. 自我表现：髌骨软化……无力，半蹲位时疼痛加剧，……

2. 体检表现：关节腔……可出现压痛及粗糙声响，……

●拔罐疗法

1. 留罐法

取穴：梁丘、血海、……钟，每日1次。

配穴：肝肾亏虚加拔……

2. 血罐法

找到患者的痛点，然后……血迹，每周1次。

说明：在治疗过程中……患者一般采取手术治疗。

118

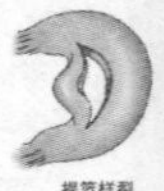

提篮样裂

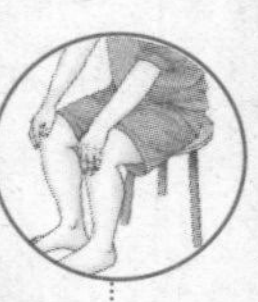

疾病名

标题是疾病名，从这里找到你想治疗的疾病。

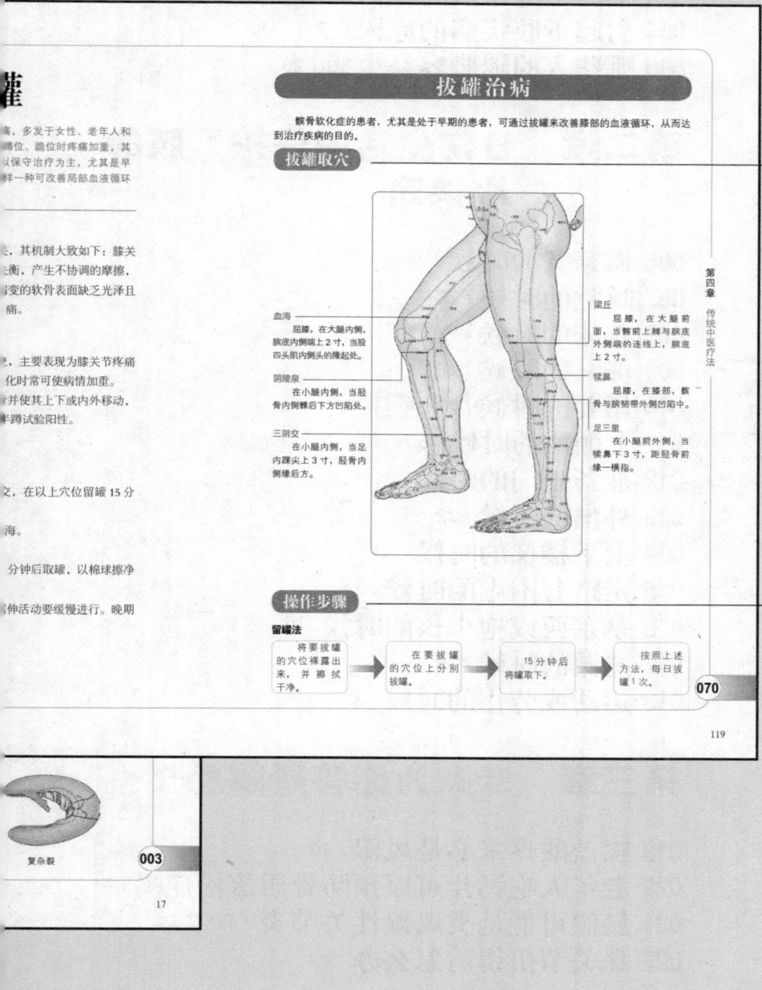

罐

痛，多发于女性、老年人和
蹲位、跪位时疼痛加重，其
以保守治疗为主，尤其是早
样一种可改善局部血液循环

：，其机制大致如下：膝关
失衡，产生不协调的摩擦，
病变的软骨表面缺乏光泽且
痛。

，主要表现为膝关节疼痛
化时常可使病情加重。
并使其上下或内外移动，
蹲试验阳性。

交，在以上穴位留罐 15 分

海。

分钟后取罐，以棉球擦净

屈伸活动要缓慢进行。晚期

拔罐治病

髌骨软化症的患者，尤其是处于早期的患者，可通过拔罐来改善膝部的血液循环，从而达到治疗疾病的目的。

拔罐取穴

血海
屈膝，在大腿内侧，髌底内侧端上2寸，当股四头肌内侧头的隆起处。

阴陵泉
在小腿内侧，当胫骨内侧髁后下方凹陷处。

三阴交
在小腿内侧，当足内踝尖上3寸，胫骨内侧缘后方。

梁丘
屈膝，在大腿前面，当髂前上棘与髌底外侧端的连线上，髌底上2寸。

犊鼻
屈膝，在膝部，髌骨与髌韧带外侧凹陷中。

足三里
在小腿前外侧，当犊鼻下3寸，距胫骨前缘一横指。

第四章 传统中医疗法

操作步骤

留罐法

将要拔罐的穴位裸露出来，并擦拭干净。 → 在要拔罐的穴位上分别拔罐。 → 15分钟后将罐取下。 → 按照上述方法，每日拔罐1次。

070

119

精确取穴

最新国际标注穴位图，直观展现每个穴位的精确位置。

操作步骤

直观地介绍了各种疗法的具体步骤。

复杂裂

003

17

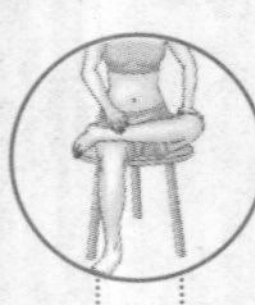

Contents 目录

第一章　认识你的腿脚

第二章　日常生活中保护下肢的小诀窍

第三章　专家为你答疑解惑

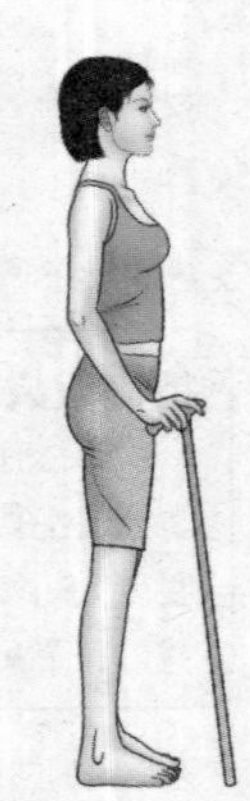

在现代都市生活中，许多中年以上的人，腿脚特别是膝盖非常容易患上各种各样的毛病，严重影响了日常的生活和工作。

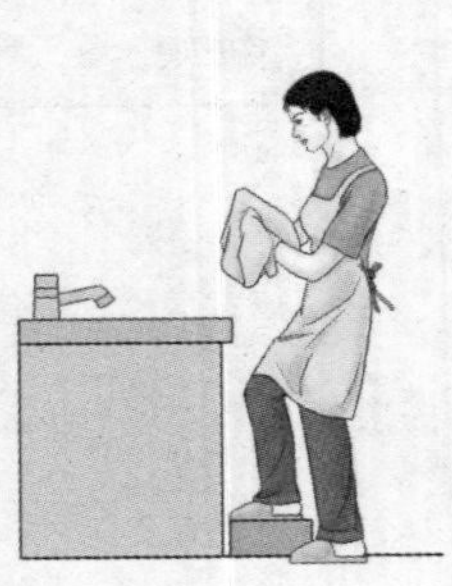

腿病虽然难治，但只要我们在日常生活中注意一些小细节，如在洗漱、做家务时讲究一些技巧，就可以预防腿脚的病变。

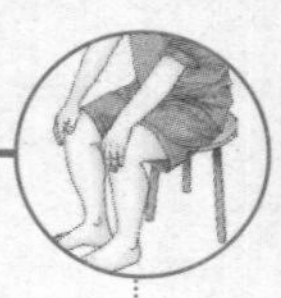

第四章　传统中医疗法

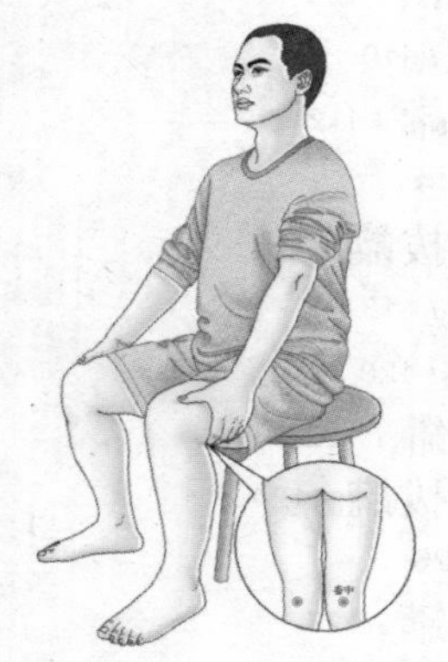

腰腿无力、腰酸腿痛，几乎成了每一个现代文明人的通病，此时如果按压一些特定穴位，就有强腰健腿、预防疾病的效果。

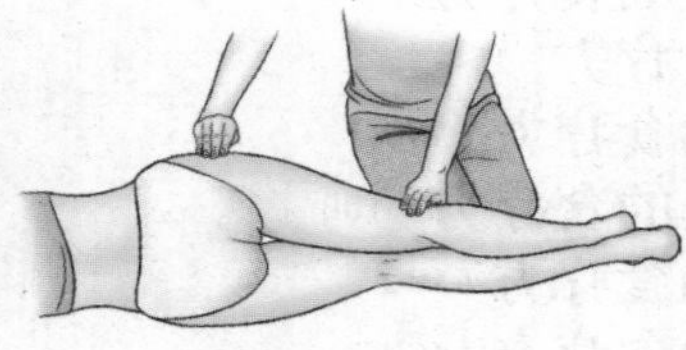

当下肢疼痛时，我们不仅可以按压穴位，还可以按摩下肢，以松弛下肢僵硬的肌肉，预防、缓和下肢疼痛。

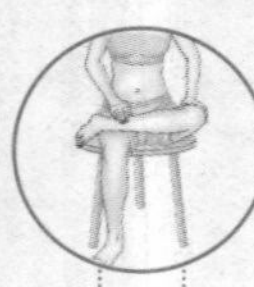

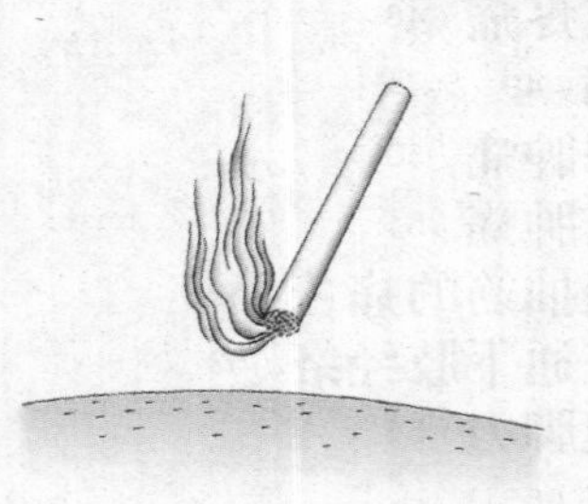

艾灸是一种用点燃的艾绒熏灸人体腧穴来治病的方法。当下肢出现病变后，通过艾灸，就可以达到治疗疾病的目的。

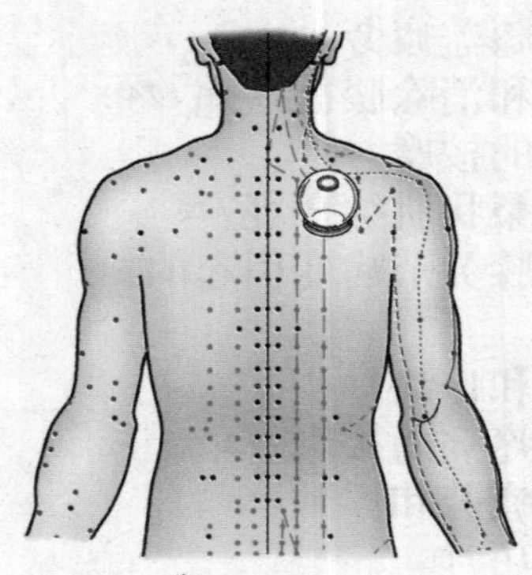

拔罐是一种以杯罐作工具，通过吸拔和温热刺激等造成人体局部发生瘀血现象的方法，也常被用来治疗下肢疾病。

当下肢出现病变后，我们不仅可以通过中医疗法来进行治疗，还可以做一些运动来缓解疼痛、治疗疾病。

第五章　其他疗法

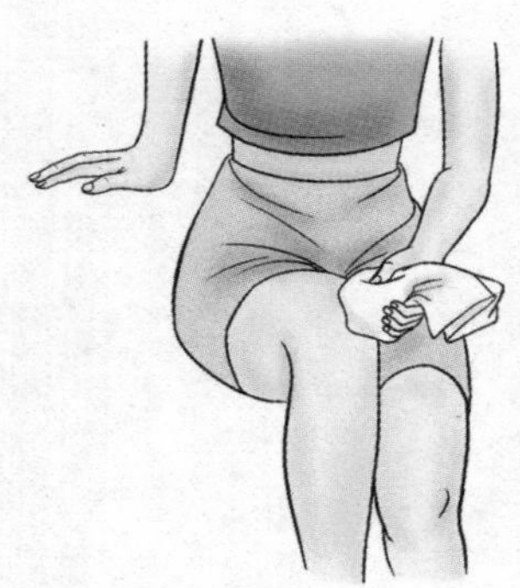

在下肢刚刚开始疼痛的时候，我们可以用冰块或冰袋进行冷敷，这样可以遏制突发性的疼痛，并有效抑制因发热而引起的肿胀。

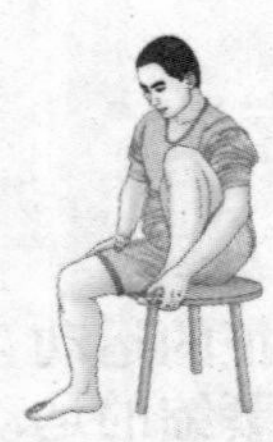

第一章 DIYIZHANG

认识你的腿脚

人类走路、上下楼梯等，没有一样能离开下肢的参与。一旦下肢出现问题，就会出现酸痛、疲劳、腿抽筋等症状，严重困扰着我们的生活和工作。保护好下肢，是我们刻不容缓的使命。请注意：当下肢出现上述症状的时候，是身体在向我们发出求救的信号，必须立即调整自己的生活方式，减轻下肢的负担。

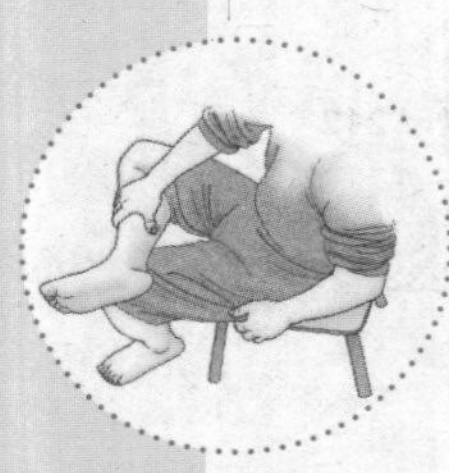

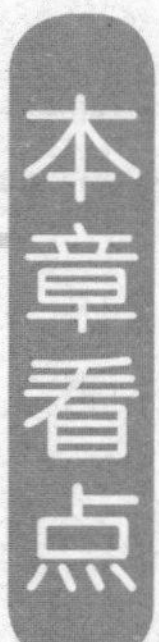
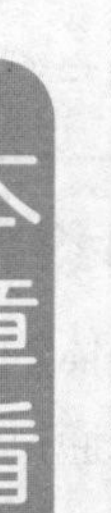
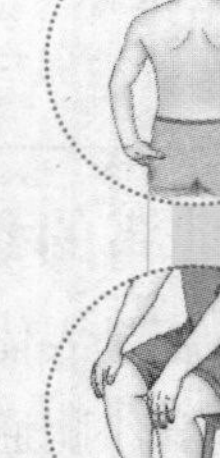
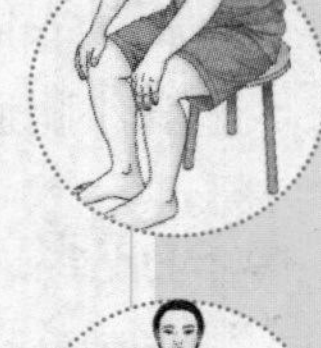
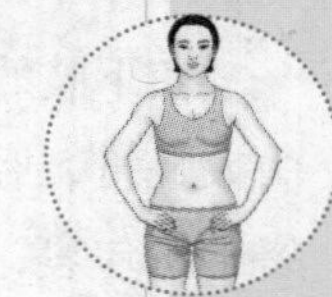

本章看点

- **人体下肢结构**

  用图解的方式，让你认识人体的腿脚结构

- **膝盖的功能**

  用简单的言语，使你认识膝盖的结构和功能

- **引起下肢疾病的原因（1）**

  用通俗的言语，使你了解风湿、骨质增生等对下肢的伤害

- **引起下肢疾病的原因（2）**

  用通俗的言语，使你了解关节发炎、韧带损伤等对下肢的伤害

- **哪些人的腿脚容易生病**

  介绍肥胖、老化、过度运动、O形腿等与下肢疾病的关系

001 人体下肢结构

人体下肢包括大腿、小腿、膝关节、踝关节、足等，认识人体下肢的结构，有助于更好地保护它，为我们的生活服务。

◉腿部的组织结构

腿是人体的重要运动器官，其表面有丰富的肌肉、血管、筋膜、韧带和神经，大腿和小腿通过膝关节得以连接。

◉构成膝盖的四个骨骼

在下肢的结构中，具有屈曲功能的膝盖是最重要的组成部分。膝盖的关节，是由大腿骨、胫骨、腓骨、膝盖骨四个骨骼构成的。在关节的周围，由所谓关节包的袋子所包裹，里面充满关节液。膝盖外侧的软骨就像海绵，利用回复原状的弹性吸收营养素。

◉下肢的肌肉

下肢的活动，离不开下肢肌肉的支撑。大腿和小腿肌肉可以辅助膝盖弯曲或伸直，还能协助身体维持一定的姿势。但肌肉的力量会随着年龄增加而渐渐衰退，如果不注意保养，这些支撑着身体的重要肌力就会逐渐流失，并造成膝关节必须独自承担全身的重量，久而久之，膝盖就会产生酸痛的感觉。

◉踝关节的结构

踝关节是人体下肢的另外一个重要关节，由胫、腓骨下端和距骨滑车组成。胫骨下端向内和向下突出的部分称为内踝和后踝，腓骨下端的突出部分称为外踝，它们共同构成踝穴。

踝关节是参与人体负重的主要关节之一，其活动多，韧带多，关节面也多，很容易发生关节扭伤、韧带损伤、骨折或关节软骨损伤等，必须注意保护。

◉足的结构

人体足部由骨骼、关节、肌肉和结缔组织组成，有内侧纵足弓、外侧纵足弓、横足弓三个足弓，这三个弓共同支撑并维持着身体的平衡。一般而言，我们所说的扁平足就是指内侧足弓。

下肢的肌肉和足弓

认识和治疗腿部疾病，先从认识下肢的结构开始。下图所示为下肢的肌肉构成和足弓，以及足的支撑点。

下肢的主要肌肉

人体下肢的活动，离不开肌肉的参与，主要有股四头肌、腘旁肌群、腓肌。

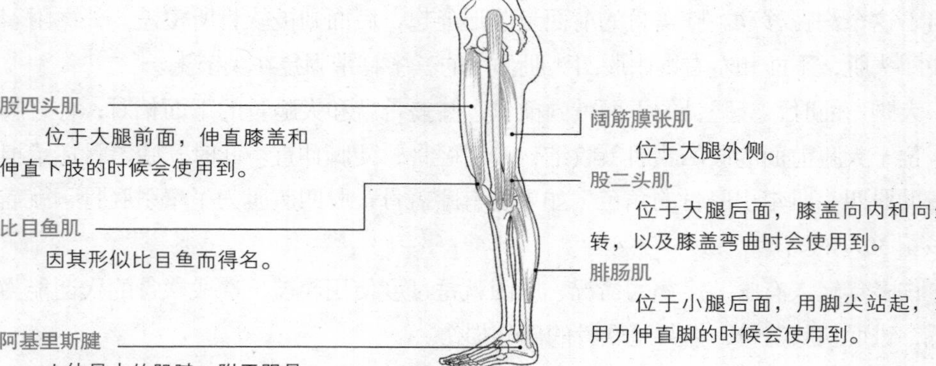

足的三个弓

足弓由内侧纵足弓、外侧纵足弓、横足弓三个弓组成，它们各自对人体起着不同的作用。

足的三个支撑点

人体足部主要有三个支撑点，它们各自承受着人体不等的重量。

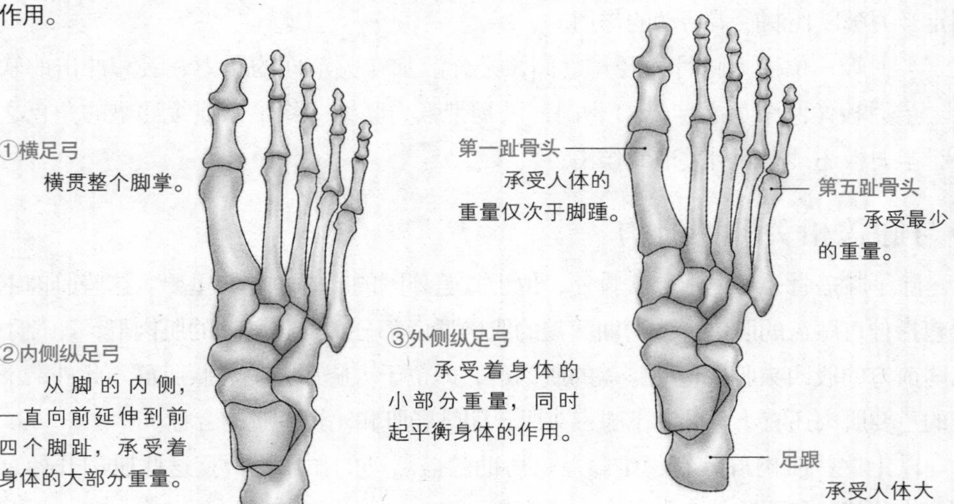

002 膝盖的功能

膝盖是人体下肢最主要的关节之一，起着支撑身体和帮助下肢活动的作用，而膝盖的活动，也离不开膝盖、韧带和肌肉的作用。

◉膝盖骨是下肢屈伸的重要组织

膝盖骨位于大腿骨上，又称膝盖大腿关节。在大腿骨的表面有浅沟，膝盖骨就是沿着这个沟在移动。膝盖骨的前面是凸形隆起，后面则被软骨所覆盖。外面附着有股四头肌，下面和左右则由股四头肌伸出的三条韧带固定在关节上。

大脚弯曲时，大腿骨的下面就向前侧，膝盖骨就和大腿骨的下面相对；伸直脚时，位于大腿前面的股四头肌就收缩，牵引胫骨，使脚伸直。此时，膝盖骨还承担着帮助股四头肌牵引胫骨的角色。如果没有膝盖骨，股四头肌为了牵引胫骨，就需要多花 30% 的力量。

许多年轻人有膝盖疼痛的情况，原因就是过度使用膝盖，造成软骨的代谢能力降低，进而使膝盖骨，尤其是软骨的部分损伤。

◉起缓冲垫作用的韧带和半月板

膝盖上有前十字韧带、后十字韧带、内侧副韧带和外侧副韧带四条粗的韧带。前十字韧带具有阻止下腿骨向前方移位、扭转的作用；后十字韧带具有阻止下腿骨向后移位的作用；内、外侧副韧带，在保护膝关节朝向侧方稳定性的同时，还具有固定半月板以控制膝盖活动的作用。

半月板，位于大腿骨和胫骨之间，是分散加在关节面的压力、缓和冲击的软骨。半月板像两个英文字母 C 相向，以韧带强力联结。除了扮演缓冲垫的角色之外，半月板还具有润滑关节的作用。

◉与膝盖相关联的肌肉

除了膝盖骨、半月板、软骨外，位于膝盖外围的肌肉也十分重要。这些肌肉主要包括伸直膝盖的肌肉群、弯曲膝盖的肌肉群两部分。伸直膝盖的肌肉群，即位于大腿前方的股四头肌；弯曲膝盖的肌肉群，即位于大腿后方的屈膝肌群。此外，下肢的重要肌肉还有小腿肚的下腿三头肌，即腓肠肌和比目鱼肌的合称。

以上这些肌肉群具有稳定膝盖、协助膝盖活动的作用，一旦这些肌肉开始衰弱，人体膝盖和下肢就会表现出一些病症。

膝关节的构造

膝关节的功能与它的构造有着密切关系，下面介绍一下膝关节的韧带，以及膝关节的重要组成部分半月板的构造。

膝盖周围的韧带及其功能

膝盖周围的韧带围绕在四个方向，共同支撑着膝关节，可以防止关节朝其他方向移位或过度倾斜。

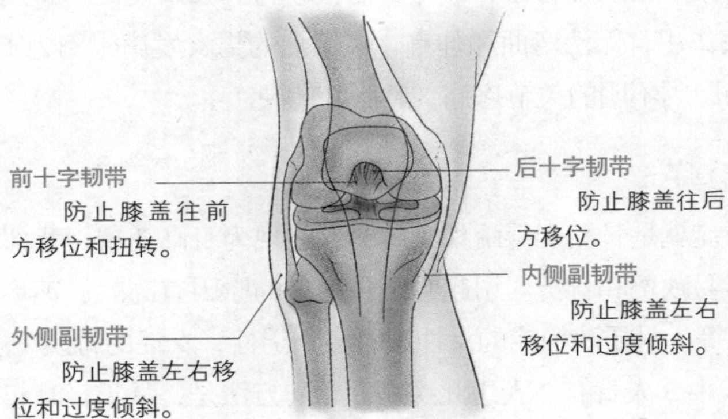

半月板的构造

半月板具有稳定膝关节、分散膝关节负荷力、吸收膝关节营养的作用。正由于半月板的存在，才保证了膝关节常年负重运动而不致损伤。

从侧面看

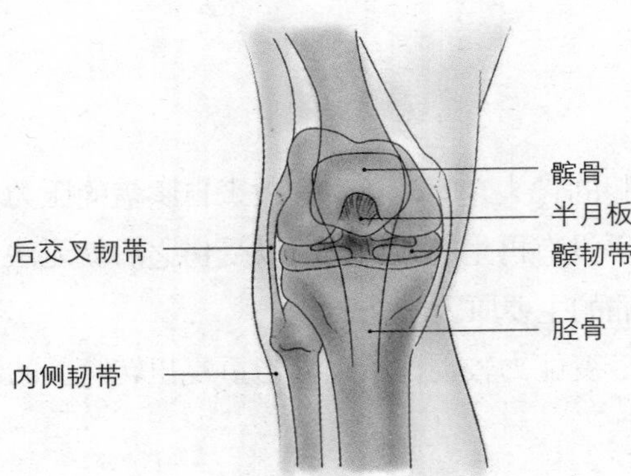

003 引起下肢疾病的原因（1）

引起下肢发病的原因多种多样，如风湿、骨质增生、半月板损伤等，一些容易出现膝关节和下肢疼痛、僵硬的人更容易受伤。

●风湿

风湿是引起下肢疾病的一个主要原因，是在关节滑膜上慢性的发炎。滑膜一旦发炎，各种酵素就会从中释出，破坏骨骼或软骨。如果发炎不断反复，就会最终使关节完全失去作用，无法弯曲和伸直。风湿症的男女发病比例为1:4，引起的下肢疾病常表现为原因不明的关节疼痛、肿胀、僵硬。

●骨质疏松症

骨质疏松症就是骨骼变得疏松、脆弱，表现为身高变矮、背部弓起。骨质疏松症的患者，容易跌倒和骨折。引起骨质疏松症的原因有高龄、钙不足、运动不足、维生素D不足等。骨质疏松症的女性患者多于男性，女性的骨质一般从40岁开始疏松，80岁的人中3人就有2人患此疾病。预防方法是，从年轻时起就要注意储存骨盐量，延缓钙的减少速度，还要注意不要吸烟，也不能喝过量的咖啡。

●骨质增生（骨刺）

骨质增生是骨关节边缘增生的骨质，好发于脊柱及负重关节，是关节的生理性退行性变化，其发生与年龄、关节创伤或退变等因素有关，常见于中老年人。从本质上说，骨刺是骨关节为适应应力变化而产生的防御反应，它可以使失稳的关节、脊柱趋于稳定。但如果增生的骨质对周围神经、血管及其他结构产生压迫时，则会出现疼痛等症状。

●半月板损伤

半月板位于大腿和小腿的骨头之间，负责分散来自膝盖的压力，使关节的动作圆滑顺畅。由于半月板几乎没有再生的能力，所以受伤之后就无法再恢复，运动、老化、跪坐过度是产生疼痛的主要原因。

半月板对扭转动作的应变能力较弱，所以，当重复扭转膝盖的动作时，半月板的受伤概率就会大大提高。

骨质增生与半月板损伤

骨质增生和半月板损伤是引起下肢疾病的重要原因，下图所示为正常关节和因骨质增生而导致病变的关节，以及半月板受损的情况。

骨质增生与正常关节的对比

骨质增生是骨关节的一种退行性变化，又称骨性关节炎，由于骨头增生成尖刺状，所以又称骨刺。

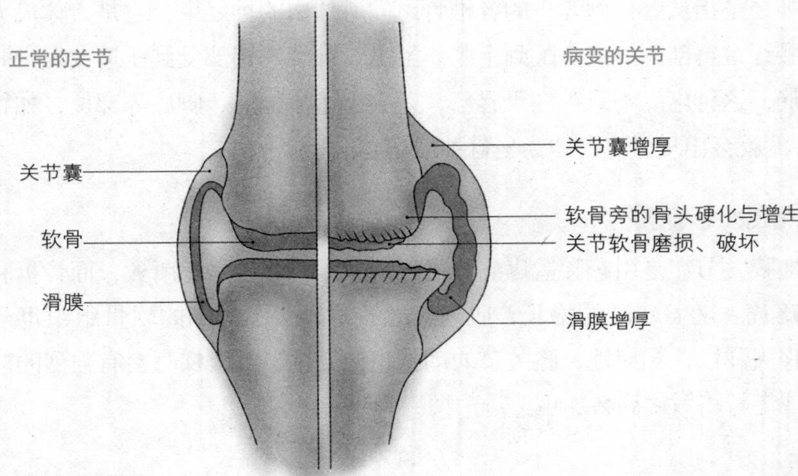

半月板损伤的种类

半月板损伤是造成下肢疾病的一个重要原因，常见半月板损伤的种类有以下几种：

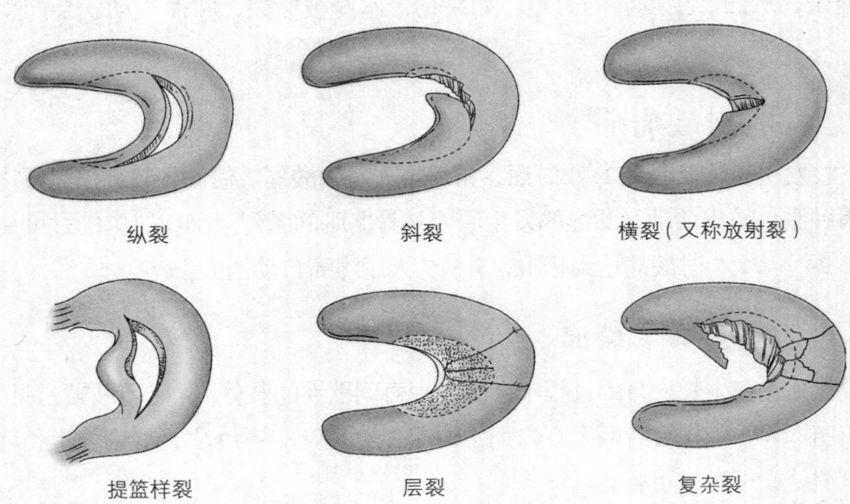

004 引起下肢疾病的原因（2）

关节发炎、韧带损伤等也是造成下肢疾病的重要原因。此外，过量运动后肌肉容易酸痛，而坐骨神经痛会牵引整个下肢出现疼痛症状，幼儿、青少年生长过快也会出现下肢疼痛。

●坐骨神经痛

坐骨神经是指从腰椎到荐骨的各椎骨之间所伸出的神经束，它是人体最大的神经束，从腰经过臀部，一直支配到下肢。当坐骨神经的根部受到压迫或发炎时，就会产生疼痛，这种疼痛不只存在于腰部，还会下达小腿肚、脚底等部位，如将脚抬高不足 70 度就会出现激痛，即为坐骨神经痛。

●变形性膝关节症

变形性膝关节症是引起膝盖疼痛的最主要原因，多因老化所致，而骨折和扭伤也可引发疼痛。随着年龄的增长，肌肉开始衰退，关节周围的软骨组织也开始衰退，逐渐丧失弹性，相应地，膝关节的动作也会变差。下楼梯时会有强烈的痛感，开始行走或走长路后疼痛会加重。

●韧带损伤

膝盖关节的前后左右，由称为韧带的组织支撑着。韧带具有伸缩性，可以帮助身体完成很复杂的动作。如果韧带失去了伸缩性，就会伸展过度，导致骨头之间发生撞击，从而产生疼痛的感觉。如果韧带本身被撕裂，膝盖一动就会产生剧烈疼痛。

●延迟性肌肉酸痛症

一般发生在体育锻炼24小时后，常表现为肌肉酸痛、僵硬，轻者仅有压疼，重者肌肉肿胀，妨碍活动。此症的发生原因是骨骼肌的激烈运动或肌肉的过度使用，一般在 24 ~ 72 小时酸痛达到极限，5 ~ 7 天后疼痛自动消失。

●幼儿、青少年生长痛

少数儿童在生长发育的过程中会出现短暂间歇性的肢体疼痛（下肢较常见），称为生长痛。其发病年龄有两个高峰期，即 3 ~ 5 岁和 8 ~ 12 岁，发病与生长高峰期的软组织结构相对缩短有关。

脚的坐骨神经支配

坐骨神经痛是下肢比较常见的一种疾病，下图所示为支配下肢的坐骨神经，了解这些神经，对认识坐骨神经痛很有好处。

脚的坐骨神经支配

坐骨神经发生病变后，疼痛会沿坐骨神经通路即腰、臀部、大腿后、小腿后外侧和足外侧向下传递。

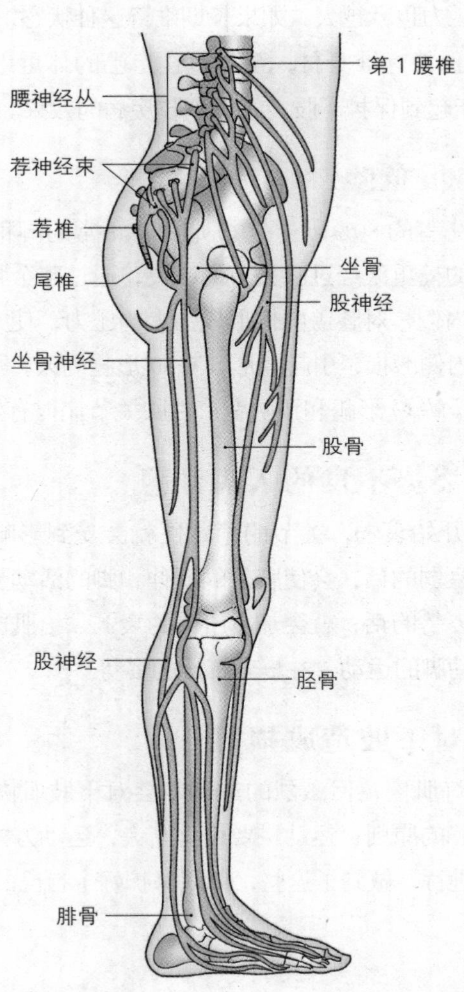

005 哪些人的腿脚容易生病

腿脚的发病与一些因素有关，如肥胖、老化、过度运动、O形腿等。为了我们的健康，我们应该做好保健工作，尽量预防这些病变。

◉越肥胖的人越危险

肥胖是引起下肢疾病的一个重要原因。研究表明，人在走路时，会对膝盖造成体重3倍左右的压力，上下楼梯时会对膝盖造成体重7倍左右的压力。所以，身体越肥胖，对膝盖造成的压力也就越大。如果长期维持这种状态，膝盖就很容易变形。

如果不能使自己保持标准身材，至少也让自己的体重维持在一个标准的数值（身高减去100），才能起到保护下肢、缓解下肢疾病的效果。

◉O形腿的人也很危险

变形性膝关节症患者的80%以上是O形腿。正常的脚稍有X形倾向，从髋关节向脚踝以垂直向下的荷重线经过膝关节的中央，通过整个膝关节支撑身体。但O形腿的人荷重线偏向内侧，对膝盖内侧形成强大的压力，使人体下肢失去重心和平衡，从而使膝关节的内侧磨损，引起变形。有O形腿的人，可以尝试步行法，以锻炼脚部的肌肉，对于缓解O形腿和预防变形性膝关节症很有好处。

◉肌肉弱的人、姿势不良的人需注意

肌肉或韧带如果开始衰弱，关节的稳定性就会受到影响，进而引起磨损、伤害。尤其是股四头肌衰弱的话，会使膝盖的屈伸和脚的活动受到影响。如果肌肉衰弱的人，再采取不良姿势的话，就会加重肌肉的衰弱，给肌肉造成极大的负担。预防的方法是经常做活动脚的运动，并培养正确的姿势。

◉激烈的运动会对下肢造成损害

虽然运动可以锻炼肌肉，但激烈的运动却会对下肢肌肉和膝盖造成伤害，所以，锻炼必须遵循正确的原则：运动量要由小渐大，运动方式要有益于健康，运动时要以享受的心情去进行。做到了这些，你就保护好了自己的下肢。

膝盖的负重

膝盖是下肢重要的组成部分，下肢许多疾病的出现，如 O 形腿，都与膝盖的负重和变形有关。

上下楼梯时膝盖的负重

上楼梯时，膝盖平均弯曲 50 度；下楼梯时，膝盖平均弯曲 65 度。这个过程中会给膝盖增加约 7 倍体重的压力。

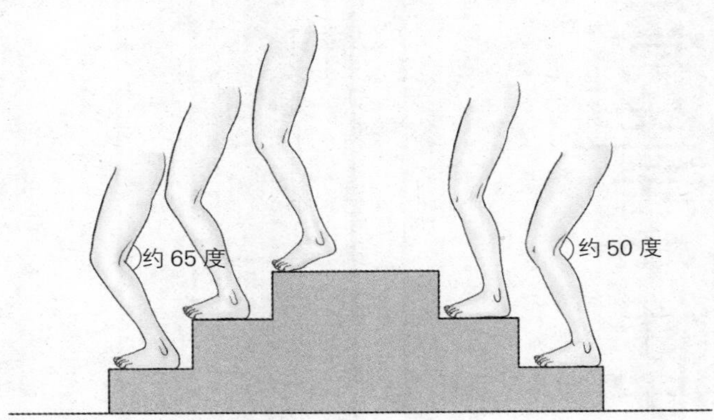

加在 O 形腿上的负担

正常的腿和 O 形腿所承担的负重是不同的，如图所示：

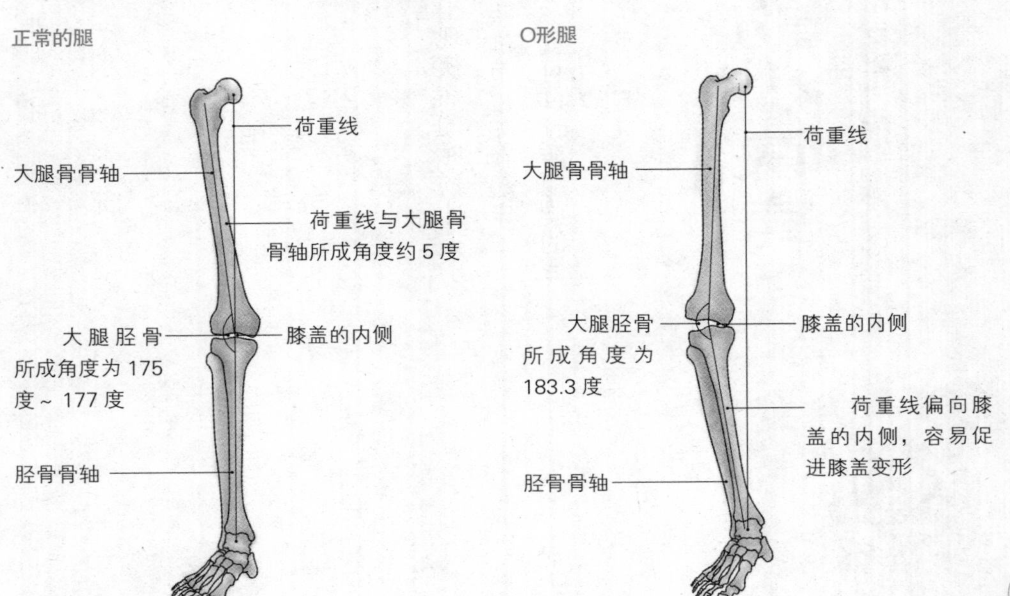

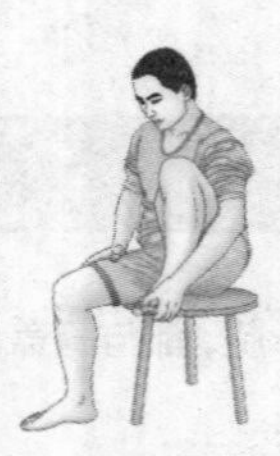

第二章

DIERZHANG

日常生活中保护下肢的小诀窍

许多人平时不注意对下肢的保护，等到出现疾病的时候才追悔莫及。其实，只要我们在平时生活中注重一些细节，如在起床、睡觉、洗漱、上厕所、做家务时讲究一些技巧，就可以预防腿脚的病变。

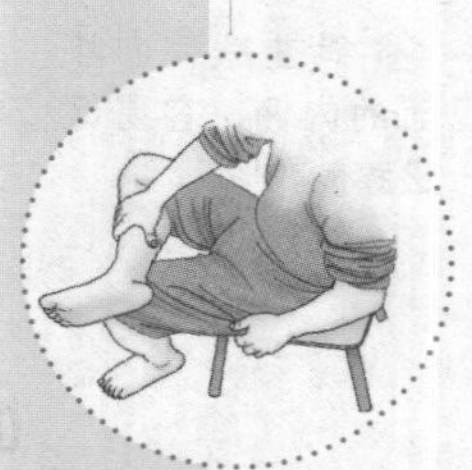

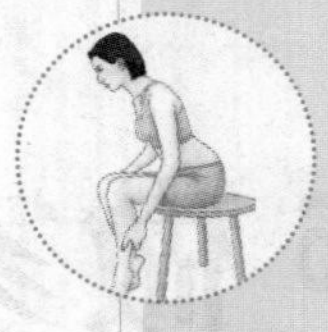

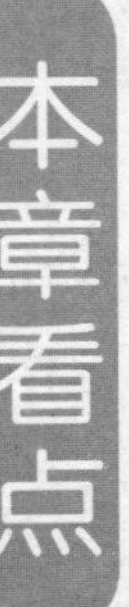

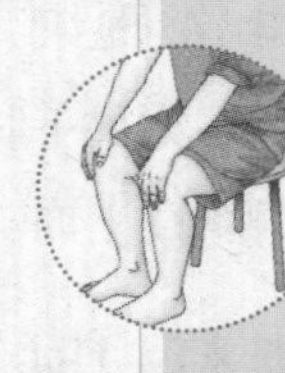

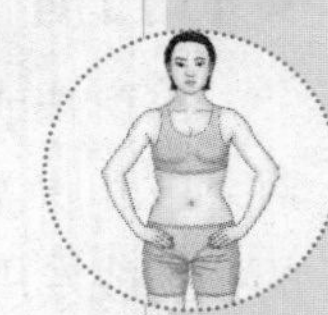

本章看点

- 做家务的时候

  告诉你在做家务时保护下肢的小窍门

- 起床的时候

  告诉你起床的时候保护下肢的小窍门

- 洗漱的时候

  告诉你洗漱的时候保护下肢的小窍门

- 用餐的时候

  告诉你用餐的时候保护下肢的小窍门

- 外出的时候

  告诉你外出的时候保护下肢的小窍门

- 上下楼梯的时候

  告诉你上下楼梯时保护下肢的小窍门

- 洗澡的时候

  告诉你洗澡的时候保护下肢的小窍门

- 运动或劳作的时候

  告诉你运动和劳作时保护下肢的小窍门

006 做家务的时候

许多人在做家务的时候养成了一些不良习惯，这些不良习惯时刻在损害着我们的身体，也使我们的下肢受到伤害。改掉这些不良习惯，就是在保护我们的下肢。

●洗碗时

如果下肢疼痛，可在洗碗池前放一个约10厘米高的踏台，洗碗时把疼痛一侧的脚踏在上面。这样可以减轻疼痛一侧下肢的负担，洗碗时也比较轻松。

●打扫时

擦窗户或做其他清洁工作的时候，如果采取弯腰的姿势来支撑全身的重量，会对下肢和膝盖造成很大的负担。所以，清洁时应选择不用弯腰、挺直脊背就能打扫的拖把或专用清洁工具。如果吸尘器不够长，可接上延长管。

清扫房间时还要注意保持身体平衡。如果总是用同一只手拿着扫把或吸尘器，身体会很容易歪曲，所以要每隔几分钟就换一次手。

●放东西时

餐具和打扫用具等经常用到的东西，应该放在轻松就能拿到的位置。较高的地方或是必须蹲下去才能拿到东西的地方，适合放一些不常使用的物品。

●晾衣服时

把洗好的衣服放在不用弯腰就能够拿到的位置，这样就避免了重复蹲下去和站起来的动作。位置的理想高度应该是与腰齐平，这样干起活儿来就会比较轻松。

●熨衣服时

采取站立、弯腰或坐在地板上的姿势熨衣服，会给下肢带来持续性的负担。如果要长时间熨衣服，最好把桌子当做熨衣台，坐在椅子上慢慢熨。

做家务时保护下肢的技巧

日常生活中，应时时注意保护下肢，做家务的时候如果不注意，很容易伤到下肢，所以要注意以下一些技巧。

利用踏台减轻患肢的疼痛

洗碗时，把疼痛一侧下肢放在适当高度的踏台上，可减轻患肢的疼痛。

把疼痛一侧的下肢放在踏台上
约 10 厘米高的踏台

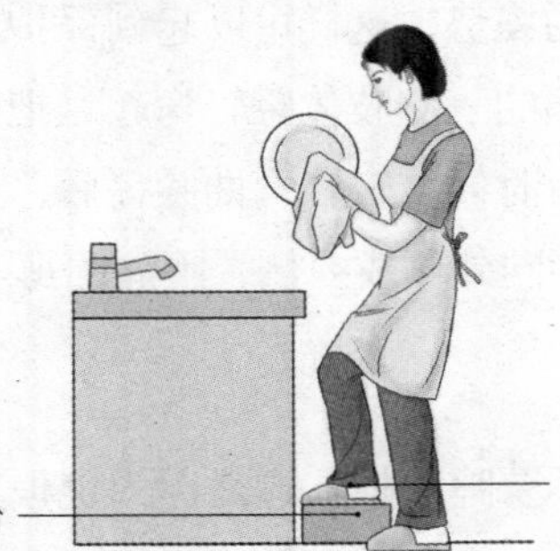

晾衣服时避免重复弯腰

为了避免重复弯腰动作，可把洗好的衣服放在较高的位置。晾衣绳也不要太高，以免踮脚对下肢造成伤害。

晾衣绳的高度
稍抬手就能够到
高度与腰齐平

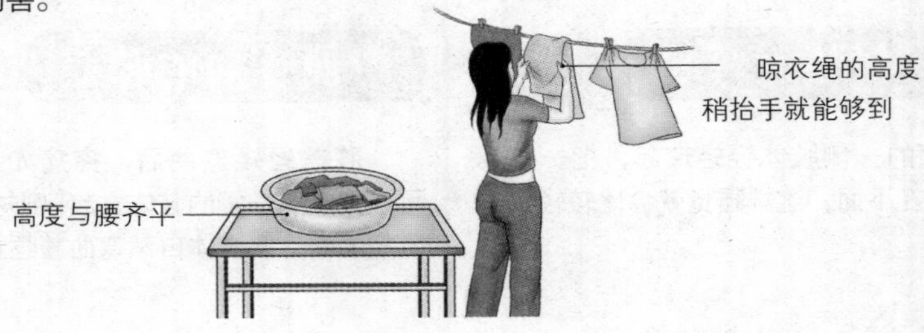

清洁用具要足够长

选择足够长的清洁用具，可避免弯腰对下肢和腰部造成的伤害。做清洁工作时，还要注意身体的平衡。

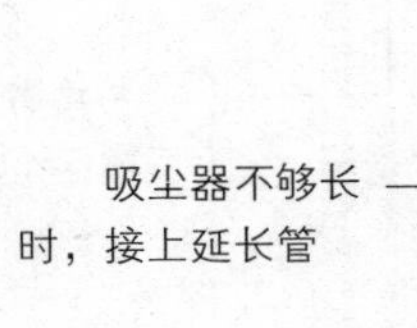

007 睡觉的时候

睡觉是保护下肢的最好时机，但要注意一些技巧：首先，要选择自己最舒适的姿势；其次，不要睡在地板上，尽量要睡在床铺上，选择的被子也要轻巧。

◉选择舒适的姿势

睡觉的时候要选择舒适的姿势，这样可以起到保护下肢和膝盖的效果。如果下肢有疼痛的感觉，可以将疼痛的一侧肢体轻轻弯起，把一条卷好的毛巾垫在下面，这样睡觉时就会比较轻松。有时候，轻轻弯曲膝盖后，疼痛会变得剧烈，这时，可以把疼痛一侧的肢体立起，倒向外侧或内侧，不痛的那一侧肢体自然弯曲着睡觉。

◉床具的选择

首先，要睡在床铺上，不要睡地板。这是因为地板太硬，睡觉时会对膝盖造成很大的负担，早上起床时，身体会有酸痛的感觉，睡在床铺上则不会有这种感觉。其次，要注意被子的重量，比较轻巧的被子在睡觉时不会给人造成负担，会给人一个舒适的睡眠。

睡觉时将膝盖弯起

将疼痛的一侧肢体轻轻弯起，把一条卷好的毛巾垫在下面，这样睡觉就会比较轻松。

弯曲疼痛的膝盖

膝盖轻轻弯曲后，疼痛如果变得剧烈，可以把疼痛一侧的肢体立起，倒向外侧或内侧，不痛的那一侧肢体自然弯曲着睡觉。

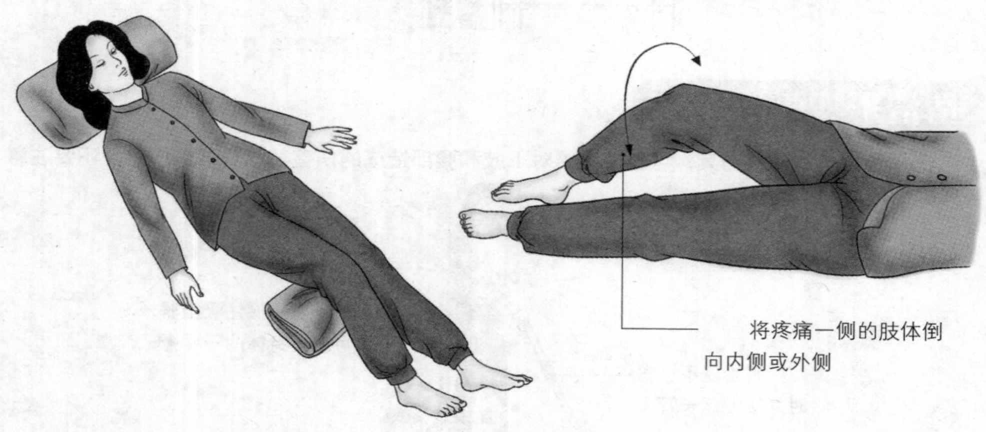

起床的时候 008

起床的时候如果姿势不当，就会对下肢和膝盖造成伤害，因此起床之前最好先在床上活动一下肢体，使身体由静态到动态有一个自然的过度，不要突然用力翻身跃起。

◉屈伸下肢

将被子拿掉，保持自然呼吸状态，用双手抱住膝盖，以这个姿势维持 2 ~ 3 秒钟，然后再慢慢地把双脚伸直，重复这个动作 5 ~ 6 次。注意：双手抱住膝盖时，膝盖不要碰触到胸部，然后在不会痛的范围内，将膝盖弯曲和伸直。如果感到疼痛，就把手放开，左右交替将膝盖轻轻弯曲伸直即可。

◉旋转下肢

上身自然伸直，下肢弯曲，双腿同时倒向左侧，然后再转向右侧，如此左右各重复 5 次。注意：如果在倒向其中一侧时有疼痛的感觉，就往不痛的方向动作，再回到原来的位置，重复做 7 ~ 8 次。

屈伸下肢

每天做屈伸下肢的动作，不仅可以预防下肢疾病，对于已发疾病也有积极的治疗效果。

旋转下肢

双下肢弯曲，朝左右两侧旋转。每天重复这一动作，对下肢保健很有好处。

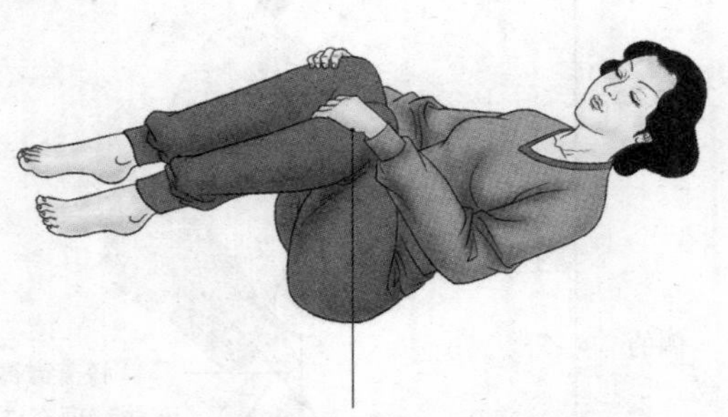

双手抱住下肢，维持 2 ~ 3 秒后，将膝盖伸直，重复这一动作 5 ~ 6 次。

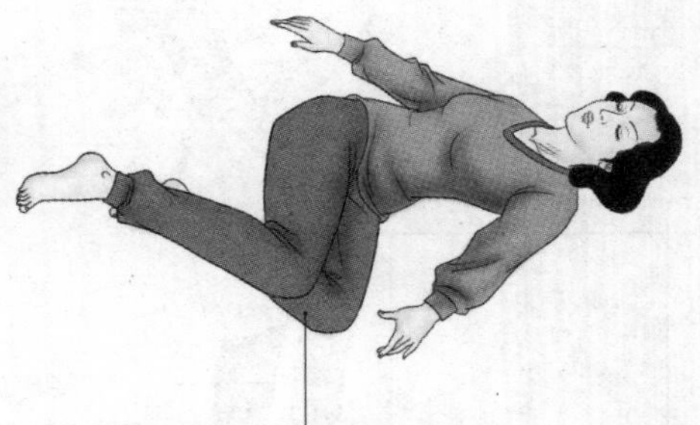

左右旋转下肢，每天 7 ~ 8 次。

009 洗漱的时候

早上起床后不要马上弯腰洗漱，这样很容易对肢体造成负担。洗漱时，最好把一只脚放在踏台上，也不要长时间弯腰洗漱。

●在洗漱池前准备一个踏台

在洗漱池前放一个约10厘米高的踏台，洗漱时就可以把一只脚放在踏台上。尤其是一只脚或腿有疼痛等症状时，在洗漱时可以将有不适症状的脚放在踏台上，就能减缓不适，还可以避免症状加重。

●膝盖无法站立时可采取坐位

如果膝盖疼痛剧烈而无法站立，可在洗漱池边放一张椅子，坐着洗漱。

使下肢舒适的洗漱方式

在洗漱台前放一个10厘米高的踏台，洗漱时将疼痛一侧的下肢放在踏台上，这种方式不仅可以减少对下肢的伤害，还可以起到保护腰部的作用。

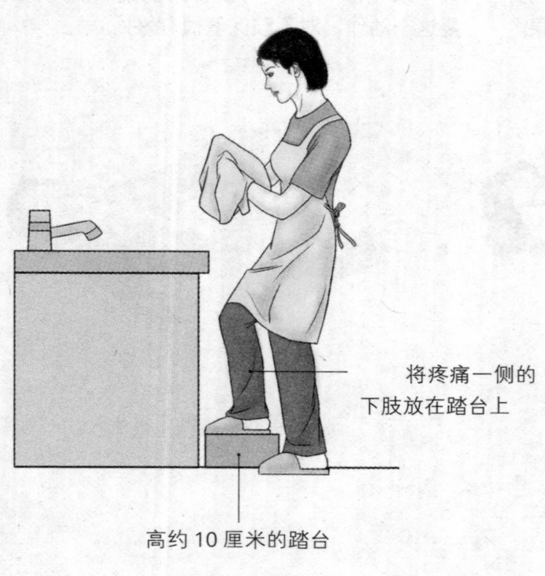

减轻膝盖负担的方式

在餐厅或工作单位的洗手间洗脸、洗手时，可以微微屈膝，用膝盖顶着洗手台，这种姿势能有效地分散体重，不会对腰部造成过大的负担。

下肢受力被分散
膝盖微微
弯曲，顶在洗
手池边上

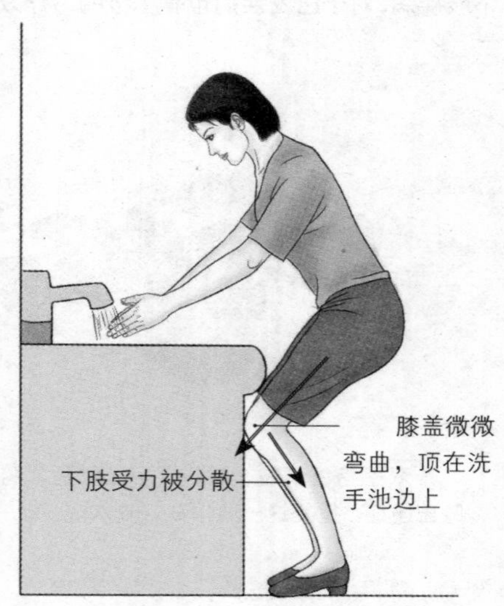

用餐的时候

010

用餐的时候最好坐在椅子上，跪坐会造成体内血液循环不畅，也会对膝盖造成很大的负担。

◉理想的椅子高度

理想的椅子高度应该是：坐在椅子上，膝盖弯曲成90度时，脚掌刚好可以踏在地板上。如果膝盖还没弯到90度，脚就已经踏到地板，说明椅子太低；如果膝盖弯到90度时，脚还没有踏到地板，说明椅子太高。

◉避免跪坐用餐

人在跪坐或盘坐用餐时，下肢会大幅度弯曲，这种姿势不仅会使体内血液循环不畅，对膝盖造成很大的负担，也会让人感觉不适，用餐反而变成一种负担。

让膝盖感觉舒适的椅子

合理利用椅子，可以有效保护我们的下肢，但是理想的椅子应该符合以下标准：

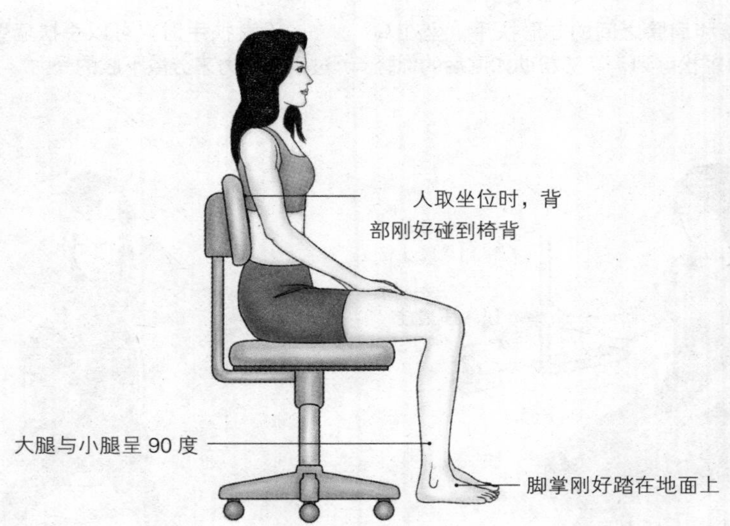

011 上厕所的时候

许多人上厕所有马拉松的习惯，这可不是一个好习惯。长时间蹲厕所不仅影响身体的血液循环，还会对下肢造成伤害。除此以外，上完厕所起身时也要讲究一些技巧，时时注意对下肢的保护。

●选择坐式马桶

选择蹲式马桶，光是蹲的姿势，就会给膝盖和下肢带来很大的负担。特别是起身的时候，所用的力气比坐式马桶要大很多。因此建议选用蹲式马桶的家庭改用坐式马桶，尤其是慢性膝痛的患者更要如此。目前市场上有一种非常方便的马桶座，只要把这种马桶座覆盖在蹲式马桶的上面，就可以使之变成坐式马桶。

●起身时要讲究姿势

人从下蹲到站起的过程中，会对膝盖造成很大的负担，所以，如果厕所装有扶手，起身时要借助扶手慢慢站起；如果没有扶手，要用手扶着墙壁慢慢站起来。理想的扶手位置是坐在马桶上就可以轻松够到，位于腰和肩膀之间为最佳高度。

选择L形扶手最理想

位于腰和肩膀之间的L形扶手，坐在马桶上就可以轻松够到，能够帮助如厕后的你轻松站起。

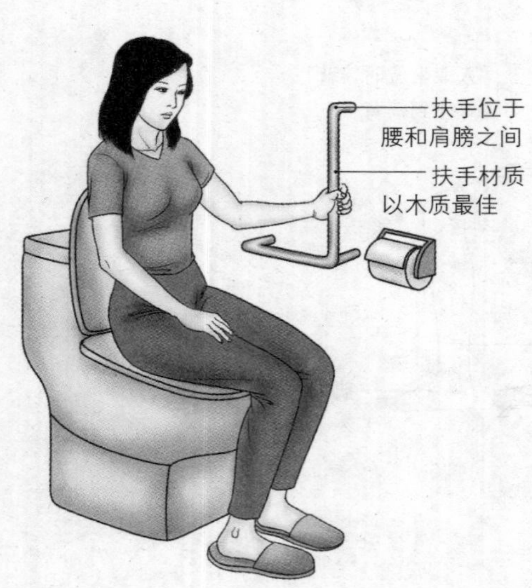

手扶墙壁站起

没有扶手时，可以手扶墙壁站起来，通过手臂用力来分散下肢的受力。

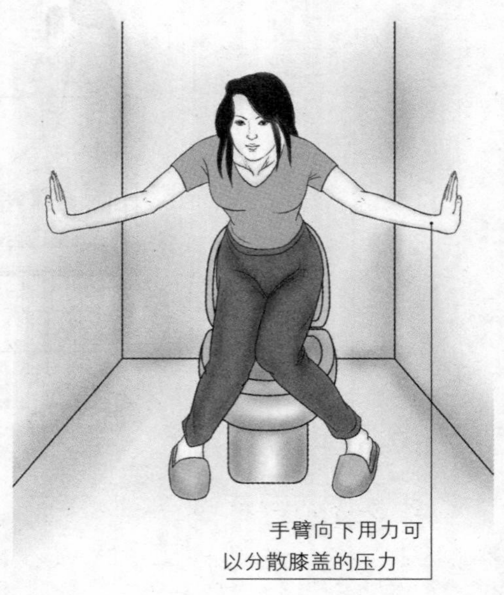

准备出门的时候

012

人们在出门之前总是要先梳洗打扮一番，这个过程中也要注意。尤其是穿衣服的时候，最好是坐在床上或椅子上，或把脚放在脚踏板上，避免单脚站立。

◉梳洗打扮时要坐在椅子上

如果采取站立的姿势穿衣服，难免会有单脚站立的时候。而单脚站立时，身体所有的重量都会落在站立的下肢，会加重下肢和膝盖的负担，久而久之就会对下肢造成伤害。如果可以坐在椅子上，下肢的负担就会减轻。

另外，长时间的站立更会对下肢造成很大负担，所以，在做打领带、刮胡子、化妆等出门前的准备活动时，坐在椅子上会让下肢轻松许多。

◉什么样的椅子让下肢最舒适

理想的椅子坐下来后应该使大腿与小腿呈90度，其深度以坐下后，背部刚好可以碰到椅背为最佳。座椅两侧最好有扶手，这样站起来时就可以双手向下用力，减轻下肢的负担。

单脚站立时加在下肢的负担

许多人有站着穿裤子的习惯，这样就难免会有单脚站立的情况，不仅危险，还会给站立的下肢造成很大的负担。

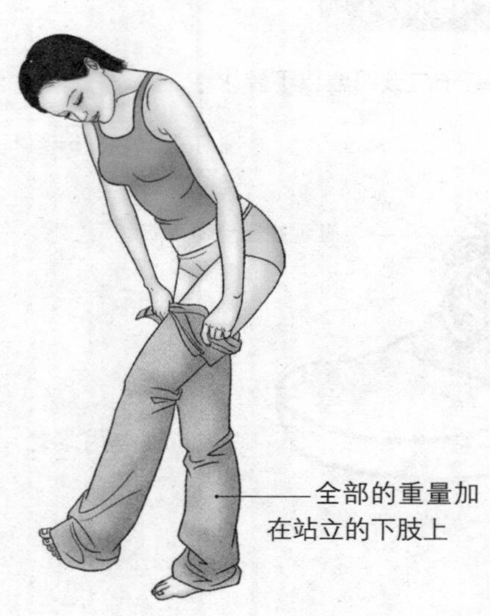

013 外出的时候

出门在外，也要注意对下肢的保护。服饰不仅要舒适，还要注意保暖；鞋子大小要合脚，利于走路；要注意正确的走路姿势；还要给自己留出充足的时间，避免慌张跑动。

●服饰的选择

首先，为了避免膝盖和下肢着凉，最好穿长裤和保暖内裤。尤其当膝盖有疼痛症状，或是慢性膝盖痛的人，最好不要穿裙子等露出下肢的服装，特别在有空调的房间中更要注意。

其次，选择舒适的鞋子。鞋子的大小要合脚，鞋底要有一定的硬度和厚度。最好是脚穿上鞋子之后，脚尖可以在鞋内轻轻晃动。

最后，采取正确的走路姿势。正确的走路姿势应该是先以脚跟着地，再以脚尖离地。

●给自己留出充裕的时间，不要跑

人在走路时，加在膝盖上的负担是自己体重的 2 ~ 3 倍，而跑的时候则多达 4 ~ 5 倍。因此在日常生活中，除了身体锻炼外，无论做任何事情都不要把时间排得太紧，尽量不要用跑的方式移动。

选择适合走路的鞋子

理想的适合走路的鞋子应该符合以下要求：

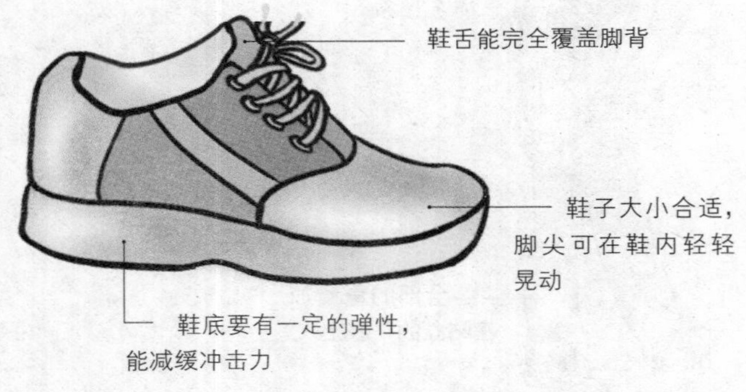

爱心提示

人的脚到下午时会肿胀一些，所以买鞋的最佳时间应该是傍晚。如果第二天感觉鞋子有些松，可以通过增加袜子的厚度和垫高鞋垫的方法来进行调整。

上下楼梯的时候

014

在上下楼梯的时候，尽量充分利用楼梯的扶手，避免把身体的重量全部加在下肢上。当一侧下肢疼痛时，上下楼梯时就更要讲究方法。

◉充分利用楼梯的扶手

前面我们说过，人在上下楼梯时会给膝盖造成约 7 倍体重的压力。为了减少膝盖的负重，我们在上下楼梯时就要尽量利用楼梯的扶手。

如果楼梯没有扶手，可利用拐杖等来代替楼梯扶手，以减轻上下楼梯时给下肢造成的负担。

◉上下楼梯的方法

当一侧下肢疼痛时，可以在手扶住楼梯扶手的同时，先移动不痛的下肢往上一层，再移动发痛的下肢，使双脚并列于楼梯面上。重复这样的动作，慢慢爬上楼梯。

下楼梯时，则先移动发痛的下肢，再移动不痛的下肢，这样可减轻疼痛一侧下肢的负担。

一侧下肢疼痛时

当一侧下肢疼痛时，上下楼梯按照下列步骤进行，可减轻疼痛一侧下肢的负担。

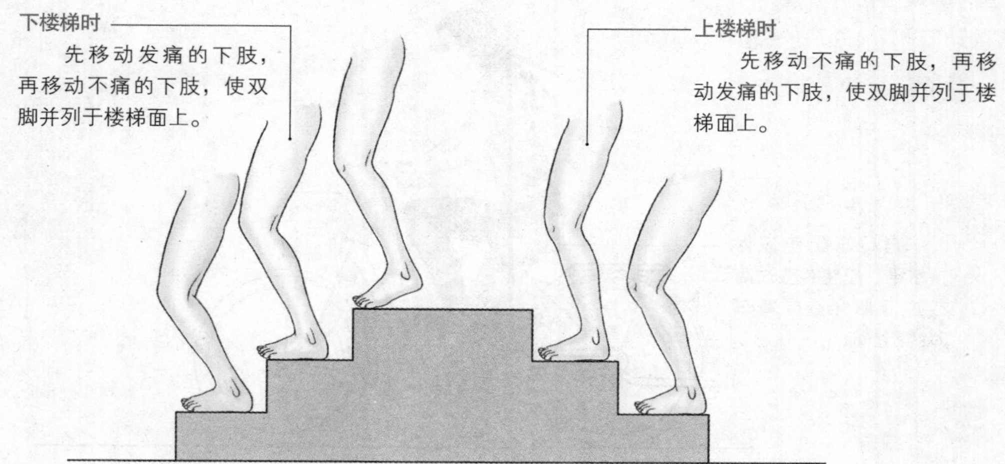

015 走路有困难的时候

走路有困难的时候，要善于利用适合自己的道具。如使用拐杖和手推车，用骑自行车代替走路等。

●利用拐杖辅助走路

在日常生活中，许多人不愿意使用拐杖，尤其是年轻人。但是如果一直忍着疼痛走路，久之就可能导致下肢疾病恶化，甚至到无法行走的地步。

●使用手推车帮助步行

如果借助拐杖走路，患处却仍然越来越痛，这时，推荐外出时使用手推车，这样可以帮忙支撑身体的重量，不需用多大力就可以轻松行走。

●借助自行车

如果有的人只是膝盖疼痛妨碍走路，这时可利用自行车代替步行。我们的推荐是淑女型自行车，这种自行车在骑乘时不需要大弧度弯曲膝盖，非常适合膝盖疼痛的患者。如果经过的地区有许多斜坡，则最好使用电动自行车。

自行车的最佳高度

骑自行车时，自行车坐垫的高度要调到最佳，才不至于对膝盖造成伤害。那么，多高的坐垫才算最佳呢？

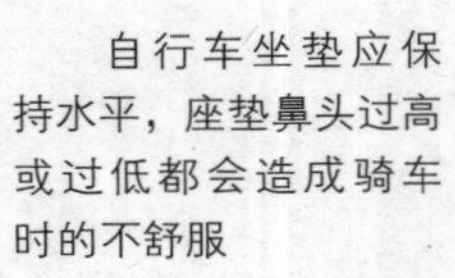

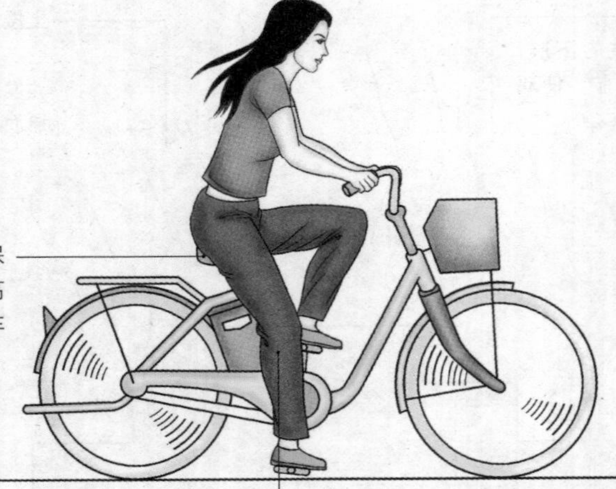

自行车的最佳高度应是：当脚踏板踩到最低处时，膝盖应处于微曲状态

拿东西或抱小孩的时候 016

许多人在拿东西或抱小孩时会有一些不良习惯，如能改掉这些坏习惯，就是对我们下肢的最好保护。

◉行李要分两手拿

一手提行李或购物袋很容易使身体倾向一侧，这时应把东西分成两个袋子，用两手来提，这样左右两侧重力均等，身体也容易保持平衡。另外，使用背包也是一个不错的选择。

◉采取正确的姿势

许多人从地上拿东西、抱小孩或宠物时，喜欢弯腰将其抱起（拿起），这一动作不仅容易使人一不小心扭到腰，还会对下肢造成很大的负担。正确的姿势应是：走到小孩旁边，完全蹲下再把小孩抱起。在这一过程中，双脚要与肩同宽。

带婴儿外出时，尽量利用娃娃车。背着婴儿就如同在背上负重走路一样，会对膝盖造成很大的负担。即使是抱在手上也同样有负担，而且长时间抱着婴儿，会压迫手臂的血液循环。

双手提行李

行李较多时，要将其分成两部分，用双手来提，这样可保持身体平衡。

左右两侧
重量均等的行李
可帮助身体保持
平衡

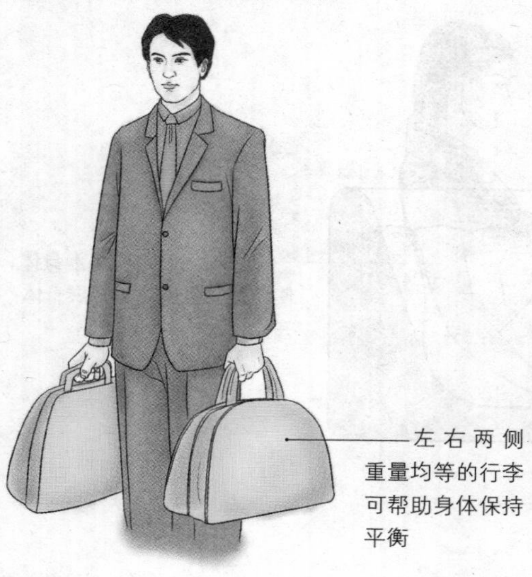

搬东西时的正确姿势

搬东西时要先走到东西前面，完全蹲下后，再将东西轻轻搬起。

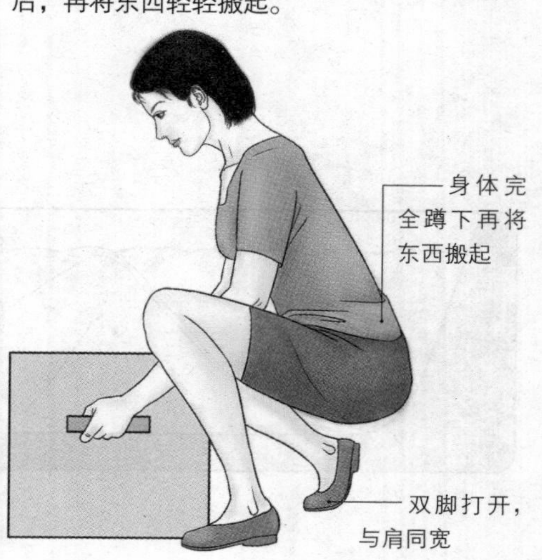

017 洗澡的时候

洗澡前应先预热，使身体从一个环境进入另一个环境时有一个自然过度，以避免温度骤变对身体的刺激。还要注意，身体突发性疼痛时应避免进入浴室。

◉洗澡之前先要预热

使用浴缸洗澡时，要先在里面浸泡至身体暖和之后，再把膝盖伸直，然后再开始洗澡。使用淋浴洗澡时，要先放热水，至房间达到一定的温度后再进入洗澡。另外，也可以在浴室安装浴霸，进入浴室之前先把浴霸打开，待达到适宜的温度后再洗澡。

◉在浴室里放一把椅子

洗澡的时候，特别是采取淋浴方式清洗下肢时，许多人有弯腰的习惯，其实这种习惯很不好，最好的方法是坐在椅子上。现在，市面上看到的浴室专用椅，高度都太低。坐在这样的椅子上，会使膝盖过度弯曲，光是坐下就有可能引发下肢疼痛。理想的椅子高度应该是，坐在椅子上脚碰到地面时，大腿与小腿呈 90 度。

洗澡之前先预热

洗澡时，身体从一个环境进入另一个环境，如果要让身体有一个自然的过度，就必须先预热。

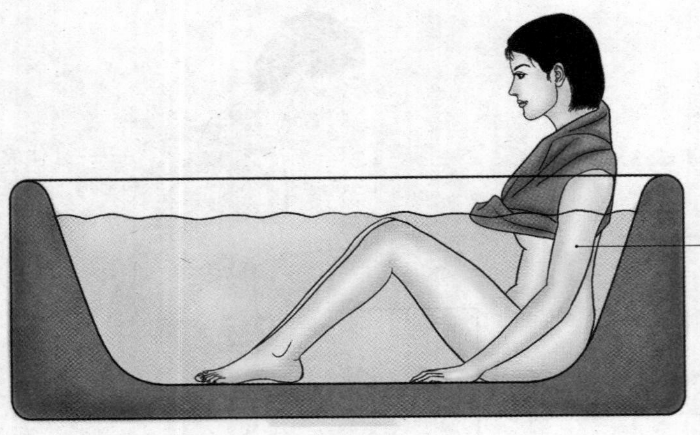

运动或劳作的时候

018

由于运动和劳作都有可能损害下肢，因此在运动和劳作之前，我们最好做一些热身，以舒缓僵硬的肌肉和关节，在运动和劳作之后也应做一些恢复性的动作。

◉运动或劳作时

在运动或劳作前，尤其是剧烈运动前，应先做一些热身运动，这样可以舒缓僵硬的肌肉和关节，避免突然的运动或劳作而造成肌肉拉伤。

运动或劳作之后身体开始降温，这时可做一些缓和动作或伸展操，让运动中升高的体温逐渐恢复到正常，这也是放松和保养活动过的肌肉的好方法。

需要注意的是，劳作过程中，如果采取下蹲的方式，一定要双脚交替，以缓解长时间对一侧下肢所造成的伤害，并且劳作一会儿后就要站起来舒展一下四肢。如果是做园艺，也可坐在椅子或矮凳上。

◉不要做勉强自己的运动

选择运动方式要考虑自己的体质，不要勉强自己做体力不支的运动项目。即便是以前经常做的运动，经过几年肌力的退化，也可能已经不再适合自己，绝对不能勉强自己。

劳作时的注意事项

在劳作过程中，会给下肢造成很大的负担，除了要舒展四肢外，还要注意一些细节问题：

配合季节穿着，夏天戴帽子，冬天穿保暖衣服
穿平底鞋，并且双脚轮流替换蹲坐

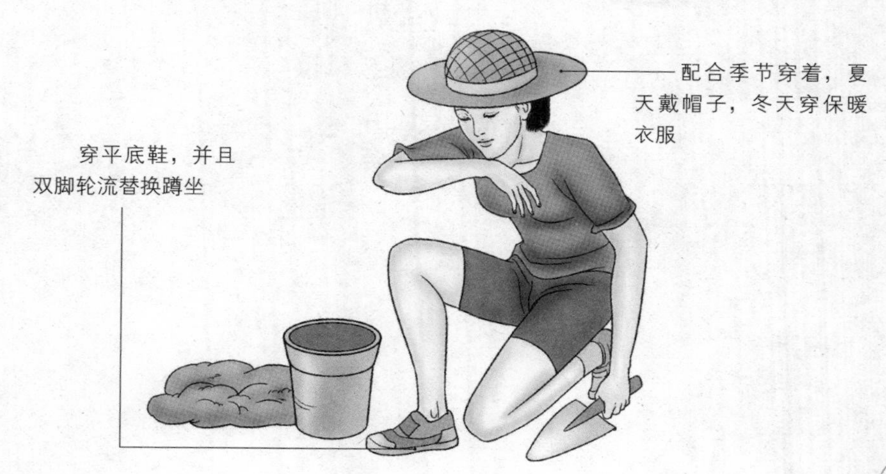

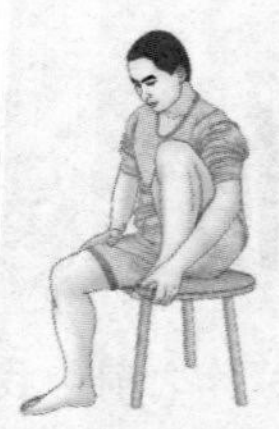

第三章

DISANZHANG

专家为你答疑解惑

许多人下肢出现疾病后，不是去正规医院就医，而是到一些小诊所去治疗，结果不仅使许多病症错过了最佳治疗时机，还会因此病彼治，反而使病情越来越重。本章通过患者的实际体验和专家面对面答疑解惑，希望能起到抛砖引玉的作用。

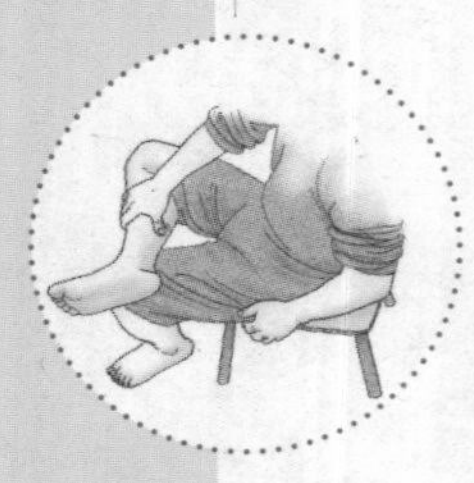

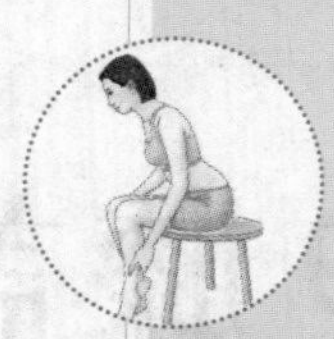
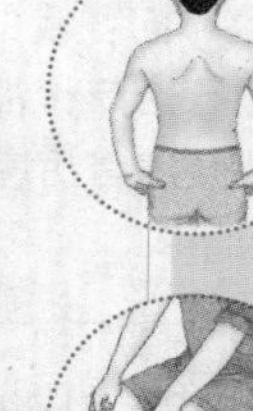

本章看点

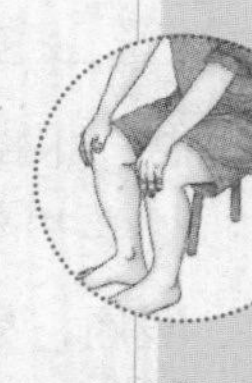
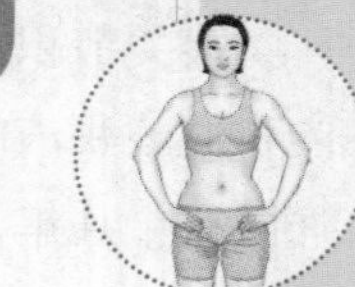

- 膝盖酸疼未必是风湿

  专家教你如何防治膝盖酸痛

- 老年人吃钙片可以预防骨质疏松症吗

  专家教你如何预防骨质疏松症

- 晨僵可能是类风湿性关节炎

  专家教你如何判断晨僵的种类

- 踝关节扭伤后怎么办

  专家教你如何防治踝关节扭伤

019 膝盖酸疼未必是风湿

问：我的左膝关节酸痛有十几年了，开始以为是风湿，但是用了多种药酒和药物进行治疗，都没有明显效果。最近半年，我发现在上车、爬楼梯时，稍一用劲儿，关节就酸痛得厉害。现在，我的左腿关节根本使不上劲，还有些肿胀。请问大夫，这是怎么回事?

答：根据你的叙述，很可能是膝关节积水，建议你去做一个 B 超。

膝关节积水又叫膝关节滑膜炎，门诊中常会遇到一些老年患者膝关节肿胀明显、酸痛，甚至不能行走的症状，检查后发现膝关节内有大量关节积液。

膝关节积水是由于受到急性或慢性劳损，引起滑膜损伤或破裂，导致膝关节腔内积血或积液的一种非感染性炎症反应疾患，一般有急性和慢性之分。你的关节酸痛已有十几年，应该是慢性劳损所致。

建议老年人要适当参加体育锻炼，保持标准的体重；注意保暖防潮，防止过度劳累；预防感冒及全身各脏器的慢性病变引发的关节肿痛。如果出现关节红、肿、痛等症状，应及早去医院检查。

关节积水的部位

膝关节积水是由于滑膜发炎所致，常给患者带来痛苦。那么，关节积水到底积在哪里呢?

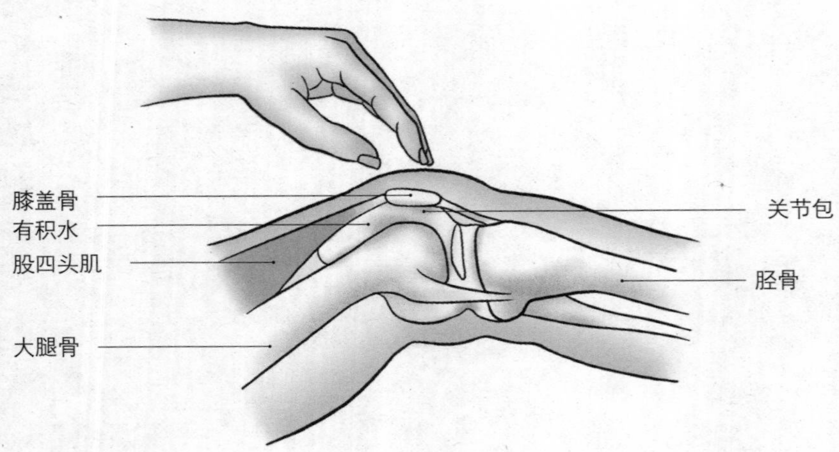

老年人吃钙片可以预防骨质疏松症吗

问：我是个已经绝经几年的妇女，最近经常感觉腰背疼痛、两腿无力，医生说是骨质疏松造成的。广告上说吃钙片可以预防骨质疏松，请问，吃什么钙片好呢？

答：现在越来越多的中老年人受广告影响，采用吃钙片的方式来防治骨质疏松症。但是，这种方法并不可取。因为单纯吃钙片而不吃促进钙吸收的药物，吃的钙片基本上都从大便中被排出，和没吃的效果一样。

人在进入中老年之后，身体器官陆续开始退化，而骨质疏松正是身体开始退化的表现，是一种正常现象。研究表明，人对钙的吸收率与年龄成反比，平均每增加10岁，钙的吸收率就减少5% ~ 10%。70 ~ 79岁的人与20岁的人比，钙吸收率减少1/3，80岁以上的老人钙吸收率极差。

为了减缓骨质疏松的发生，在补钙的同时，必须采取相应的措施：(1)补充维生素D，肠道对钙的吸收，必须在维生素D存在的条件下才能进行；(2)补充微量元素如锰、锌、铜、磷等，来加强对钙的吸收能力；(3)接受适量紫外线，也就是要晒太阳，紫外线能使皮肤中的7-脱氢胆固醇转化成维生素D，促进肠道对钙的吸收；(4)从食物中补钙是最好途径，牛奶、鱼类、蛋黄、动物内脏、肉类、禽类等对钙质的补充有重要作用，而且易于吸收，植物性食物中也含有丰富的钙，但在烹调前必须先用沸水焯一下，以除去蔬菜中对钙有破坏作用的草酸；(5)长期循序渐进地运动，不仅可减缓骨量的丢失，还可明显提高骨盐含量。

正常的骨基质与骨质疏松

骨质疏松的出现是由于钙盐与基质的正常比例被打破，是一种以骨量减少、骨的微观结构退化为特征，表现为骨的脆性增加、易于发生骨折的全身性骨骼疾病。

正常的骨基质

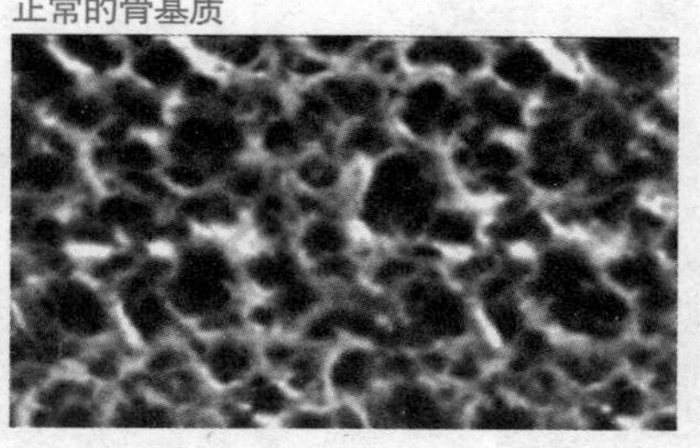

疏松的骨基质

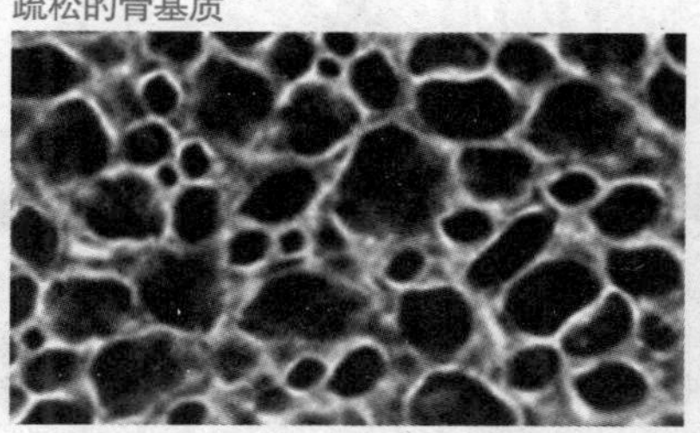

021 晨僵可能是类风湿性关节炎

问：我最近一段时间早上起床后，膝关节、肘关节和手关节感觉很僵硬，但是活动一会儿后，这种僵硬感就会消失。有的时候怀疑是头天晚上睡眠不好，可是有时候睡得很好，第二天还是会有这种情况出现。请问，我的现象是类风湿性关节炎吗？

答：有些人在早上起床后，会有局部或全身性关节活动不便，医学上称为晨僵，活动后晨僵现象消失。晨僵的持续时间，应从病人早上醒来后开始活动算起，到患者晨僵现象明显减轻为止，以分钟计算。

晨僵现象的出现是由于在睡眠或运动减少时，水肿液蓄积在炎性组织，使关节周围组织肿胀所致。患者活动后，随着肌肉的收缩，水肿液被淋巴管和小静脉吸收，晨僵现象也随之缓解。所以，只要受累关节活动减少或长时间维持在同一位置，白天也可出现关节发僵，和晨僵的原理是一样的。

老年人出现轻度晨僵属正常现象，时间一般少于 15 分钟，程度较轻，易于缓解。但是如果每天晨僵持续时间超过 1 个小时，或伴有关节肿痛等，就可能是类风湿性关节炎的信号了，必须引起注意。

类风湿性关节炎是一种原因不明的常见慢性炎症性疾病，为主要致残性疾病之一。据统计，患病 10 年以上的患者，约 50% 会因此而残疾，此病还可累及全身各个脏器。类风湿性关节炎可发生于任何年龄，但以 40 ～ 60 岁的女性居多。

此外，许多风湿性疾病也可出现晨僵，如骨关节炎、系统性红斑狼疮、纤维肌痛、强直性脊柱炎、银屑病性关节炎、反应性关节炎、皮肌炎等。所以如果仅有晨僵症状，还不能明确诊断是哪种疾病所致，要通过临床表现综合判断才可确诊。

用伸展操揭开每天的序幕

每天醒来后通过伸展操揭开一天的序幕，不仅可以缓解下肢的晨僵现象，还可以预防关节疾病。

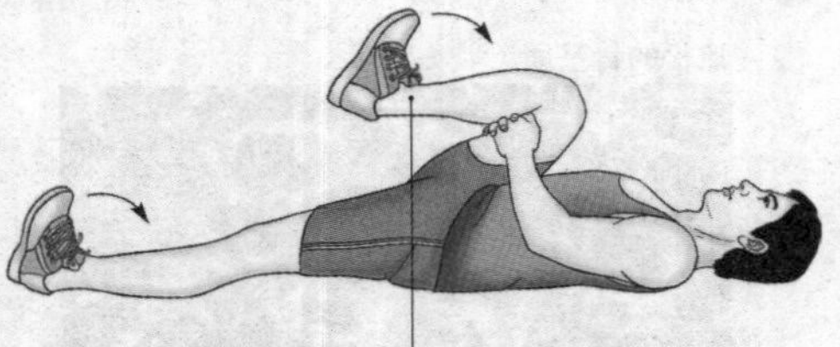

一腿屈膝，双手抱住屈膝的大腿向胸部运动，同时，两脚尖上钩，停留 2 ～ 3 秒，换另一侧。

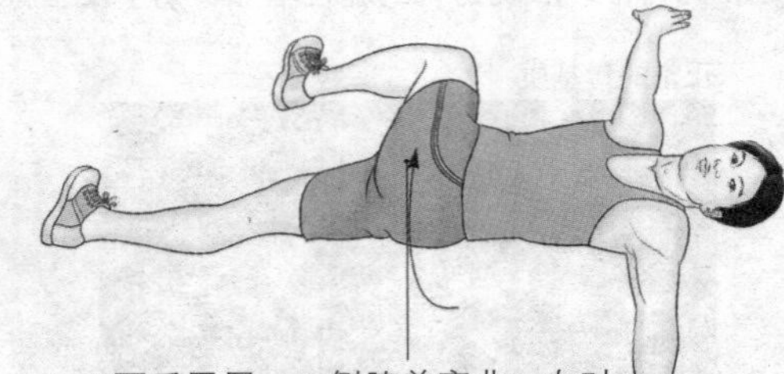

两手平展，一侧膝盖弯曲，向对侧旋转，停留 2 ～ 3 秒，换另一侧。

踝关节扭伤后怎么办 022

问：我昨天在和几个同学踢球时，不小心扭伤了脚踝，当时只是感觉疼痛，但不是很剧烈。我想用热毛巾敷一下，但被奶奶制止了。她帮我用冷毛巾敷了一会儿，肿胀却消失了。为什么踝关节扭伤要冷敷呢？

答：一些人在足踝扭伤后，先是使劲揉搓肿胀的地方，把瘀积起来的血揉开搓散；然后是用热毛巾敷，以活血消肿；最后强忍着疼痛走路、活动，为的是不“存住筋”。但实践证明这样做是不妥当的，因为局部的小血管破裂出血后，会形成血肿，一般要在 24 小时后才能停止出血，恢复正常。如果扭伤后立即使劲揉搓、热敷、强迫活动，势必会在揉散一部分瘀血的同时加速出血和渗液，甚至加重血管的破裂，造成更大的血肿。

正确方法应该是：(1)分辨伤势轻重，一般来说，如果自己活动足踝时虽然疼痛，但并不剧烈，大多为软组织损伤，可以自己医治，如果自己活动足踝时疼痛剧烈，不能站立和挪步，感觉疼在骨头上，扭伤时有声响，伤后迅速肿胀等，则是骨折的表现，应立即到医院诊治；(2)正确使用热敷和冷敷，热敷和冷敷的作用原理截然不同，血遇热而活，遇寒则凝，所以在受伤初期宜冷敷，以减少局部血肿；在出血停止后再热敷，可加速消散伤处周围的瘀血。一般来说，要等受伤 24 小时后再用热敷；(3)局部按摩，敷前可用双手拇指轻轻按揉伤处，方向是从足至小腿，这样既可止痛又可消肿。

冷敷和热敷的原理

冷敷和热敷虽然都可加速疾病痊愈，但它们的原理却截然不同，必须区别使用。

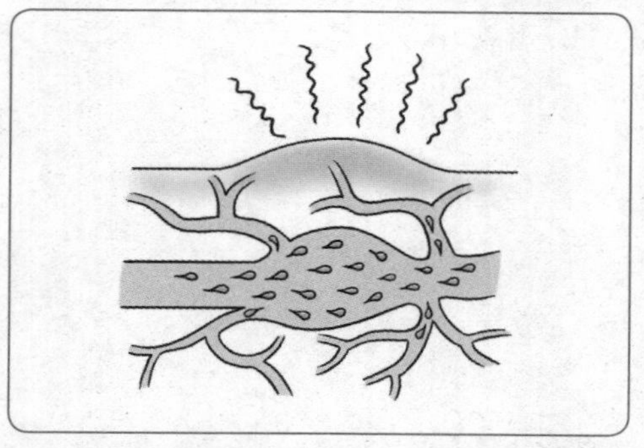

冷敷：原理是降低伤处周围的温度，减少血液流通，从而缓解肿胀或减少出血。

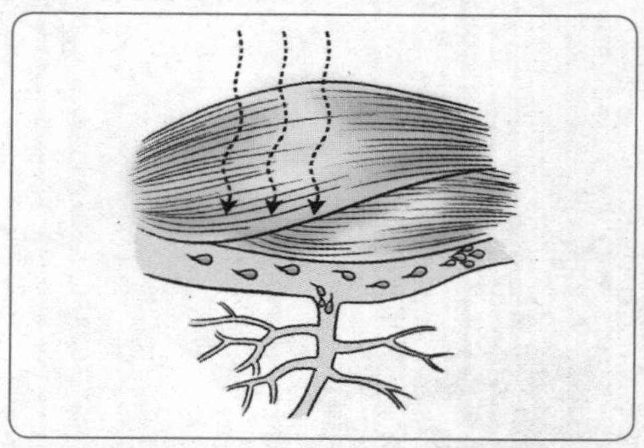

热敷：原理是通过提高伤处周围的温度，加速血液循环，从而促进伤口快速痊愈。

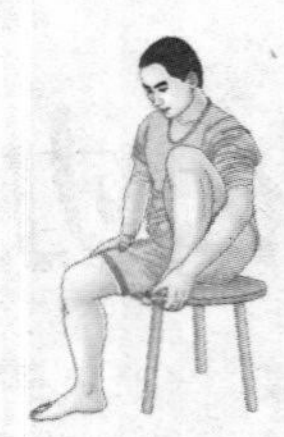

DISIZHANG

第四章

传统中医疗法

逛街一天回到家，腿脚又酸又痛，小腿和脚竟然还肿胀了！游泳游得正高兴，突然小腿抽筋了！办公室坐时间长了，竟然不知不觉出现了坐骨神经痛！遇到上述这些情况，不要着急，本章将从中医的角度，用不同的方法，如穴位按压、推拿按摩、刮痧、艾灸、拔罐、食疗等，教你一些缓解这些症状的技巧。

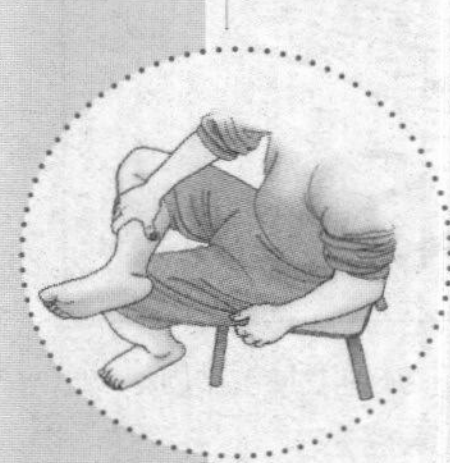

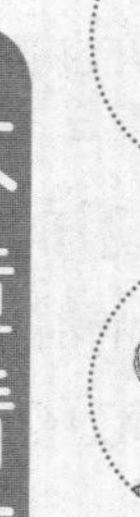
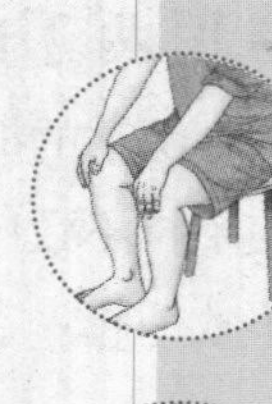
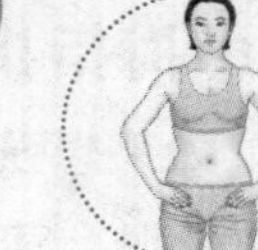

本章看点

- 穴位按压时常用的手势
  用图解教你学会穴位按压，防治下肢疾病
- 推拿按摩的基本手法
  用图解教你学会推拿按摩，防治下肢疾病
- 艾灸的方法与技巧
  用图解教你学会艾灸，防治下肢疾病
- 拔罐疗法的基本知识
  用图解教你学会拔罐，防治下肢疾病
- 刮痧疗法的基本知识
  用图解教你学会刮痧，防治下肢疾病
- 食物疗法的基本知识
  用图解教你学会药膳，防治下肢疾病

023 穴位按压时常用的手势

进行穴位按压时，如果讲究一些技巧，不但可以使按压效果更加明显，而且不会使手指有酸痛的感觉。

◉用两手的拇指按压穴位

两手的拇指并拢，以拇指指腹来指压穴位。此时，要尽量伸直手指关节，这是使手指不致感到疼痛的窍门。其他的四只指头则负有支撑拇指的任务，让拇指指尖不致翘起。

◉用拇指指尖按压穴位

如果想强烈刺激手指、脚趾及脸部时，弯起拇指关节用指尖指压是最好的方法。此时，其他的四指应顶住肌肤，让指尖能平均出力。

◉用三个手指按压穴位

将示指、中指、无名指并拢进行指压。但是过重的力度会使手指疼痛，即使伸直关节也要小心。此法虽然不会带来强烈的刺激，但是如此轻微的指压仍会让你感到舒服。

◉以指关节按压穴位

握紧拳头以示指的关节做指压。以手指指腹指压酸痛处时，如果手指疼痛，改用此法能助你轻松享受指压带来的舒适感，而且紧握拳头能使力度平均，可以利用指压颈部、手臂等部位来学习此种方法。

◉用拳头按压穴位

紧握拳头以凸出的关节做指压。此方法在自己徒手做背部指压时，相当适用。将拳头置于背部下方，以自己身体的重量来施力，如能紧握拳头，则指压的手就不会有疼痛的感觉，同样也可将此法应用于颈部的指压上。

◉用手肘按压穴位

手臂弯曲，以手肘来施力能产生固定及较强的力度。尤其在脊椎两侧等较难指压的地方，手肘是最佳的工具。只是当你用体重来施力时，可能会过度用力，所以开始时要慢慢地施力，再依所需逐渐加强力度。

穴位按压时常用的手势

穴位按压时的手势很重要，根据按压所用到的身体部位，主要包括以下几种：

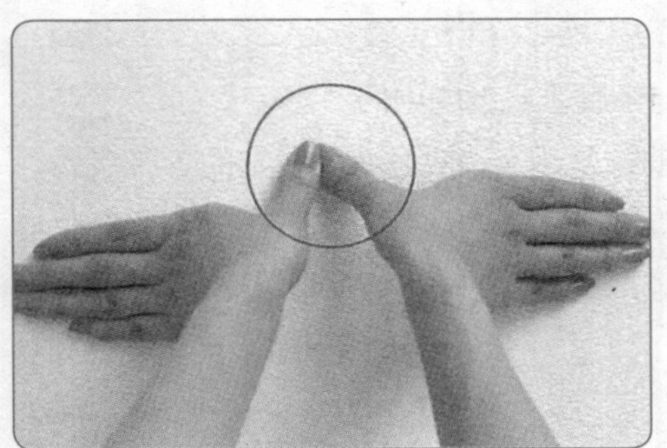
用两手的拇指按压穴位

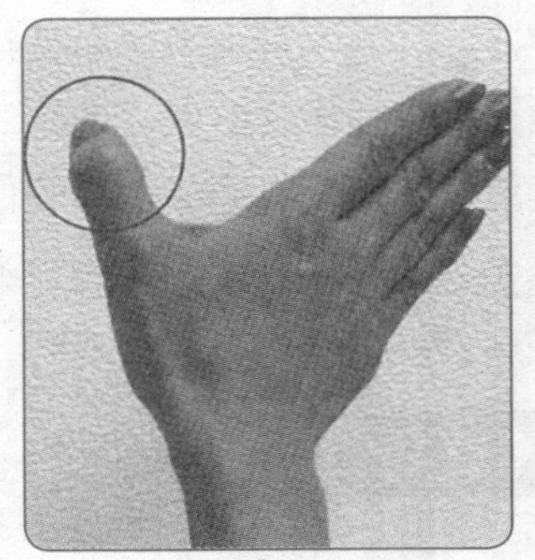
用拇指指尖按压穴位

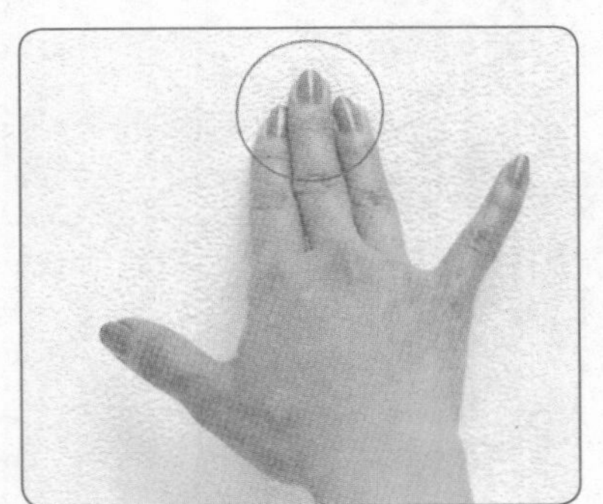
用三个手指按压穴位

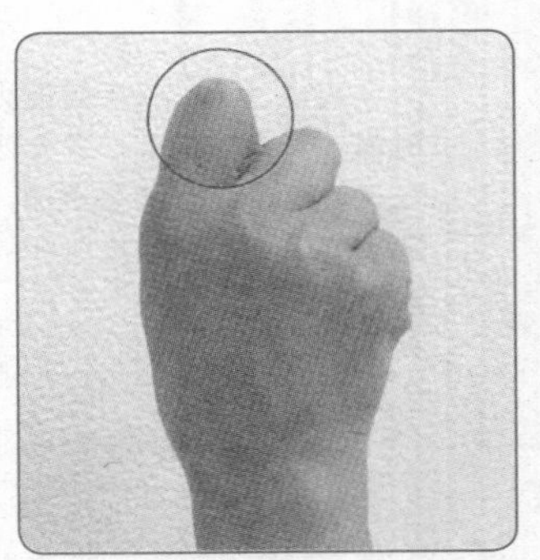
以指关节按压穴位

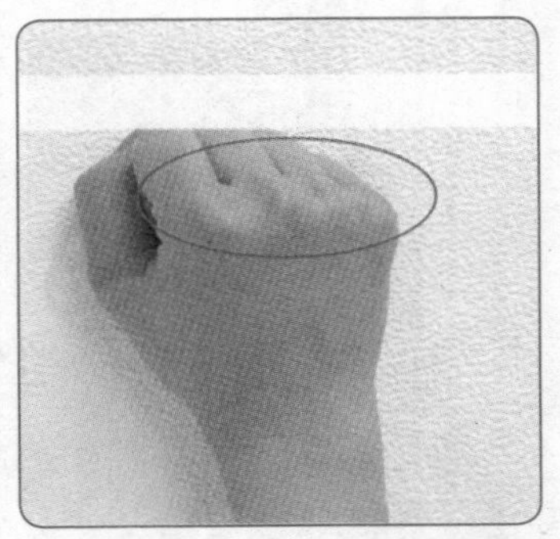
用拳头按压穴位

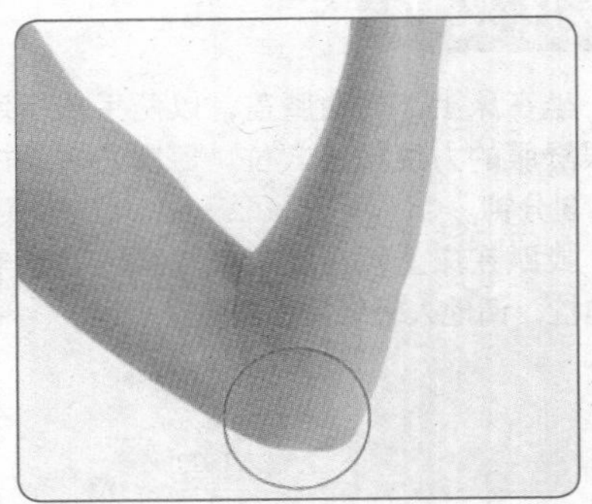
用手肘按压穴位

024 委中：缓解下肢疼痛

腰腿无力、腰酸腿痛，几乎成了每一个现代人的通病，而按摩委中，则有强腰健腿的效果。

位置：在腘横纹中点，当股二头肌腱与半腱肌肌腱的中间。

主治：此穴具有通络止痛的作用。长期按摩此穴，对腰背、腿部的各种疾病，如腰腿无力、腰痛、腰酸背痛、不能转侧等都有良好的疗效。此穴还可有效治疗坐骨神经痛、小腿疲劳、下肢瘫痪、臀部疼痛、膝关节疼痛、腓肠肌痉挛等病症。

取穴技巧

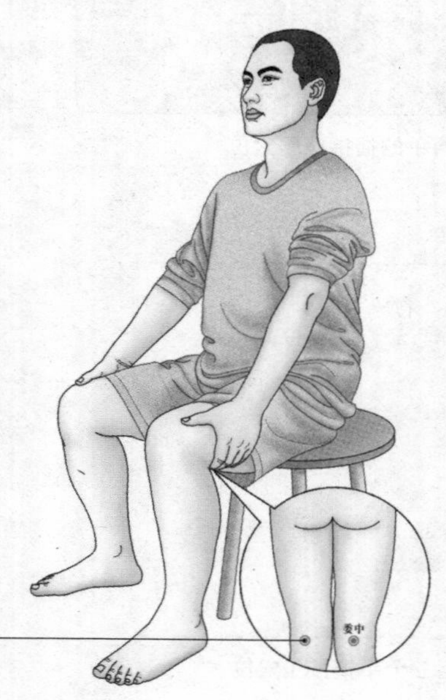

端坐垂足，双手轻握大腿两侧，大拇指在上，其余四指在下，示指放于膝盖里侧，即腿弯的中央，则示指所在的位置即是该穴。

按压技巧

坐在床上，弯曲膝盖，以两手拇指用痛得很舒服的力度按压穴位。每次左右各按揉1～3分钟。

或趴在床上，在膝盖或脚踝下面垫毛巾或抱枕，请他人轻轻按压穴位。

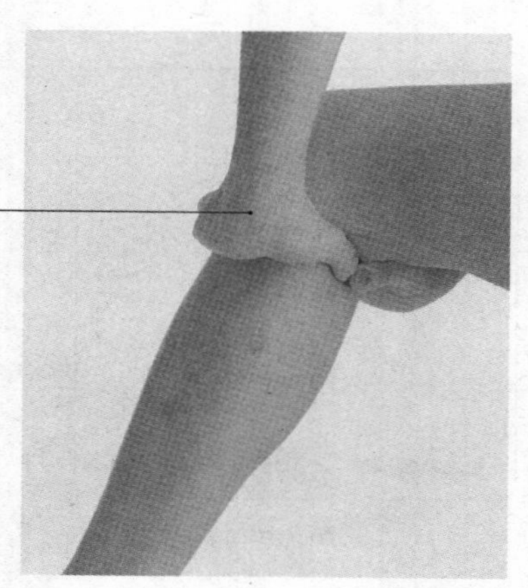

犊鼻：消肿止痛

025

许多人经常感到膝盖疼痛、酸软，要么无法站立，要么不能久站。当遇到这些情况时，可以长期坚持按摩犊鼻，以达到保健调节的作用。

位置：屈膝，在膝部，髌骨与膑韧带外侧凹陷中。

主治：此穴具有通经活络、疏风散寒、理气消肿止痛的作用。长期按摩此处穴位，能够治疗膝关节痛、下肢麻痹、脚气水肿、膝脚无力、不能久站等病症。

取穴技巧

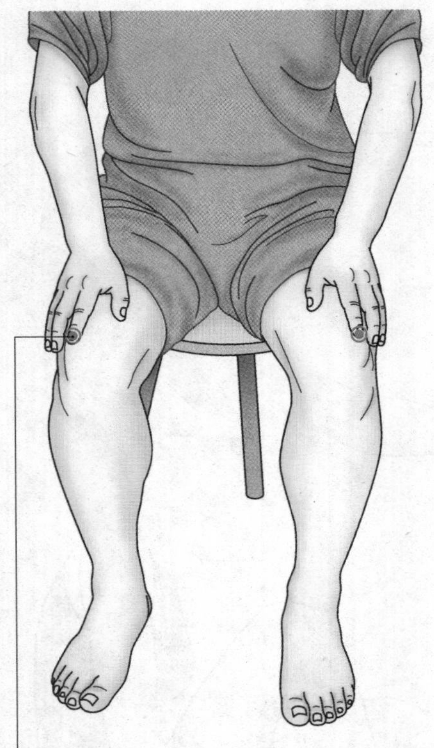

双手掌心向下，轻置于膝盖上，示指放于膝盖髌骨下外侧的凹陷处，则示指所在位置即是。

按压技巧

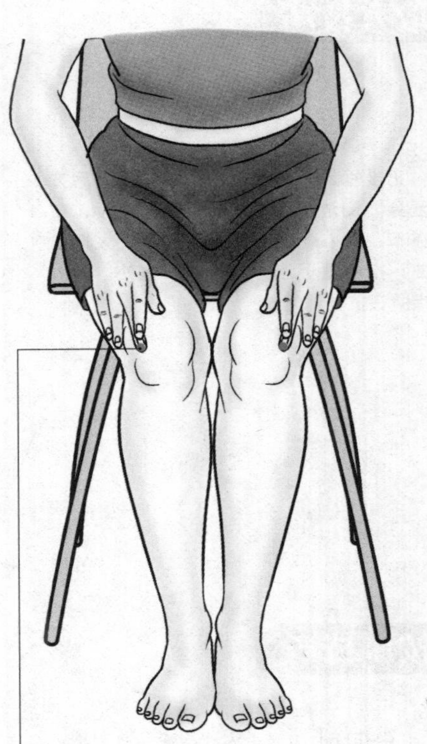

弯曲膝盖坐下，双手掌心向下，轻置膝盖上。利用拇指或中指，同时用力按压两侧的穴位。每天早晚各1次，每次按揉1～3分钟。

026 昆仑：治疗脚踝肿痛

昆仑属足太阳膀胱经，有舒筋化湿、消肿止痛、强肾健腰的功效。《医宗金鉴》中说："足腿红肿（昆仑）主，兼治齿痛亦能安。"《肘后歌》中记载："脚膝经年痛不休，内外踝边用意求，穴号（昆仑）并吕细。"

位置：在足部外踝后方，当外踝尖与跟腱之间的凹陷处。

主治：此穴具有消肿止痛、散热化气的作用。按摩这个穴位，对腿足红肿、脚腕疼痛、脚踝疼痛、踝关节及周围软组织疾病等具有很好的疗效。此穴还可缓解坐骨神经痛、关节炎、脚气等病症。

取穴技巧

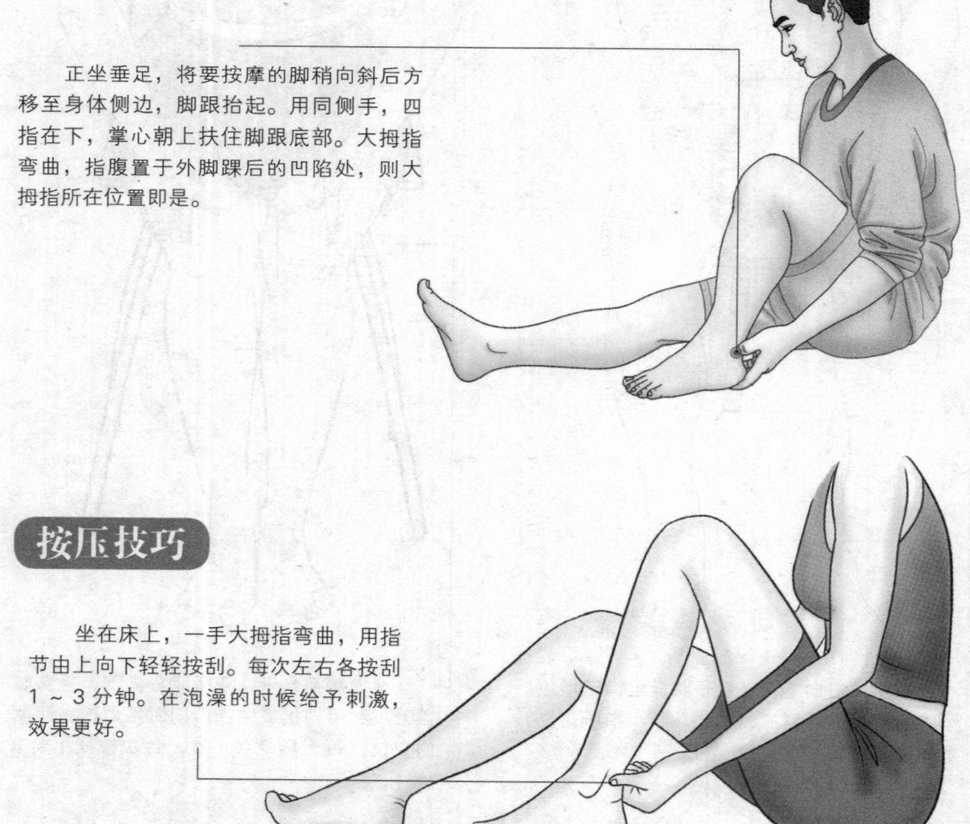

正坐垂足，将要按摩的脚稍向斜后方移至身体侧边，脚跟抬起。用同侧手，四指在下，掌心朝上扶住脚跟底部。大拇指弯曲，指腹置于外脚踝后的凹陷处，则大拇指所在位置即是。

按压技巧

坐在床上，一手大拇指弯曲，用指节由上向下轻轻按刮。每次左右各按刮1～3分钟。在泡澡的时候给予刺激，效果更好。

曲泉：缓解下肢肿痛 027

曲泉是治疗膝关节疼痛、大腿内侧疼痛的常用穴位，也是治疗男女生殖系统疾病的常用穴位。经常按摩这个穴位，具有养生保健、益寿延年的功效。

位置：在膝内侧，屈膝，当膝关节内侧面横纹内侧端，股骨内侧髁的后缘，半腱肌、半膜肌止端的前缘凹陷处。

主治：此穴具有清利湿热、通调下焦的功效。经常按摩这个穴位，对治疗膝膑肿痛、下肢痿痹等病症，具有明显的疗效。

取穴技巧

屈膝正坐，手掌置于腿的外侧，拇指置于膝盖上，四指并拢置于膝内侧横纹端凹陷处，中指指尖所在的位置即是。

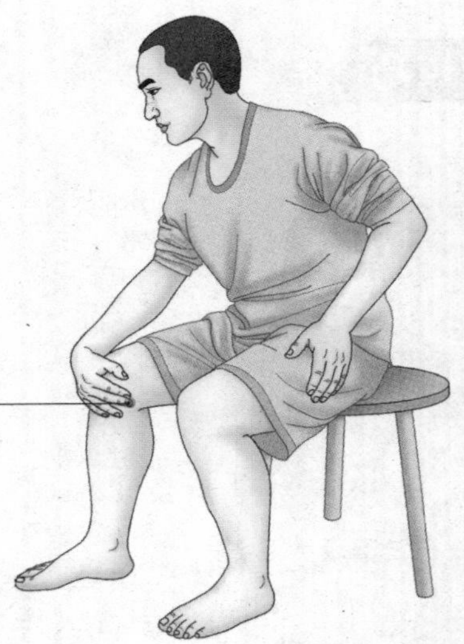

按压技巧

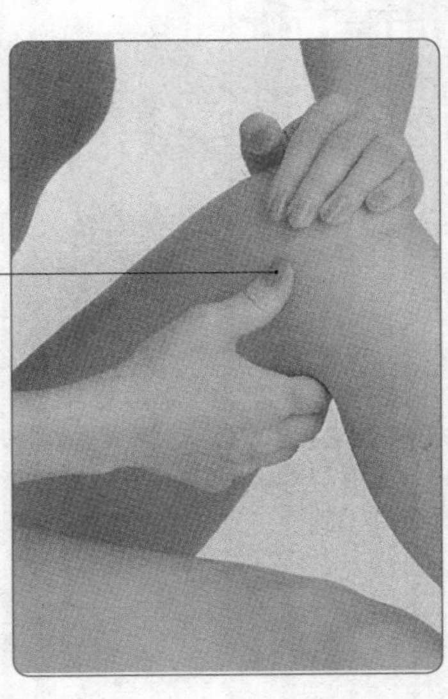

坐在床上，弯曲膝盖，对侧拇指放在穴位上，轻轻按压穴位，会有胀、酸、疼痛的感觉。每次左右各按揉3～5分钟。

028 阳陵泉:远离腿抽筋的痛苦

中医中有“筋会阳陵”之说。长期筋骨僵硬、酸痛、容易抽筋的人，只要平时多多按摩这个穴位，就能得到改善。

位置：在小腿外侧，当腓骨头前下方凹陷处。

主治：此穴具有疏泄肝胆、清利湿热、舒筋健膝的功效。按摩这个穴位，可以有效缓解抽筋、筋骨僵硬、酸痛等，对肩关节痛、膝关节痛、下肢麻木瘫痪等病症也有很好的改善和保健作用。

取穴技巧

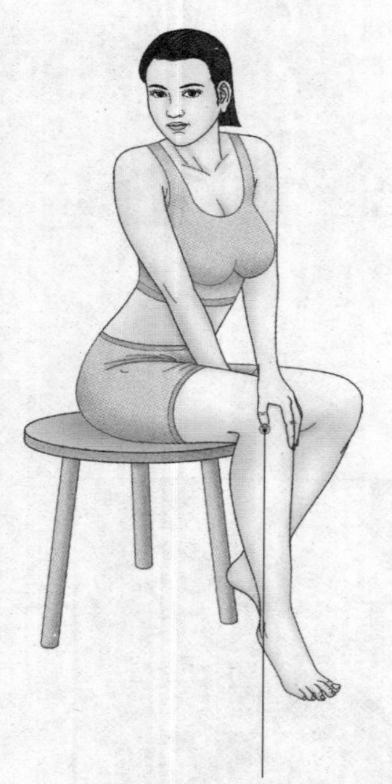

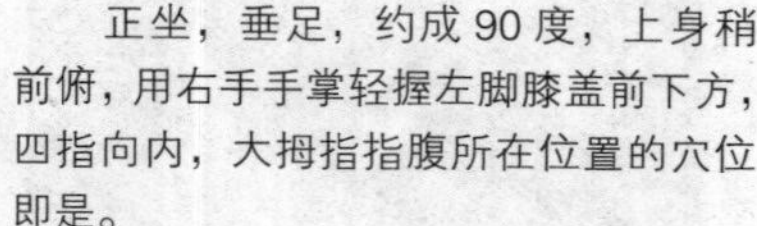

正坐，垂足，约成 90 度，上身稍前俯，用右手手掌轻握左脚膝盖前下方，四指向内，大拇指指腹所在位置的穴位即是。

按压技巧

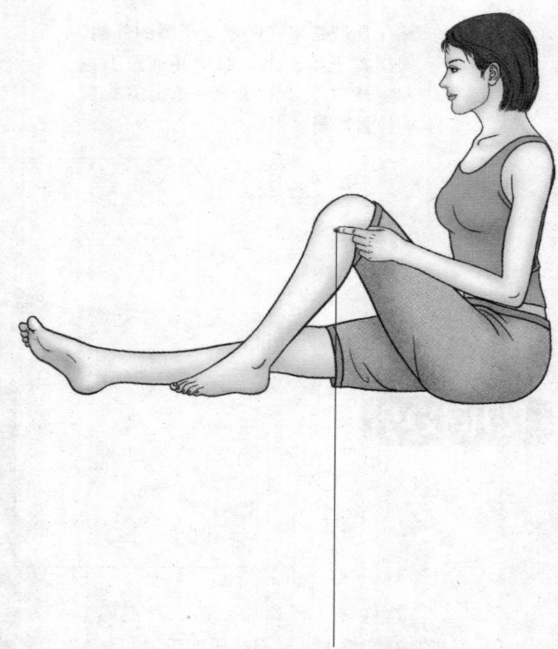

坐在床上，弯曲膝盖，示指指腹放在穴位上，垂直按揉，会有酸、胀、痛的感觉。每次左右各按揉 1 ~ 3 分钟。

足三里：帮你疏通下肢经络 029

足三里是胃脏精气的聚集点，是人体最重要的治病穴位之一。按摩此穴，可以疏通经络，对腰腿疲劳等有很好的疗效。经常按摩此穴，可以预防衰老，达到养生保健的效果。

位置：在小腿前外侧，当犊鼻下 3 寸，距胫骨前缘一横指。

主治：此穴具有补气行气、调理脾胃、疏通经络的功效。经常按摩此穴，可增强下肢体力、消除疲劳、强壮神经，防治四肢肿满、倦怠、股膝酸痛、软弱无力，对胫腓骨神经痛、坐骨神经痛、小儿麻痹、风湿痹痛、末梢神经炎等病症都有较好的疗效。

取穴技巧

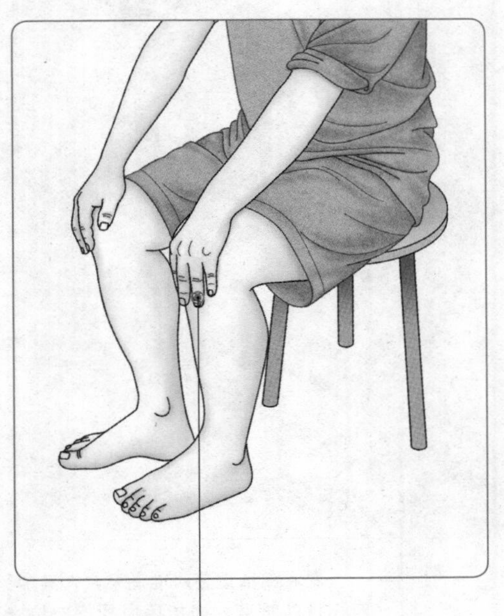

正坐，屈膝 90 度，手心对髌骨（左手对左腿，右手对右腿），手指朝向下，无名指指端处即是该穴。

按压技巧

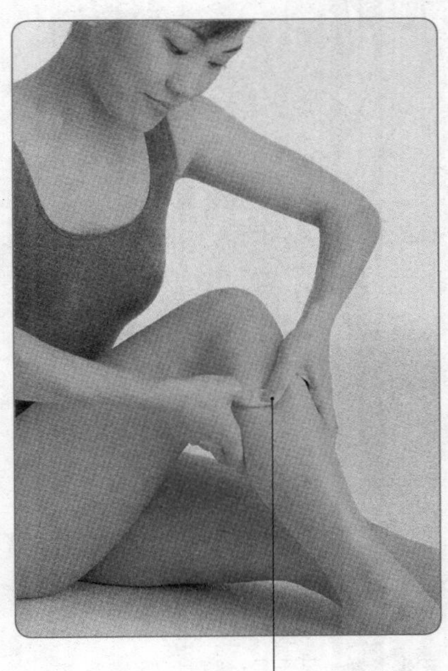

以中指指腹垂直用力按压，每日早晚各按压 1 次，每次 1 ~ 3 分钟。

030 涌泉：助你强健脚力

涌泉是肾经的首要穴位。《寿亲养老新书》中说："旦夕之间擦涌泉，使脚力强健，无痿弱酸痛之疾矣。"经常按摩这个穴位能增强人体的免疫功能。此穴还有强身健体、益寿延年的功效。

位置：在足底部，卷足时足前部凹陷处，约当足底二、三趾趾缝纹头端与足跟连线的前 1/3 与 2/3 交点上。

主治：此穴具有散热生气的作用。经常按摩这个穴位，可益肾、清热、开郁，对腰腿疲劳、神经衰弱、脚气等病症有很好的疗效。

取穴技巧

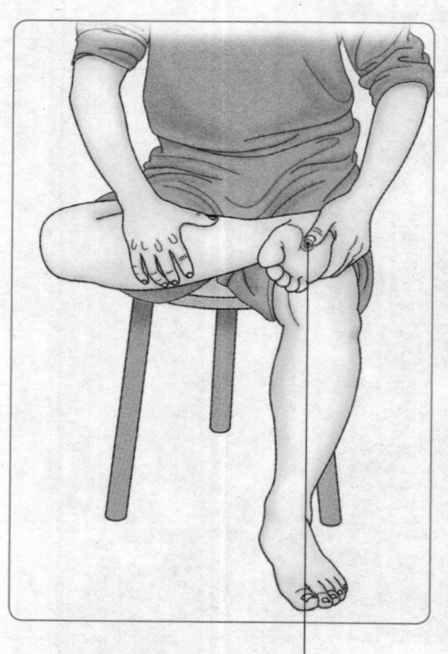

正坐，翘一足于另一膝上，足掌朝上，用另一手轻握，四指置于足背，弯曲大拇指按压处即是。

按压技巧

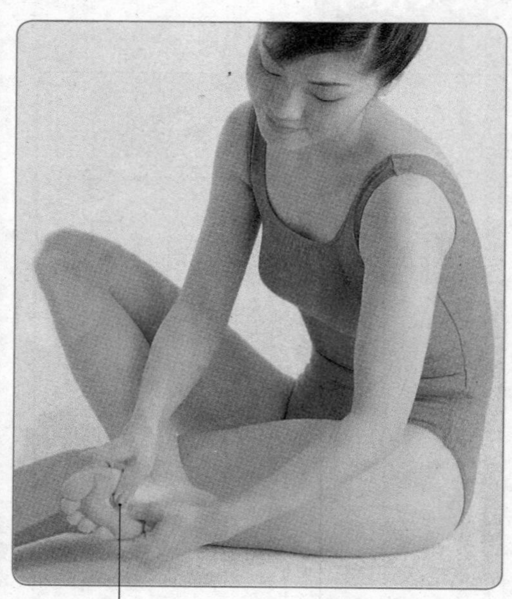

左右拇指重叠对准涌泉穴，其余四指扶住脚背，拇指用力揉搓穴位，左右各揉搓 1 ~ 3 分钟，早晚各 1 次。

伏兔：舒适腰腿

031

现代都市生活中，由于缺乏运动等原因，中年以上的人，膝盖和脚都非常容易患上各种各样的毛病，比如双脚酸软无力、膝盖冰冷等。遇到这种情况时，只要能够每天坚持按摩伏兔，就能够促进下肢膝盖及双脚的气血循环，并使膝盖和双脚的病症得到缓解。

位置：在大腿前面，当髂前上棘与髌底外侧端的连线上，髌底上 6 寸。

主治：此穴有疏通经络、舒筋活血的功效。按摩此穴，可以有效治疗腰痛、膝冷、下肢神经痛、下肢麻痹瘫痪、膝关节炎等病症。

取穴技巧

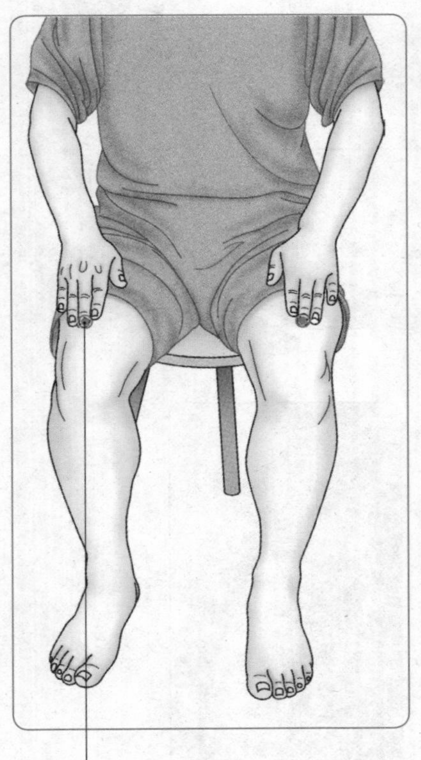

正坐，双手示、中、无名三指放于大腿的前外侧，从膝盖上线再向上 1/3 处，其余两指翘起，则中指所在位置即是该穴。

按压技巧

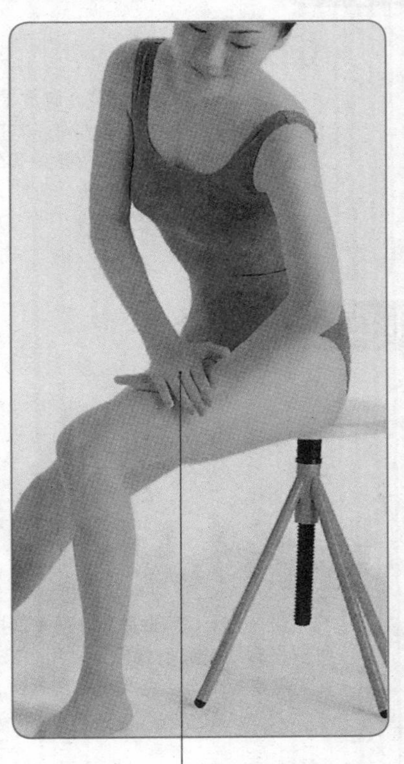

坐在椅子上，膝盖弯曲成 90 度，以同侧手掌对准此穴，另一侧手掌叠加在这一手掌上，然后上半身稍微前倾，以全身的重量按压穴位。每天早晚各 1 次，每次 1 ~ 3 分钟。

032 解溪：治疗脚腕痛

解溪属阳明胃经，胃经的地部经水由本穴解散并流溢四方。此穴可引上焦郁热下行，《千金方》中记载此穴主治："腹大下重、厥气上柱腹大、膝重脚转筋、湿痹。"

位置：足背与小腿交界处的横纹中央凹陷中，当拇长伸肌腱与趾长伸肌腱之间。

主治：此穴有通络祛火、消炎止痛的功效。按摩此穴，可治疗脚腕痛、下肢痿痹等疾病。现代临床中医中，还常用此穴治疗足下垂、踝关节及周围的软组织疾患等。

取穴技巧

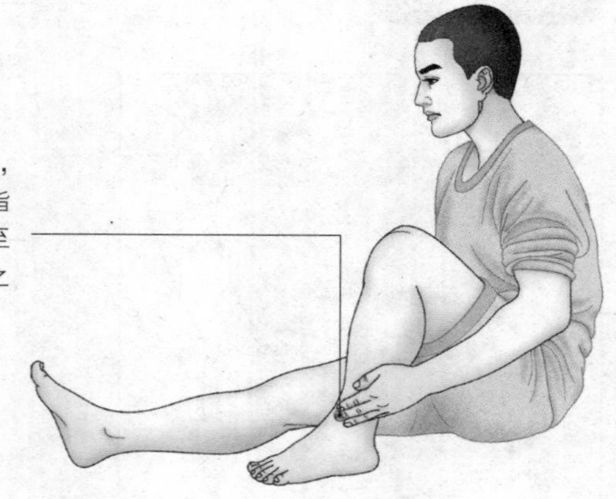

正坐，一腿屈膝，脚放平，用同侧的手掌抚膝盖处，大指在上、四指指腹循胫骨直下至足腕处，在系鞋带处、两筋之间的凹陷即是该穴。

按压技巧

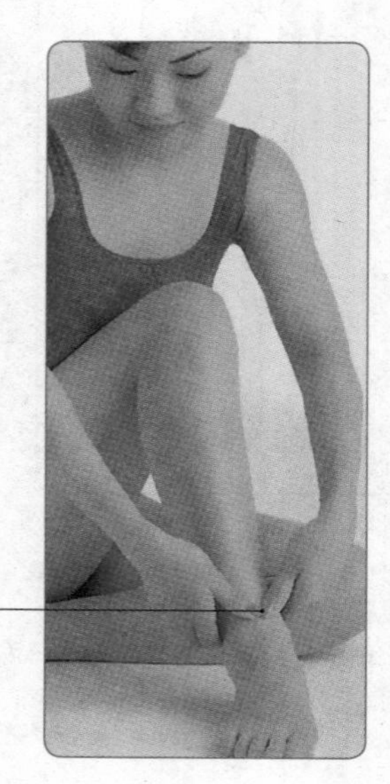

坐在床上，弯曲膝盖，两手拇指同时按在脚踝中央的穴位上，用力按压。每天早晚各1次，每次1～3分钟。

三阴交：治疗下肢麻痹 033

三阴交是足太阴脾经、足少阴肾经、足厥阴肝经三经交汇之所。所以，经常按揉此穴，可调补肝、脾、肾三经的气血，达到健康长寿的效果。

位置：在小腿内侧，当足内踝尖上 3 寸，胫骨内侧缘后方。

主治：此穴有通络止血的功效，属妇科主穴。按摩此穴，对治疗全身无力、下肢麻痹、神经痛、脚气等病症有很好的疗效。

取穴技巧

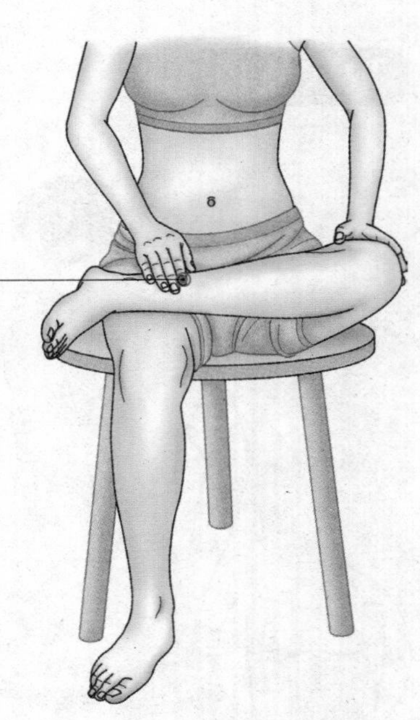

正坐，抬脚置另一腿上，以另一侧手除拇指外的四指并拢伸直，并将小指置于足内踝上缘处，则示指下、踝尖正上方胫骨边缘凹陷处即是该穴。

按压技巧

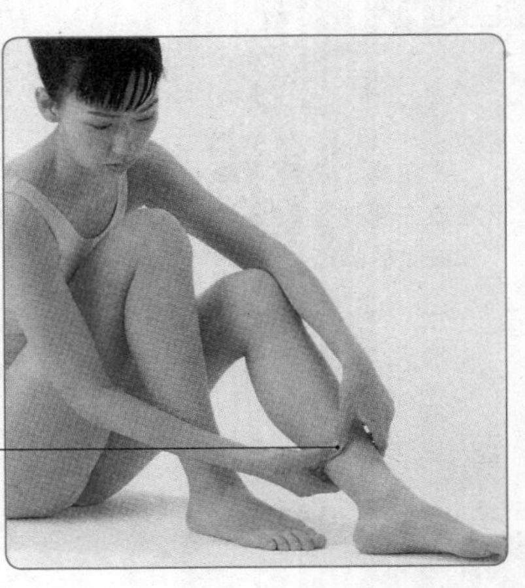

坐在床上，两手抓住脚踝上端，左右拇指叠压在穴位上，垂直按压。每天早晚各 1 次，每次左右足各按压 1 ～ 3 分钟。

034 承扶：消除坐骨神经痛

许多办公室人员由于工作繁忙，经常在办公室一坐就是一整天，臀部肌肉长期处于挤压的状态，不仅美丽的臀部变得松弛、下垂，而且还容易出现坐骨神经痛。

位置：在大腿后面，臀下横纹的中点。

主治：此穴具有通便消痔、舒筋活络的功效。按摩此穴，对腰腿痛、坐骨神经痛、下肢瘫痪等病症有很好的疗效。经常按摩此穴，还具有收紧臀部的功效。

取穴技巧

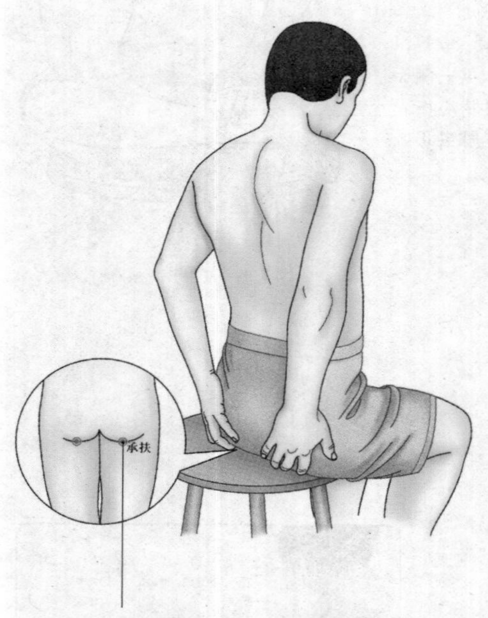

正坐，将两手掌心朝上，五指并拢，置放在臀部与大腿交接处，则中指所在的位置即是该穴。

按压技巧

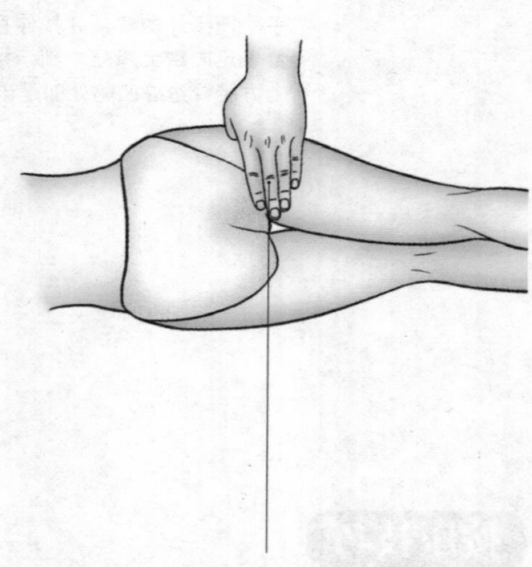

患者趴在床上，另一人将示指、中指、无名指放在穴位上，用力按揉穴位。每次左右各（或双侧同时）按揉1～3分钟。

殷门：强腰健腿

殷门是足太阳膀胱经的穴位。经常按摩、敲打此穴，可通经活络、疏通筋脉，还可以促使腿部消耗多余的脂肪，使大腿具有修长、平滑的曲线美。腰背疼痛和腰椎间盘突出者反复敲打此穴，可收到立竿见影的效果。

位置：在大腿后面，当承扶与委中的连线上，承扶下 6 寸。

主治：此穴有舒筋通络、强健腰膝的功效。经常按摩、敲打此穴，可以治疗神经系统的疾病，如坐骨神经痛、下肢麻痹、小儿麻痹后遗症等病症，对腰背痛、股部炎症等也有很好的调理和改善作用。

取穴技巧

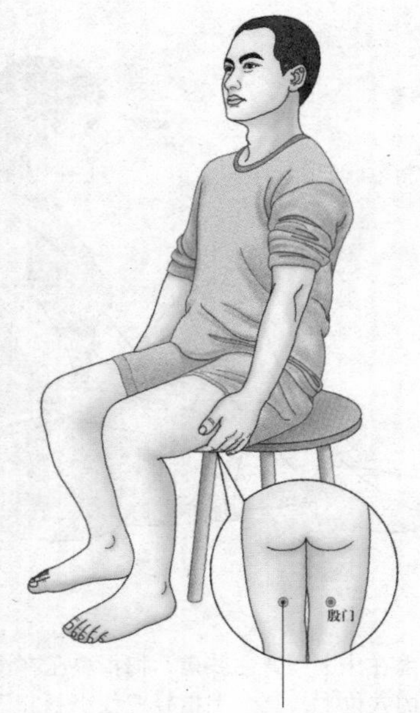

正坐，双手示指与中指并拢，其他手指弯曲，放于大腿后正中，臀部与膝盖的中间位置偏上处，则中指所在位置即是。

按压技巧

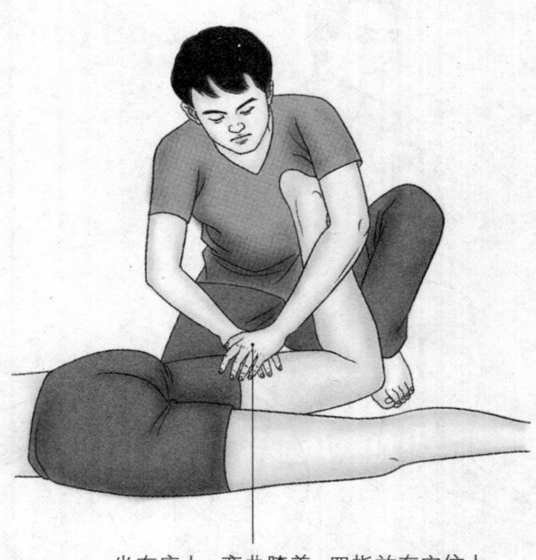

坐在床上，弯曲膝盖，四指放在穴位上，两手同时向上用力按压穴位。每次左右各按压 1 ~ 3 分钟。

036 承筋：治疗小腿痛

承筋属足太阳膀胱经，膀胱经的上行阳气在此穴位化风而行。关于此穴的疗效，《甲乙经》中说："痹寒转筋。"指出此穴是治疗腰背疼痛、小腿疼痛等的一个很有效的穴位。

位置：在小腿后面，当委中与承山的连线上，腓肠肌肌腹中央，委中下 5 寸。

主治：此穴具有舒筋活络、强健腰膝的功效。经常按摩此穴，对小腿痛、腓肠肌痉挛、腰背疼痛、急性腰扭伤等病症有很好的疗效。现代临床中，常用此穴来治疗下肢麻痹、坐骨神经痛等疾病。

取穴技巧

正坐垂足，一手五指并拢，手背贴小腿肚，将拇指放于同侧腿的膝盖后腿弯处，则小指所在的小腿正中央处，即小腿后部肌肉的最高点处即是该穴。

按压技巧

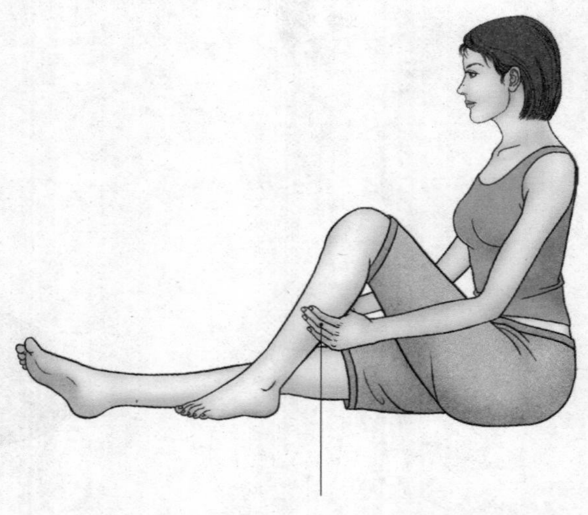

坐在床上，弯曲膝盖，拇指叠压在小腿后的穴位上，其余手指轻握住小腿起固定作用，两手拇指同时用力按压穴位。每次左右各按压 1 ~ 3 分钟。

承山：治疗一切腿脚疾病 037

人站着的时候，小腿肚会感到紧张，而承山穴所处的位置，正好是筋、骨、肉的一个纽结，是最直接的受力点。平时，我们在学习、工作、生活中，要承受巨大的压力，这些压力在身上“压”久了，我们就很容易感到疲劳，而承山就是一个可以帮助我们缓解疲劳的穴位。

位置：在小腿后面正中，委中与昆仑之间，当伸直小腿和足跟上提时腓肠肌肌腹下出现尖角凹陷处。

主治：此穴具有舒筋活血的功效。经常按摩此穴，对腰腿疼痛、坐骨神经痛、腓肠肌痉挛、腰背疼痛、足跟痛、膝盖劳累等症状有很好的疗效。此穴还可治疗并改善四肢麻痹、脚气等疾病。

取穴技巧

正坐翘足，将欲按摩的脚抬起，置放在另外一腿的膝盖上方。用同侧的手掌握住脚踝，大拇指指腹循着脚后跟正中直上，在小腿肚下，“人”字形的中点处即是该穴。

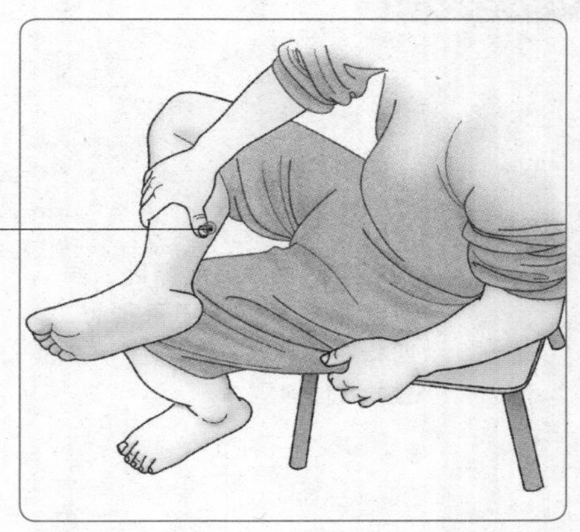

按压技巧

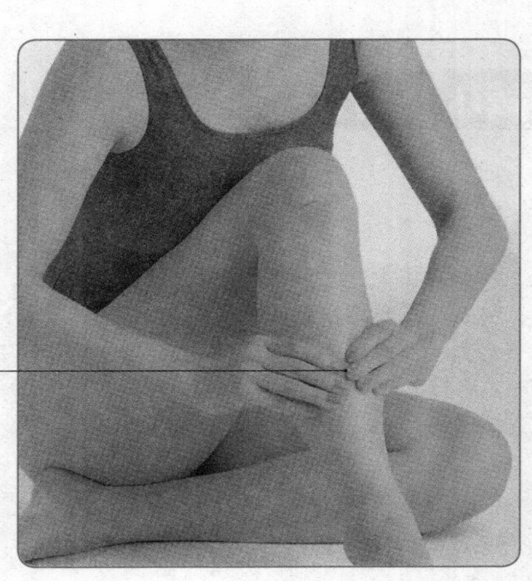

坐在床上，弯曲膝盖，左右拇指叠压在穴位上，其余四指握住小腿起固定作用，用两手大拇指按压穴位。每次左右各按压 1 ~ 3 分钟。

038 环跳：治疗膝腿肌炎

中医认为，环跳可治疗偏风、半身不遂、髀枢痛不可举、腰胁相引急痛、股膝酸痛、胫痛不可屈伸、足麻痹等疾病。日常生活中，我们偶尔会遇到腰酸腿疼的情况，此时，按摩环跳可使难受的身体得到舒缓。

位置：在股外侧部，侧卧屈股，当股骨大转子最凸点与骶管裂孔连线的外 1/3 与中 1/3 交点处。

主治：此穴具有运化水湿的功效。经常按摩此穴，对腰腿痛、背痛、坐骨神经痛等症状有很好的疗效。此外，按摩此穴对下肢麻痹、腰部肌炎、大腿肌炎、膝部肌炎、风疹、脚气等病症，也有很好的调理和保健作用。

取穴技巧

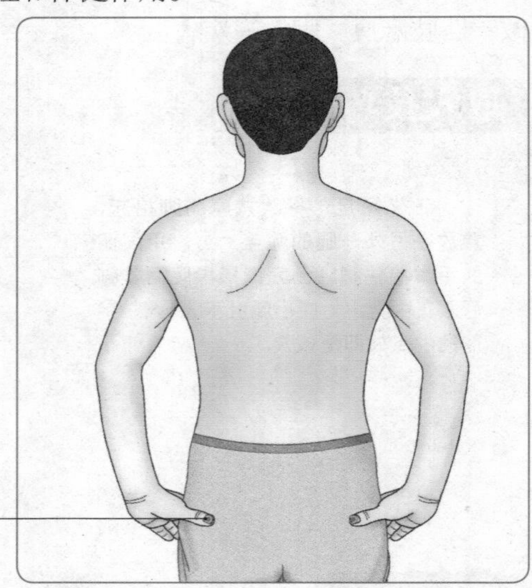

自然站立，或侧卧，伸下足，屈上足，同侧手插臀上，四指在前，大拇指指腹所在位置的穴位即是。

按压技巧

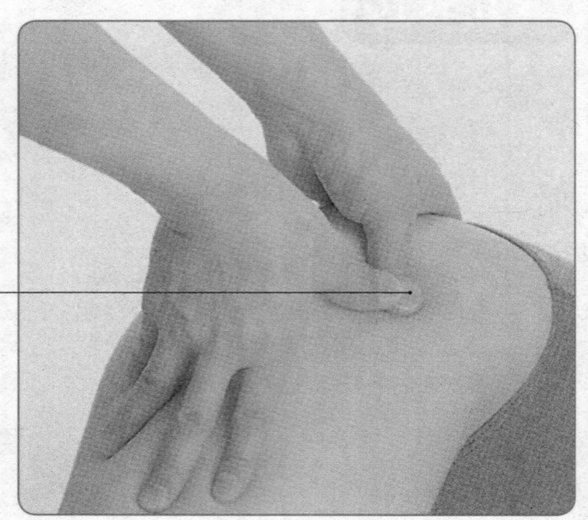

侧躺在床上，上面腿的膝盖要触及地板，另一人双手拇指叠压在穴位上，垂直向下用力，此时趾尖会有麻麻的感觉。每次左右各按压 3 ~ 5 分钟。一般先左后右，或先按健侧、再按患侧。

风市：治疗腿脚酸痛

也许你或你的家人、朋友曾受到风湿的困扰，也许你曾经感到腰酸腿疼，也许你常有肢体麻木的感觉。遇到这种情况，你不妨按揉一下风市，会对这些症状有很好的改善作用。

位置：在大腿外侧部的中线上，当腘横纹上 7 寸。

主治：此穴具有祛风湿、利腿足的功效。经常按摩这个穴位，对脚痛、腿膝酸痛等症状有很好的疗效，还可以有效改善下肢神经麻痹、脚气、股外神经炎、全身瘙痒、半身不遂等病症。

取穴技巧

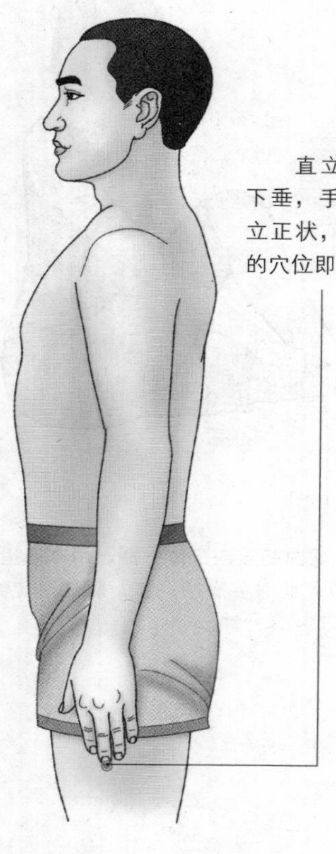

直立，或侧卧，手自然下垂，手掌轻贴大腿中线如立正状，中指指腹所在位置的穴位即是。

按压技巧

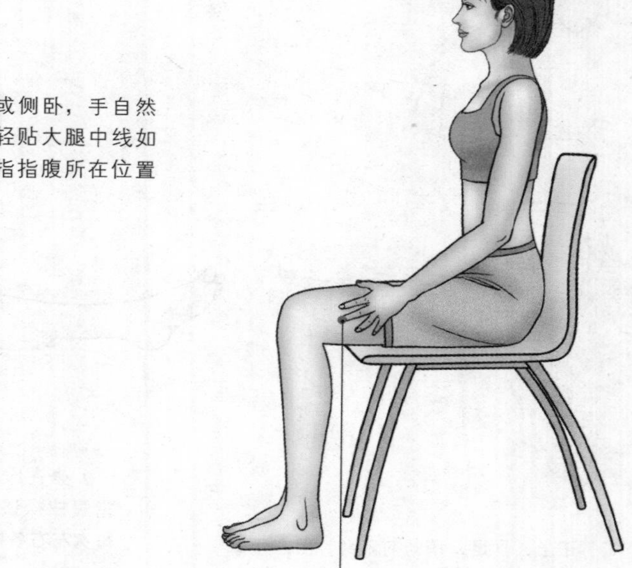

坐在椅子上，用手握住大腿，中指指腹压在穴位上，中指指腹垂直向下用力，此时会有酸、胀、麻等感觉。每次左右各按压 1 ~ 3 分钟。先左后右，或两侧同时按揉。

040 阳辅：强筋壮骨

腰肾功能不好的人会经常感到腰部虚冷，并出现膝下浮肿、筋紧、关节疼痛的症状。这种情况下，按摩阳辅能够使疼痛迅速得到缓解。

位置：在小腿外侧，当外踝尖上4寸，腓骨前缘稍前方。

主治：此穴具有祛风湿、利筋骨的功效。经常按摩此穴，对腰肾功能不佳、膝下浮肿、痉挛、关节疼痛等症状有很好的疗效，还对高血压、全身神经痛、下肢瘫痪、脚气等疾病有良好的治疗和保健作用。

取穴技巧

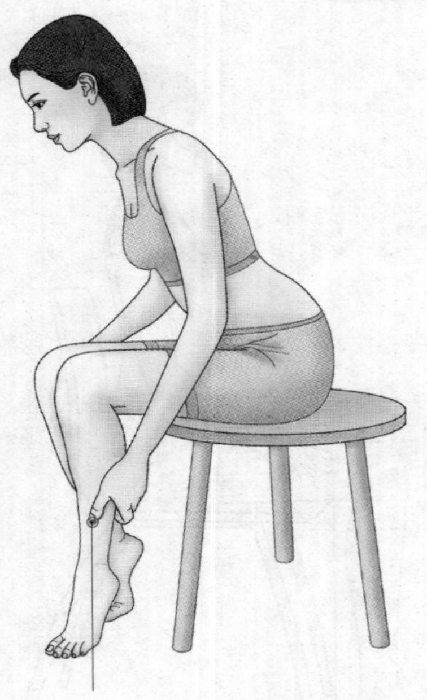

正坐，垂足，稍向前俯身，用左手掌心向前，四指在内，大指在外，由脚跟上向前，抓住小腿跟部，大拇指指腹所在位置的穴位即是。

按压技巧

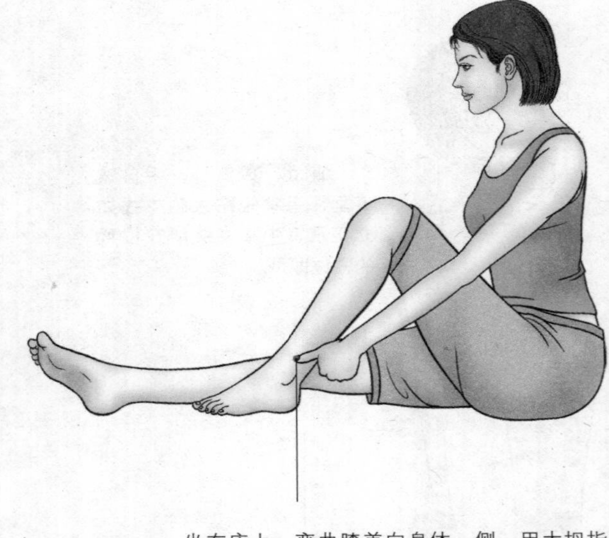

坐在床上，弯曲膝盖向身体一侧，用大拇指指腹按揉该穴位，此时会有酸、胀、痛的感觉。每次左右各按揉1～3分钟。

阴廉:治疗下肢疼痛、痉挛 041

阴廉属足厥阴肝经，肝经的水湿风气在此穴位散热吸湿。此穴不仅是妇科常用穴位，对治疗下肢疼痛、痉挛等也有很好的疗效。

位置：在大腿内侧，当气冲直下 2 寸，大腿根部、耻骨结节的下方，长收肌的外缘。

主治：此穴具有调经止带、通利下焦、收引水湿的功效。经常按摩此穴，对少腹疼痛、腰腿疼痛、下肢痉挛等疾病有很好的疗效。

取穴技巧

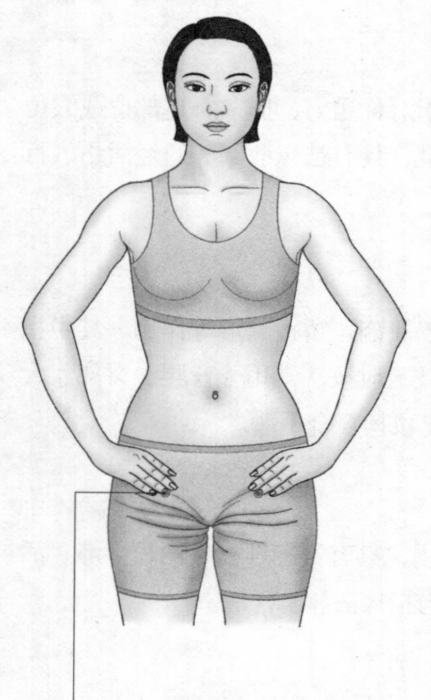

正立，两手叉着腿部，掌心向着腿，四指并拢平贴于小腹部，小指刚好在腿根部，拇指位于腿外侧，无名指指尖所在的位置即是。

按压技巧

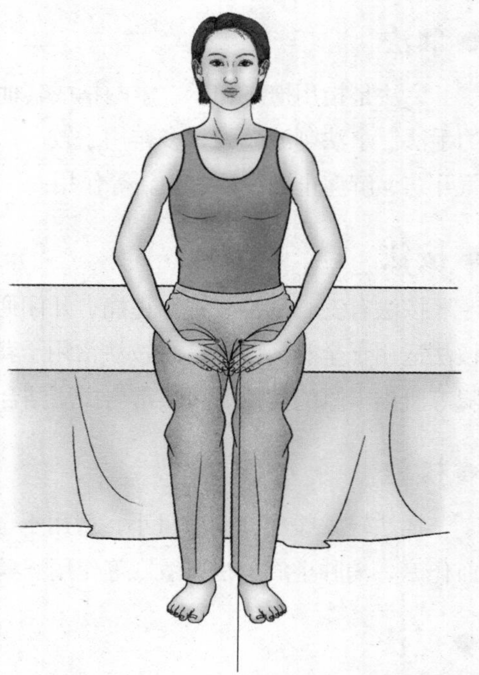

手握住大腿，大拇指放在穴位上，用力按揉，此时会有胀、酸、疼痛的感觉。每次左右各按揉 3 ~ 5 分钟，或两侧同时按揉。

042 推拿按摩的基本手法

推拿按摩包括推拿和按摩两种方法，其中按摩能促进血液循环，让肌肉和关节变得柔软而有弹性，能清除积压在肌肉里的乳酸，并可以让亢奋的神经缓和下来，安定紧张的精神状态，让身体不容易感到疲劳。而推拿则是结合相关穴位，通过舒筋活络，以改善血液循环，达到缓解疼痛的目的。

◉推法

推法可在人体各部位使用，具有行气活血、疏通经络、舒筋理肌、消积导滞、解痉镇痛等作用。推法操作时，着力部位要紧贴皮肤，用力要稳，速度要缓慢均匀。

◉拿法

拿法是指用拇指和示、中两指或其他三、四指对称用力，提拿一定部位或穴位的手法。拿法刺激较强，多作用于较厚的肌肉筋腱，具有祛风散寒、通经活络、行气开窍、解痉止痛、祛瘀生新等作用。

◉按法

按法有安心宁神、镇静止痛、开闭通塞、放松肌肉、矫正畸形等作用。其中指按法适用于全身各腧穴；掌按法常用于背腰、下肢；肘按法常用于背腰、臀部、大腿等肌肉丰厚的部位。按法常与揉法结合，组成了按揉复合手法。

◉揉法

揉法轻柔缓和，刺激量小，适用于全身各部位，具有宽胸理气、消积导滞、活血化瘀、消肿止痛、祛风散寒等作用。揉法也分为指揉法和掌揉法。

◉捏法

捏法常用于头颈、项背、腰背及四肢，具有舒筋通络、行气活血、消积化瘀、调理脾胃等作用。

◉摇法

摇法必须在各关节生理功能许可的范围内进行，不可用力过猛，适用于颈、项、肩、腰及四肢关节，具有润滑关节、松解粘连、解除痉挛、整复错位等作用。

按摩手法

推拿按摩时，手法很重要，常用的按摩手法有推法、拿法、按法、揉法、捏法、摇法等。

推法

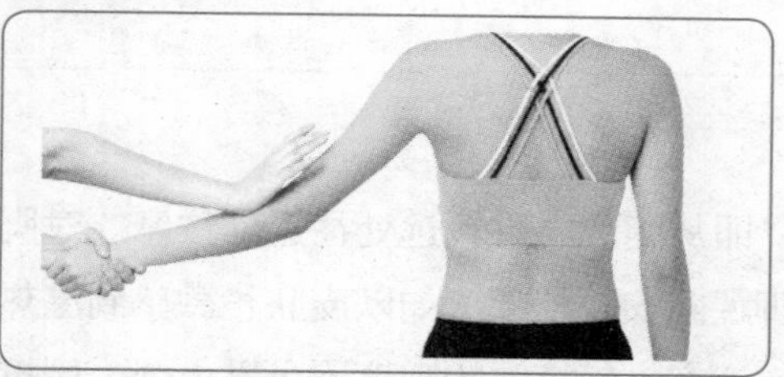

一手固定肢体，一手掌根着力于皮肤，缓缓用力向上推，用力要稳，速度要缓慢均匀。按摩下肢时，也可用膝盖固定，双手掌根向上推。

拿法

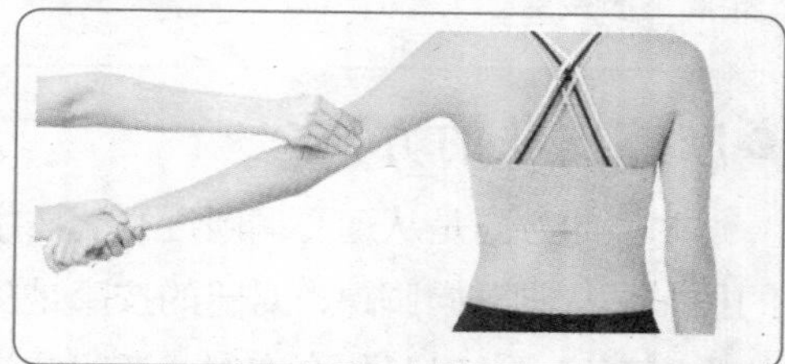

用拇指和其他四指对称用力，提拿一定的部位或穴位。

按法

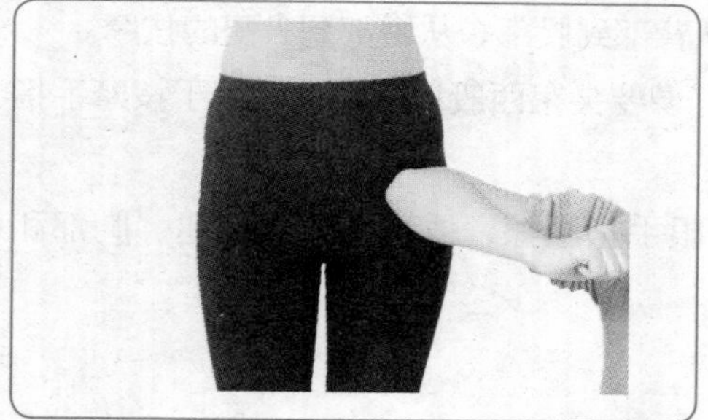

将拇指、示指、中指的指端或手掌根部或肘部放在特定的部位或穴位，向下按压。

揉法

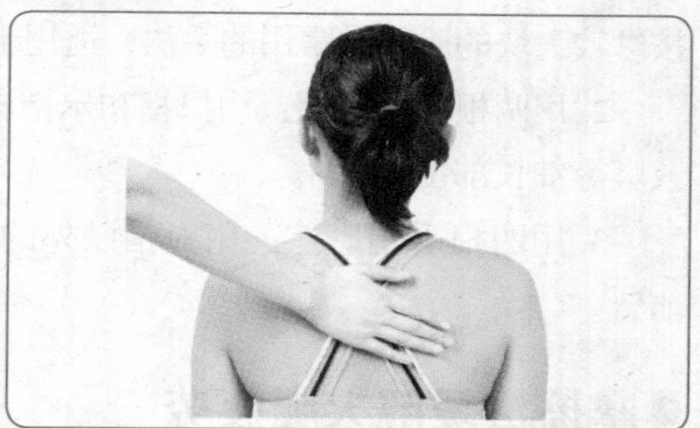

用拇指、示指、中指的指端或手掌根部做轻柔缓和地揉动。

捏法

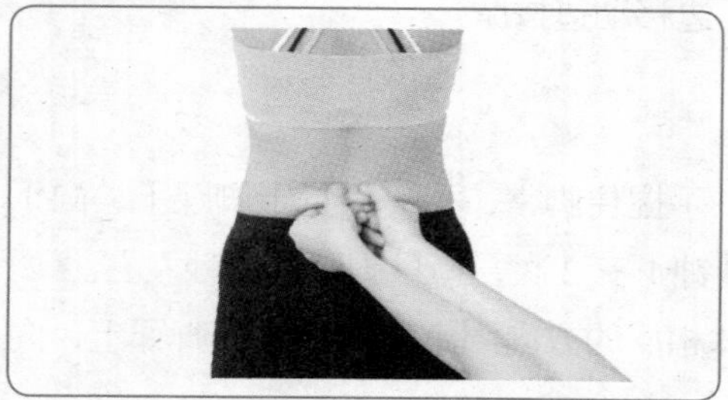

用拇指指腹和中指中节内侧面相对用力，将肌肉提起做一捏一放动作。

摇法（以摇髋法为例）

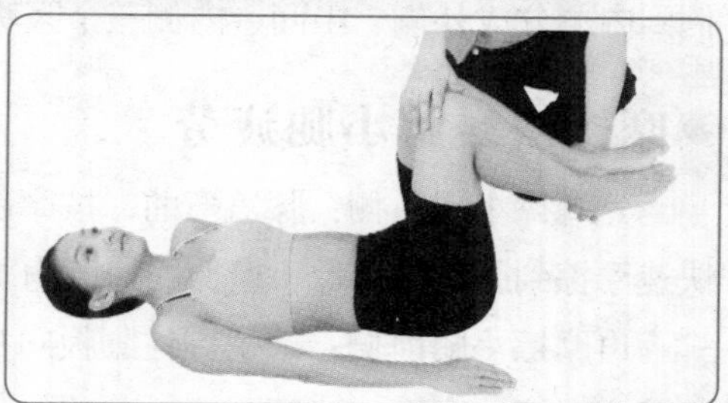

患者仰卧，按摩者一手托住患者足跟，另一手扶住膝部使膝关节屈曲，然后将髋关节做环转摇动。

043 摩擦皮肤：缓解下肢疲劳

人体的手掌上，似乎具有不可思议的力量。当我们结束一天的活动之后，在睡觉前夫妻之间互相摩擦一会儿下肢皮肤，不仅可以增进夫妻感情，还可以促进血液循环，缓解下肢疲劳。

◉摩擦皮肤的方向

摩擦的方向是从远心端向近心端按摩，即从距离心脏较远处往近处按摩。对脚的按摩是从脚趾向脚踝，对腿的按摩是从脚踝向大腿根部。如以皮肤稍微感到温热的力度摩擦，这时身体会有很舒适的感觉。注意，轻擦法的力度不可以太强，摩擦的速度和动作也不能太快。

◉摩擦皮肤的方法

1. 用整个手心摩擦：把手心贴在皮肤上，用皮肤感到温暖的力度来摩擦。这是按摩较大块的肌肉时常用的手法，适用于从背部到腰部、从臀部到大腿的按摩。

2. 用两根手指摩擦：用拇指和示指，好像要夹东西般地摩擦，适用于按摩手指或脚等细长部位。

3. 用四根手指摩擦：用拇指以外的 4 根手指摩擦，适用于按摩小腿、胸部和前臂。

◉摩擦法缓解大腿疲劳

先用双手按摩大腿后侧 2 分钟：俯卧，膝盖弯曲，按摩者从腘窝开始向大腿根部，以一定的力度从膝盖往臀部的方向摩擦，如同要把血液输送到心脏一般。

再用双手按摩大腿前侧 2 分钟：从膝盖向上轻轻摩擦到大腿根部的肌肉。从外侧到内侧分成外侧、中间、内侧三个区块，边移动边按摩。

◉摩擦法缓解小腿疲劳

先摩擦小腿后侧：膝盖弯曲，按摩者一手握住脚掌，另一手置于脚踝上，向下快速摩擦到膝盖的部位。摩擦的速度为 1 秒钟 1 ～ 2 次，一只脚摩擦 5 秒左右。

再摩擦小腿前侧：一手握住脚板向身体相反的方向固定，一手放在脚踝上，向膝盖方向快速摩擦，速度同上。

按摩治病

下肢的疲劳可以通过温和摩擦的方式来缓解，下图所示为摩擦大腿和摩擦小腿时的技巧。

摩擦大腿

大腿的摩擦方向是从膝盖向大腿根部，以皮肤稍微感到温热的力度按摩。摩擦时，要一手固定大腿，一手从膝盖向大腿根部摩擦。

摩擦大腿后侧

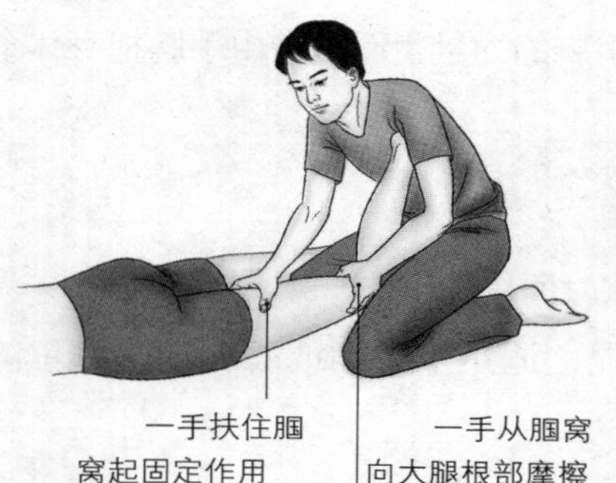

摩擦大腿前侧

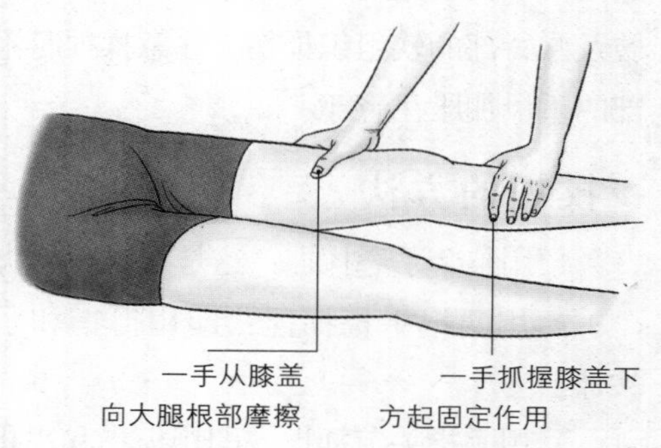

摩擦小腿

小腿的摩擦方向是从脚踝向膝盖，以皮肤稍微感到温热的力度按摩。摩擦时，要一手固定小腿，一手从踝关节向膝盖方向摩擦。

摩擦小腿后侧

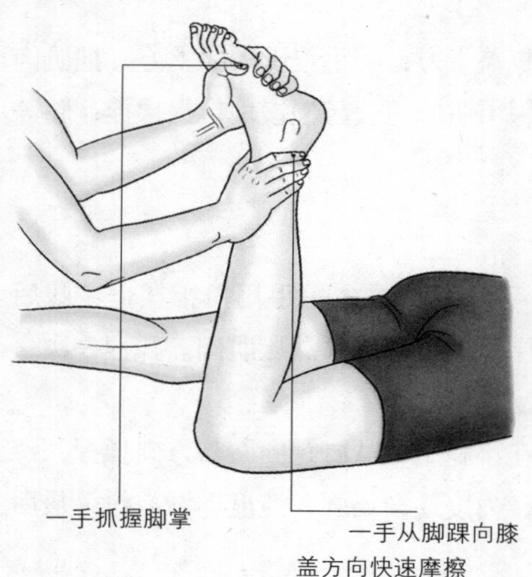

摩擦小腿前侧

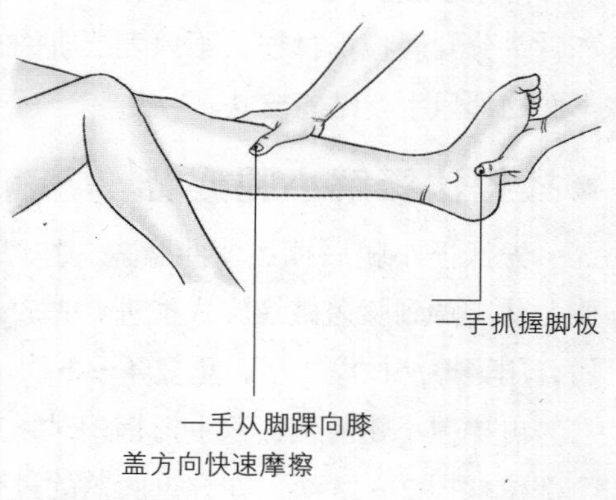

044 揉捏肌肉：缓解下肢疲劳

揉捏法是将揉和捏结合起来的一种方法，通过揉捏肌肉可提高肌肉的收缩力和柔软性，缓解下肢僵硬，消除下肢疲劳。

◉揉捏的方向

基本上，揉捏的方向也是从远心端向近心端进行，但是需要用画圆圈的方式来揉捏，以使被按的人不会感觉到疼痛的力度，在舒服的范围内大力揉捏，适用于四肢及腰背部的软组织损伤。注意揉捏时不是靠手腕的力量，而是借由手腕把身体全部的重量加压在患部。

◉揉捏的方法

1. 用整个手心揉捏：这是按摩较大块的肌肉时所用的手法，如大腿部位。

2. 用两根手指揉捏：即用拇指和示指揉捏，适用于手指或脚等细长部位的按摩。

3. 用手指关节揉捏：即用拇指和小指根部揉捏，适用于腰部、背部、大腿等平坦的肌肉的按摩。

◉揉捏法缓解大腿疲劳

先用双手重叠揉捏大腿后侧 5 分钟：越接近臀部，肌肉就越大越厚，所以按摩膝窝时要轻一点、快一点，接近臀部时要重一点、慢一点。大腿外侧和内侧分 2 次做，各按摩 2 次。

再用手提揉大腿前侧 5 分钟：一手握住膝盖下方，一手置于大腿上方，把肌肉和骨头分开般拉提揉捏，不只表层肌肉，连深层肌肉也一起慢慢地拉提揉捏，膝盖下面的那只手要贴着皮肤。

◉揉捏法缓解小腿疲劳

先揉捏小腿后侧：弯曲膝盖，按摩者一手握住脚掌，一手用拇指揉捏小腿后侧，从脚踝到膝盖做螺旋式推进。先放松表层肌肉，再舒缓深层肌肉。揉捏 5 次之后，用轻擦法按摩 1 次，重复 4 ~ 5 次。

再揉捏小腿前侧：双手拇指相对，并放在小腿上，从脚踝向膝盖方向揉捏，每个部位揉捏 2 ~ 3 次，在靠近膝盖的过程中，力度逐渐增强，速度逐渐放缓。最后以轻擦法结束按摩。

按摩治病

揉捏肌肉是摩擦皮肤力度比较强的方式，可以从内到外缓解下肢的疲劳，揉捏大腿和揉捏小腿的方式如下图所示。

揉捏大腿

揉捏大腿后侧

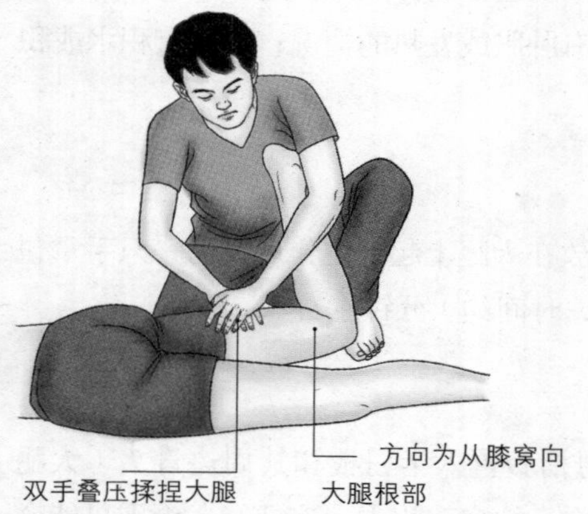

揉捏大腿前侧

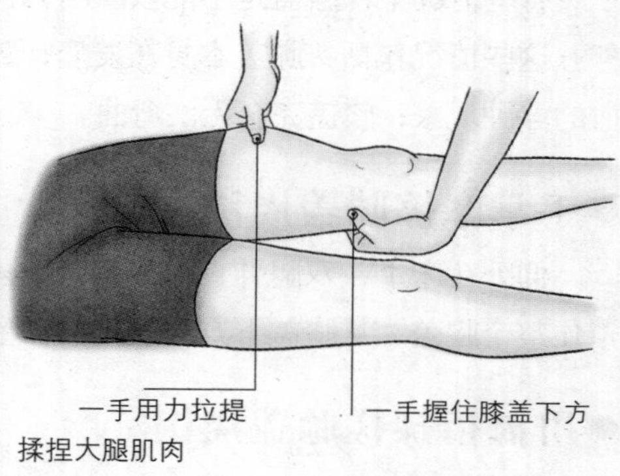

揉捏小腿

揉捏小腿后侧

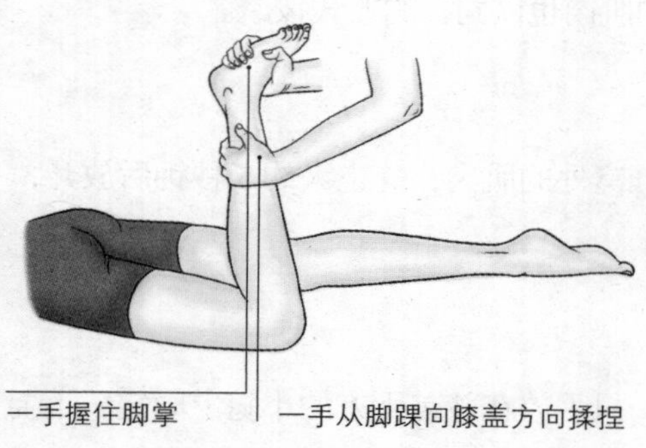

揉捏小腿前侧

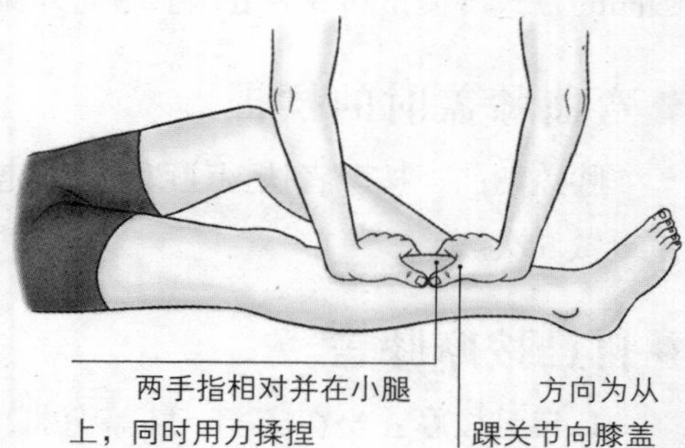

045 摩擦揉捏：消除膝盖疲劳

膝盖的疲劳可以通过他人或自己对膝盖周围的肌肉摩擦揉捏等方式来放松，但是要注意有些情况是不能按摩的。

◉出现这些现象时禁止按摩

有些情况下，膝盖是不能按摩的，否则不仅达不到预期的目的，反而会出现意外。这些情况包括：膝盖本身在发痛；膝盖有肿胀或发热的情况；膝盖有积水或积血的浮肿现象；膝盖完全无法弯曲。

◉手掌摩擦膝盖周围

仰卧在床上，双腿伸直，按摩者一只手放在大腿上起固定作用，另一只手掌包覆住整个膝盖，从膝盖下方向上方轻轻摩擦，时间约 1 分钟左右。

◉用拇指揉搓膝盖周围

躺在床上，膝盖微微弯曲，按摩者将拇指腹置入半月板和其周边骨头（大腿骨）之间，沿着半月板，轻轻揉搓 5 分钟左右。注意，用力一定要轻，否则可能会有压伤半月板的危险。拇指较粗大的人，可以用示指或中指按摩。

◉伸直下肢时的揉捏

趴在床上，下肢伸直，按摩者用手抓住膝窝内侧的肌肉，以轻微的力度，用画圆圈的方式慢慢扭转 5 ～ 6 次。膝盖外侧的肌肉也以同样的方式按摩。

◉弯曲膝盖时的揉捏

膝盖弯曲，按摩者扶握住脚背，抓起腘窝处的肌肉，静止大约 5 秒钟后放开，重复做 5 次。

◉自己按摩膝盖

1. 自己按摩：坐在床上，膝盖弯曲，一只手放在膝盖下方的小腿上固定，不要让膝盖摇动，另一只手的拇指或示指指腹以感到舒服的力度按压半月板周边，按摩 3 ～ 5 分钟。

2. 摩擦膝窝：坐在床上，弯曲膝盖，一手握住大腿下方肌肉固定，另一手从膝盖上端往膝窝方向反复摩擦。

按摩治病

将摩擦和揉捏两种方式结合起来，可以有效缓解膝盖的疲劳，下图所示为按摩膝盖前侧和膝盖后侧的具体方法。

按摩膝盖前侧

膝盖疲劳时，要通过对膝盖前侧和后侧的按摩来消除。对膝盖前侧的按摩方式有：手掌摩擦、拇指按揉。

手掌摩擦膝盖

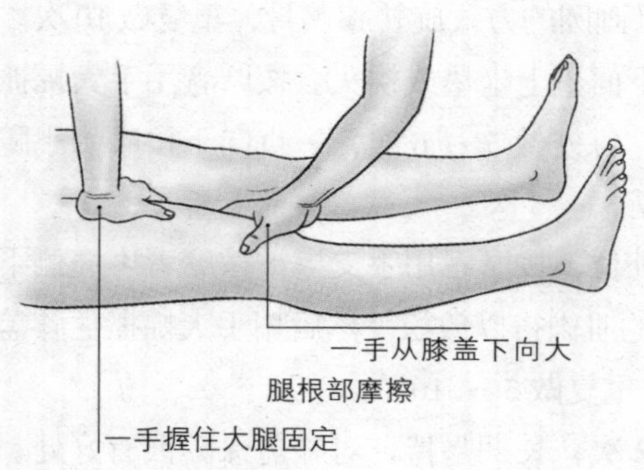

拇指搓揉膝盖

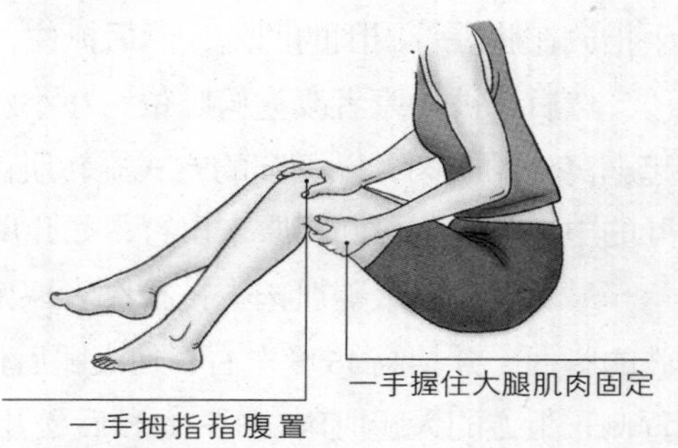

按摩膝盖后侧

膝盖后侧的肌肉可以通过扭转按摩和提拉肌肉的方式放松，如图所示：

扭转按摩

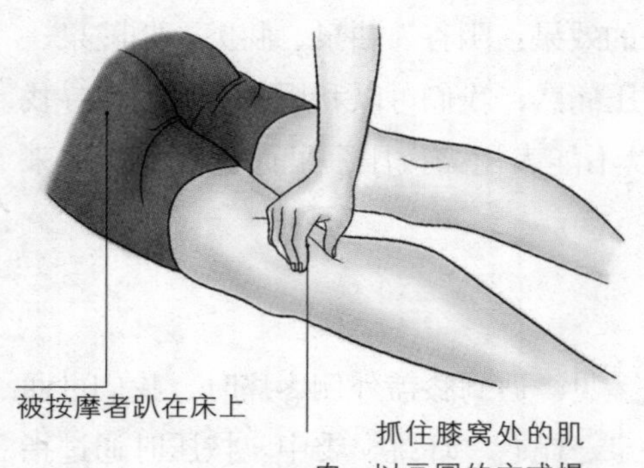

提拉肌肉

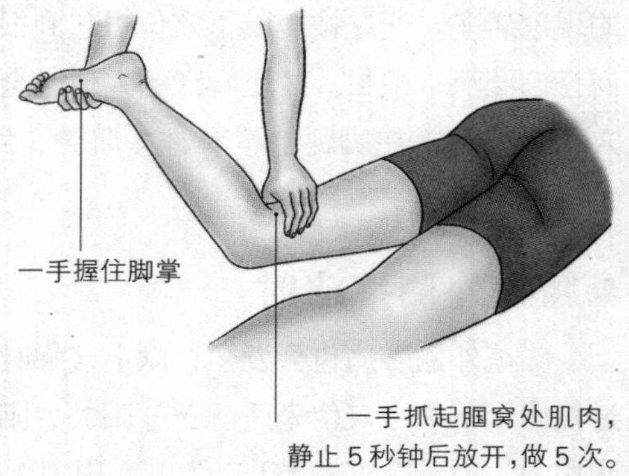

046 穴位按摩：预防和消除膝盖疼痛

许多人下肢疼痛时，会减少下肢的活动，这样反而会造成下肢的肌肉萎缩、衰退，使膝关节和下肢的负担增大，病痛也更加恶化。此时，通过按摩下肢，可松弛下肢僵硬的肌肉，预防、缓和下肢疼痛。

◉膝盖的按摩

首先，被按摩者取仰卧位，在膝盖下面垫上坐垫或枕头，放松脚部。按摩者将手指放在膝盖骨周围的凹处，然后抓住，以画圆的方式旋转膝盖骨，重复做10次。

然后，被按摩者改为俯卧位，在小腿下面垫上坐垫或枕头。按摩者用手大幅抓起腘窝处的肌肉，以画圆的方式旋转肌肉，每处做5～6次，一直向下按摩到小腿肚的中央附近，再回到原来位置，如此反复5～6次。

最后，按摩大腿肌肉。被按摩者取俯卧位，按摩者用手支撑被按摩者疼痛侧下肢的脚面，并抬高45度左右，使大腿后侧的肌肉得以放松。然后用手大幅抓住膝盖背侧正上方的大腿肌肉，5～6秒后松开，重复做5～10次。

以上动作从头到尾为1节。每日1～2次，长期坚持，对膝盖保健很有好处。无论大腿还是小腿肚，要大幅抓住肌肉进行按揉。如果肌肉抓得太少，或用捏的形式，就有可能会有伤到肌腱。如果旋转膝盖骨时出现强烈疼痛，仅按摩膝盖背后就会取得很好的效果。

◉膝盖内侧疼痛时

膝盖的疼痛形式多种多样，但以内侧疼痛为最多，尤其以上下楼梯时出现疼痛的现象居多。通过按压以下穴位可起到很好的效果：阴谷、曲泉、膝关、阴陵泉、商丘、照海、中封。按压脚踝的穴位时会有压痛感，我们可以利用这一特征来寻找穴位。但是，在脚踝部位有许多肌腱，所以不能太用力按压，可通过轻轻揉搓来进行。

◉膝盖外侧疼痛时

膝盖外侧疼痛也会发生，以上楼梯时较多见。遇到膝盖外侧疼痛时，我们可通过按压以下5个穴位来缓解：膝阳关、阳陵泉、昆仑、环跳、委中。按压时通过指腹用力，力量以3～4千克为度，用力3秒钟后再放松，每穴重复做10次。在对以上穴位按压的同时，可配合对鹤顶、内膝眼、外膝眼进行艾灸。

按摩治病

膝盖疼痛时，可通过按摩膝盖周围的肌肉来缓解，也可以通过按摩膝盖周围的穴位来缓解。

按摩膝盖骨

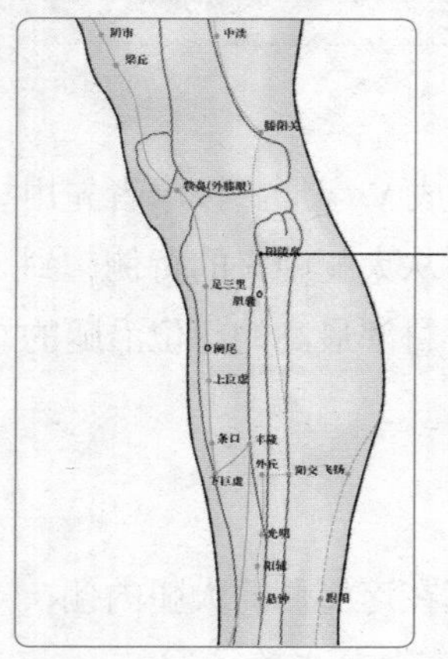

按摩膝盖骨

方法是将手指头抵在膝盖骨周围的凹部，旋转膝盖骨。

按摩膝盖周围的肌肉

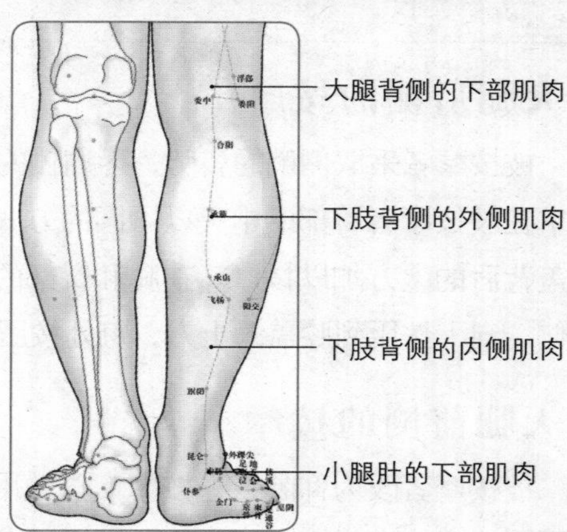

膝盖内侧疼痛的按摩

膝盖内侧疼痛时，主要通过按摩膝盖内侧和内脚踝周边的穴位来缓解。

曲泉

在膝内侧，屈膝，当膝关节内侧面横纹内侧端，股骨内侧髁的后缘，半腱肌、半膜肌止端的前缘凹陷处。

阴陵泉

在小腿内侧，当胫骨内侧踝后下方凹陷处。

中封

在足背侧，当足内踝前，商丘与解溪连线之间，胫骨前肌腱的内侧凹陷处。

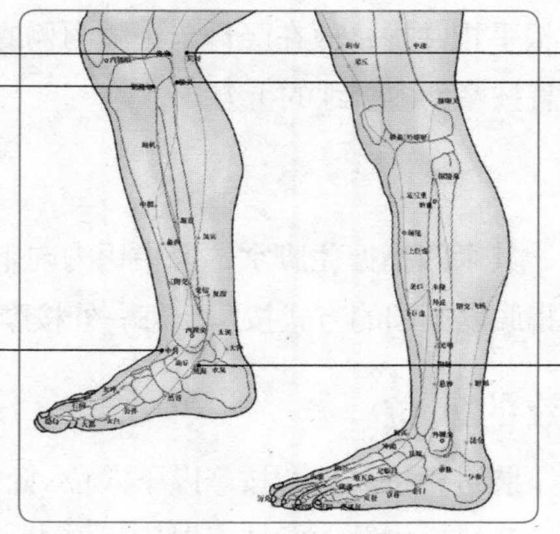

阴谷

在腘窝内侧，屈膝时，当半腱肌肌腱与半膜肌肌腱之间。

膝关

在小腿内侧，当胫骨内上髁的后下方，阴陵泉后1寸，腓肠肌内侧头的上部。

照海

在足内侧，内踝尖下方凹陷处。

047 缓和坐骨神经痛的按摩

坐骨神经痛可以引起腰部直至脚踝的疼痛。坐骨神经痛的原因很多，但主要是因椎间板突出压迫坐骨神经所致。通过按摩可以有效缓解由坐骨神经痛所致的下肢疼痛、发麻等症状。

◉大腿后侧的按摩

被按摩者采取侧躺的姿势，疼痛侧的腿朝上，膝盖弯曲成 V 字形。按摩者先用手掌在被按摩者臀部的中央以画圆的方式按压搓揉，然后再从大腿中央的背侧，到膝盖背后的上方加以按摩。在腿和臀部的分界点，从侧躺时臀部最高的部位沿腿的外侧，向下按压到膝盖的上方，每处按压 5 ~ 6 次。

◉大腿前侧的按摩

被按摩者改为仰卧，先按摩大腿。用拇指外的四根手指在疼痛侧的大腿内侧，以画圆的方式进行按摩，再从大腿根部直至膝盖上方，每一处按压 5 ~ 6 次。

◉小腿后侧的按摩

按摩大腿后，用拇指外的其余四指指腹按摩小腿，在胫骨外侧的肌肉与胫骨之间凹处，以画圆的方式按揉，直至外脚踝的上方。

◉小腿前侧的按摩

将拇指以外的其余四根手指并拢，放在胫骨与小腿内侧的肌肉之间，以画圆的方式进行按摩，从膝盖一直按摩到内脚踝的上方。

◉脚部的按摩

两拇指交叠在涌泉处，其余四指握住脚掌，拇指用力向下按压脚底。除了脚底外，其余脚部皆以拇指的指腹以画圆的方式按摩，每一处按摩 5 ~ 6 次。

◉对坐骨神经痛有效的穴位

除了按照上述方法对下肢进行按摩外，按摩以下穴位对治疗坐骨神经痛也有很好的疗效：关元俞、上髎、次髎、中髎、承扶、殷门、委中，主要集中在腰椎和膝盖之间。

按摩治病

坐骨神经痛时，疼痛会从臀部直达脚部，所以按摩时要按摩整个下肢的前后侧，甚至包括脚。

俯卧按摩下肢背侧

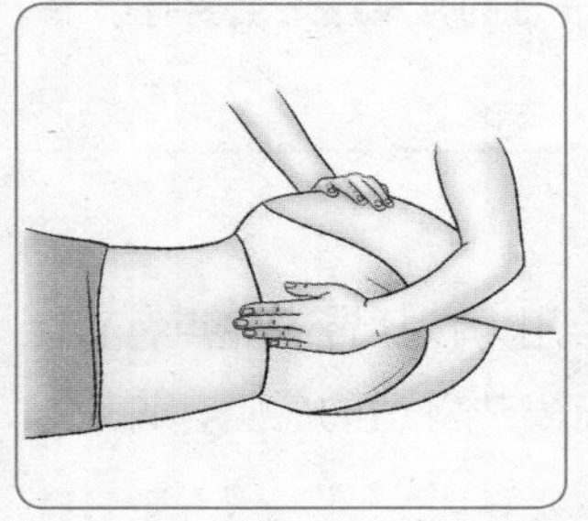

臀部的中央，手掌以画圆的方式按摩臀部的肌肉。

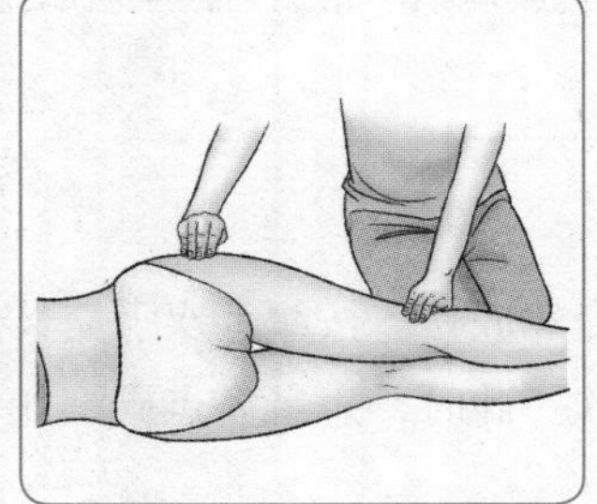

大转子至膝盖的上方，以四根手指从上到下按摩。

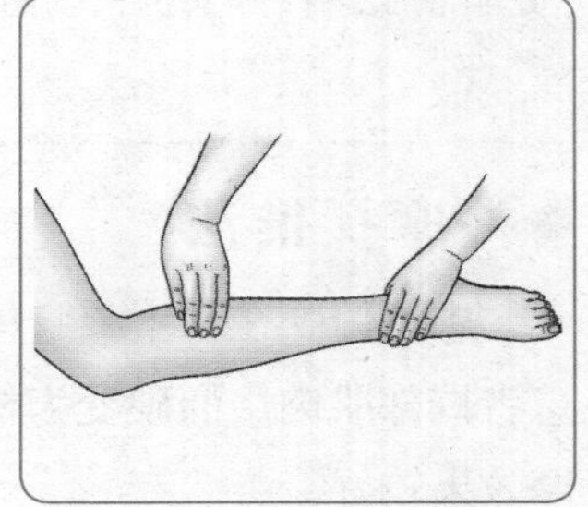

以四根手指在肌肉和胫骨之间的凹处，一边画小圆一边按压揉搓。

仰卧按摩下肢前侧

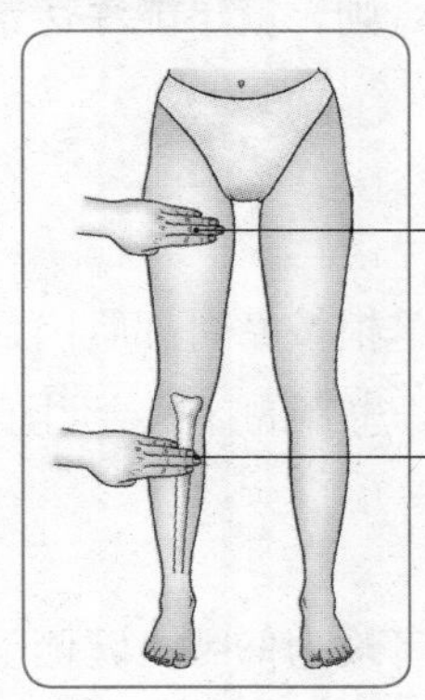

大腿内侧至膝盖，以4根手指的指腹一边画圆一边从上到下按摩。

小腿前侧，用4根手指以画圆的方式从膝盖一直按摩到脚踝。

按摩脚底

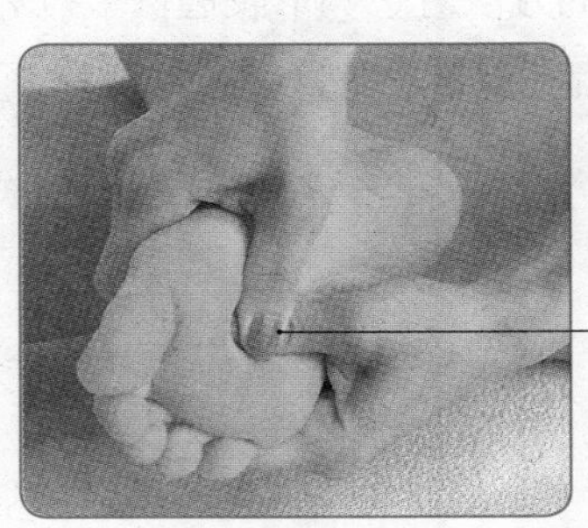

两拇指交叠在涌泉处，其余四指握住脚掌，拇指用力向下按压。

048 推拿疗法：治疗梨状肌综合征

推拿疗法是治疗梨状肌综合征的主要方法之一，可显著改善症状，缓解病人痛苦。此症的推拿疗法的关键在于准确定位。患者常取俯卧位，双下肢后伸，使腰臀部肌肉放松，术者自髂后上棘到股骨大粗隆做一连线，连线中点直下 2 厘米处即为坐骨神经处梨状肌下孔的部位，其两侧为梨状肌。常用治疗梨状肌综合征的推拿疗法主要有以下几种。

◉按摩揉推法

患者俯卧在床上，身体自然放松。按摩者双手交叉，用力按揉臀部痛点，直至患者局部肌肉由僵硬变为松软。此时，患者痛点周围如有发热舒适的感觉，说明按摩效果较好。

◉弹拨梨状肌法

患者趴在床上，身体自然放松。按摩者双手拇指互相叠压，在钝厚或变硬的梨状肌部位，用力深压并来回拨动，弹拨 10 ~ 20 次。需要注意的是：弹拨方向应与梨状肌纤维方向垂直，弹拨的力量要足够大，否则，就不能深达梨状肌。按摩者也可用肘尖替代拇指进行弹拨。

◉双手交叉按压法

患者趴在床上，身体自然放松。按摩者以掌根按摩臀部肌肉，然后用双手交叉按压痛点，直至患者局部肌肉由僵硬变为柔软，患者的症状会明显减轻。

◉运摇牵拉法

在用以上几种方法依次进行的基础上，患者改为仰卧，健侧下肢屈髋屈膝。按摩者一手握住患者健侧踝部，一手置于患者膝部，做环状运摇，同时配合牵拉蹬空，进行 5 ~ 10 次。然后再以同样的方法对患侧下肢进行牵拉。

最后，按摩者轻轻用力，使患者膝部连续做小幅度的上下抖动，进行 10 ~ 20 次，以此结束治疗。

按摩治病

梨状肌综合征常给患者带来很大痛苦，推拿疗法可以很好地帮助患者解除痛苦。

按摩揉推法

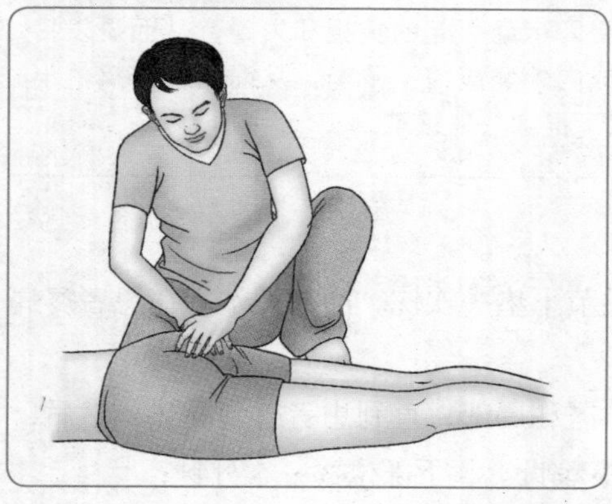

患者俯卧，按摩者双手交叉，用力按揉臀部痛点。

弹拔梨状肌法

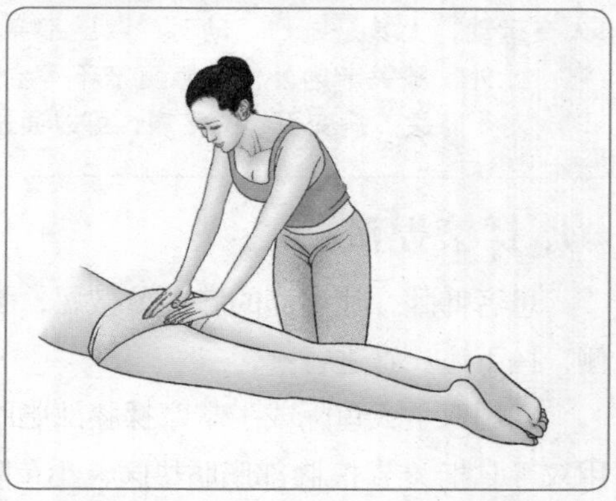

患者俯卧，按摩者两拇指叠压，深压肌肉，来回拨动梨状肌 10 ~ 20 次。

双手交叉按压法

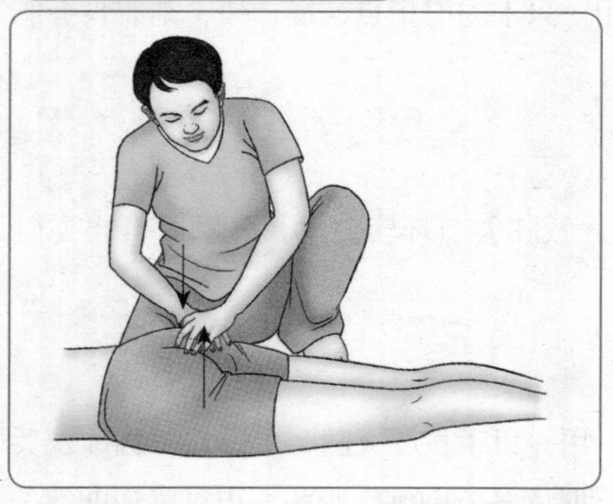

患者俯卧，按摩者以双手交叉按压痛点。

运摇牵拉法

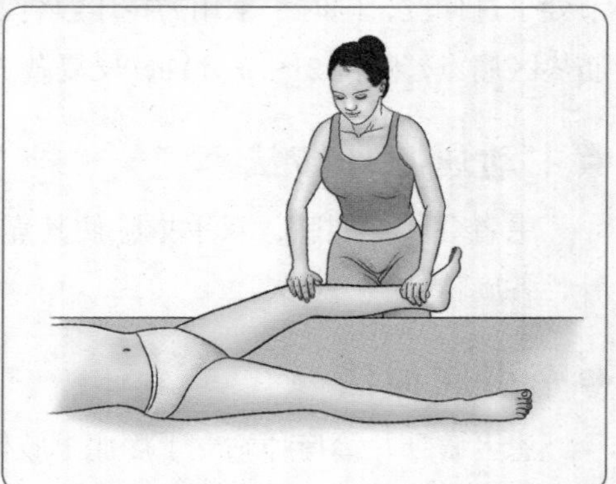

患者仰卧，患侧下肢屈髋屈膝，按摩者一手握住健侧踝部，一手置于膝部，做环状运摇。

049 推拿疗法：消除膝关节病变引起的疼痛

膝关节病变是引起膝关节疼痛的一个重要原因。引起膝关节疼痛的主要原因有：人在运动，尤其是剧烈运动时，双腿都会承受因运动引起的负担和力量，从而诱发疼痛。此外，膝关节内外侧间隙宽窄不等会造成内外侧应力不平衡，从而诱发疼痛的出现。对于膝关节病变引起的疼痛，可以通过以下推拿法来缓解。

◉摩揉滚捏法

患者仰卧，让疼痛的膝关节微屈，膝关节下垫一软枕。治疗师站立在患者疼痛侧，按下述步骤进行：

1. 用双手大鱼际或手掌摩揉膝部脂肪垫区和局部，直到患者感到温热，然后，用双手掌指关节滚膝部脂肪垫区，小鱼际滚髌骨上、下部位 3 ～ 5 分钟；

2. 用拇指和示指左右、上下活动髌骨，并沿髌骨两侧间隙上、下滑捏数次，反复捏提髌骨及股四头肌下段。

◉过度屈膝点揉法

治疗师一手握住患者膝部，一手握住踝关节，先将膝关节充分屈曲，再使膝关节处于过伸位，同时手掌用力按压髌骨，用一只手的拇指点、揉、拨、刮髌骨旁脂肪垫区痛点，坚持 2 ～ 3 分钟，反复做 3 遍。

◉主动屈膝环转法

患者弯腰、屈膝，双手抱膝使其靠拢，做膝关节环转活动，先顺时针再逆时针，各旋转 15 ～ 20 次。

◉牵引屈伸法

患者俯卧，治疗师站立于疼痛下肢侧，用一只手按压大腿，另一只手握住踝关节，使膝关节屈曲 90 度，进行拨伸牵引，同时向各方向旋转小腿，再过度屈曲膝关节，缓缓伸直，此法可解除被嵌夹的脂肪垫，进而缓解疼痛。

说明：上述方法可配合中药外敷、熏洗，也可配合股四头肌收缩练习和膝关节功能锻炼。

按摩治病

对于膝关节病变引起的膝关节疼痛，主要通过对膝关节的牵引和按摩使其缓解。

摩揉擦捏法

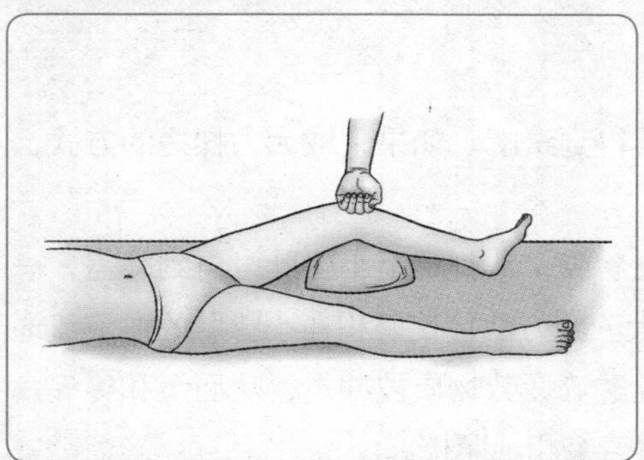

患者仰卧，患侧膝关节微屈，下垫一软枕。按摩者用双手掌指关节擦膝部脂肪垫区。

过度屈膝点揉法

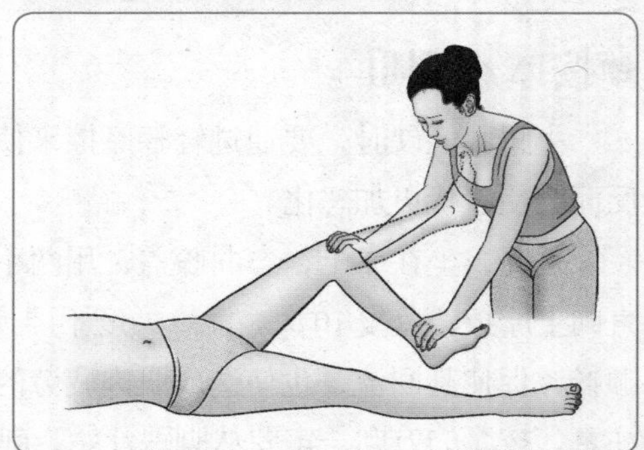

患者仰卧，按摩者两手分别握住患者膝部和踝关节，将膝关节充分屈曲后再过伸，然后，一手掌用力按压髌骨，用一只手的拇指点、揉、拨、刮髌骨旁脂肪垫区痛点。

主动屈膝环转法

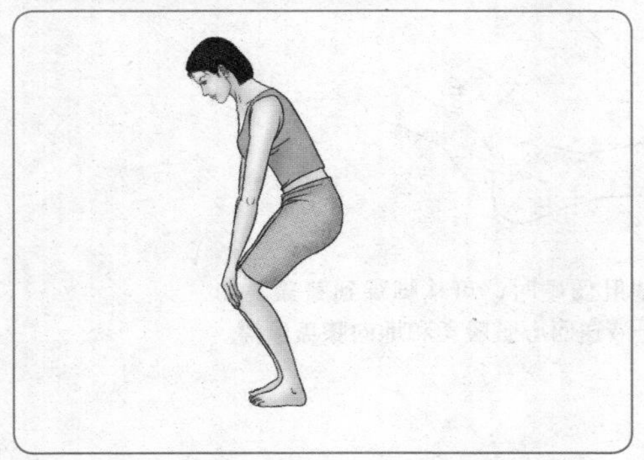

患者腰部微弯、屈膝，双手扶住膝关节，使其做顺时针和逆时针旋转，各做 15 ~ 20 次。

牵引屈伸法

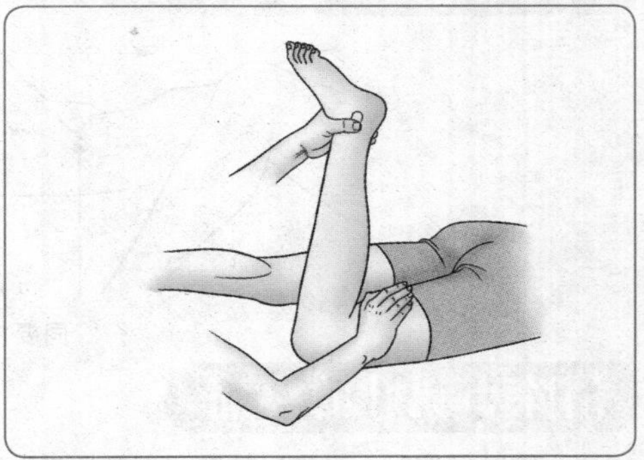

患者俯卧，按摩者一手按压患侧大腿，另一手握住踝关节，使膝关节屈曲 90 度，进行拔伸牵引，然后旋转小腿，再过度屈曲膝关节。

050 松弛小腿肚僵硬和疼痛

长时间保持一个姿势后，就会有小腿僵硬和疼痛的感觉，遇到这种情况，可通过按摩的方法松解发硬的肌肉。如果能在泡澡后再进行肌肉放松的按摩，效果会更好。

◉按摩小腿肚

小腿肚僵硬时，要通过轻轻摩擦来使其得到缓解。如果采取大力揉搓的方式，反而会使症状更加恶化。

首先，坐在床上，弯曲膝盖，用两手夹着脚，从脚踝至小腿肚，再到膝盖，一直向上摩擦，反复10次。注意力度不要太大。此方法可使淤积在小腿肚的血液流通顺畅，促使其回流，也使造成肌肉疲劳的乳酸等疲劳物质被冲走，从而缓和疼痛。注意，按摩的方向一定要从脚踝开始，向膝盖柔和地摩擦。

◉有效消除小腿肚疼痛的穴位

进行上述按摩后，如果能结合穴位按摩，效果更好。以下穴位可有效消除小腿肚的僵硬和疼痛：足三里、承筋、承山、飞扬。按压穴位时，一定要避免一直用力按压，应轻轻按压。

缓解小腿肚的僵硬

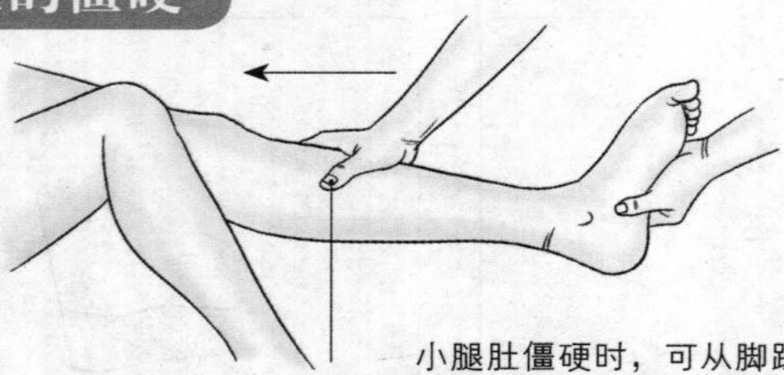

小腿肚僵硬时，可从脚踝到膝盖，如同要将血液送回心脏般柔和地向膝盖摩擦。

消除小腿肚的疼痛

小腿肚疼痛时，可通过按摩以下穴位来消除。

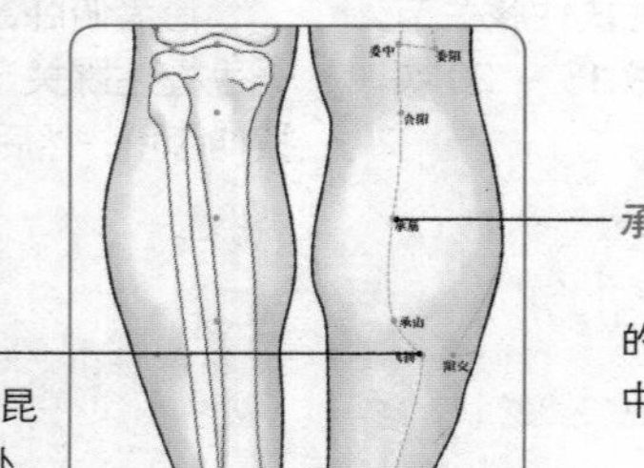

承筋：在小腿后面，当委中与承山的连线上，腓肠肌肌腹中央，委中下5寸。

飞扬：在小腿后面，当外踝后，昆仑直上7寸，承山外下方1寸处。

消除脚底、脚跟疼痛的按摩 051

走路时间长了，除了腿部疲劳外，脚底和脚跟也会出现疼痛的现象，偶尔还会出现脚底肌膜炎（在脚跟引起发炎症状）等疾病，遇到这种情况时，可以通过按摩的方式来治疗和缓解。

◉消除脚跟疼痛的穴位

脚踝是许多穴位的聚集部位，当脚跟疼痛时，我们就可以通过按摩这些穴位来消除。可有效消除脚跟疼痛的穴位包括：内脚踝周围的太溪、水泉；外脚踝周围的昆仑、申脉、仆参。

◉消除脚底疲劳的穴位

在我们的脚底，有一个名为涌泉的特效穴。以该穴位为中心，用拳头以轻且有节奏的方式敲打脚底 100 次左右，可有效缓解脚底疲劳。

◉脚跟的按摩

脚跟的疼痛或疲劳，也可以通过按摩的方式来消除。在脚跟骨结束的部位有一凹陷，将手的大拇指放在此处，用手从脚的后侧抓住脚跟。拇指用力后放松，如此反复进行 10 次左右，可使脚变得舒适、轻快。

敲打脚底

脚底疲劳时，用拳头以涌泉为中心，有节奏地敲打脚底 100 次左右。

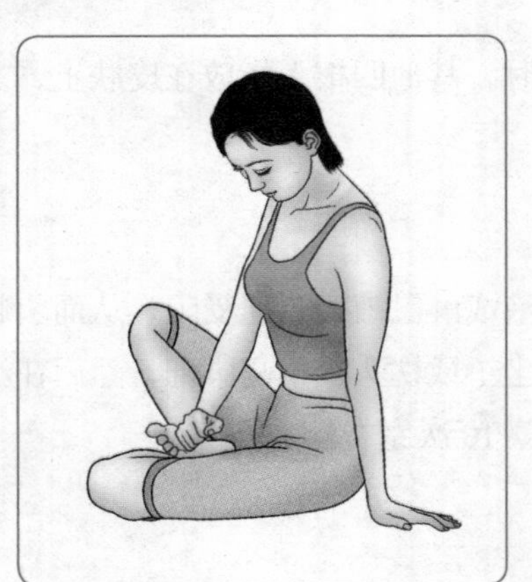

按摩脚跟

用手抓住脚跟处的骨头，如同将拇指插入肉里一样，用力后放松。

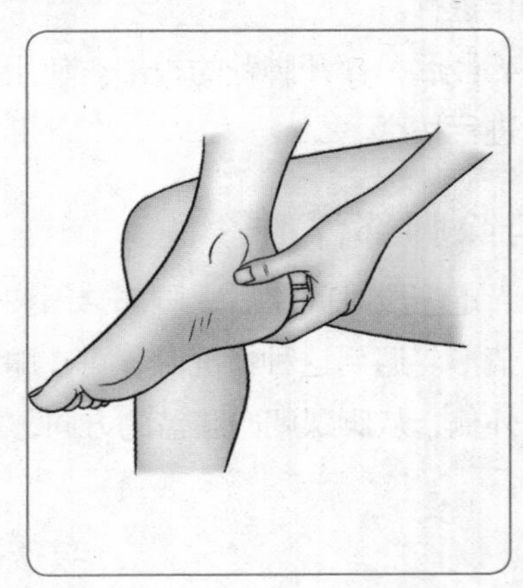

052 下肢按摩:消除疲劳和浮肿

脚部的疲劳和腰也有很大关系，这是因为腰部的疲劳会影响到脚，而脚的疲劳也会影响到腰。所以按摩时，不仅要按摩脚，也要按摩腰。按摩顺序是先以腰痛的按摩法来松开腰部肌肉，再对脚部进行按摩。脚部的浮肿一般因疲劳而引起，所以按摩的原理同消除脚部的疲劳相同。

◉消除脚的疲劳

脚部疲劳时的按摩方法是从脚踝开始向膝盖或大腿的根部按摩，仿佛要把瘀住的血液送回心脏般来进行。

1. 首先，被按摩者仰卧在床上，在脚踝下面垫一个枕头，或者将坐垫折起垫在脚踝下，将脚部稍微抬高。按摩者用两只手大幅抓住脚踝稍上的部分，对整只脚的每一处反复进行抓住、放松的动作 5 ~ 6 次。

2. 然后，沿着胫骨和外侧粗的胫骨前肌之间的凹部进行按摩。首先，以拇指抵住脚踝稍上、胫骨和肌肉之间的凹部，以拇指画小圆一直按压揉搓到膝盖下，对每处按压 5 ~ 6 次。然后，再以同样的动作按摩大腿外侧。在大腿的外侧上，从大转子一直到膝盖的侧方所在粗的肌肉，对该肌肉从膝盖上面向大转子进行按摩。将拇指指腹抵在肌肉上，静静按压旋转到大转子，直到揉开肌肉。对胫骨侧面的凹部，可以稍用力按压揉搓，但对于大腿的肌肉就不要太用力旋转按压，而要慢慢旋转按压。在每处上施行 5 ~ 6 秒钟，以揉开肌肉。

3. 接着，伸展脚后侧(小腿肚)的肌肉。方法是先用左手轻轻按着膝盖，将右手的手掌抵在脚尖的脚底上，保持这一姿势，右手用力，慢慢立起脚尖。左脚也以同样动作进行。

4. 最后，揉开脚趾的根部。使用拇指按摩时，其他四根手指放在皮肤上，支撑拇指进行按摩。

◉消除脚部浮肿

当走一段时间路后，脚部会因疲劳而使血液或淋巴液的流通受阻，从而引起浮肿的情形。遇到这种情况时，可在腿下垫一个坐垫或枕头以抬高脚部，然后在小腿肚的外侧，从脚踝朝向膝盖的方向，用手掌摩擦 10 次左右。

按摩治病

下肢疲劳和浮肿时，可以通过按摩腿两侧的肌肉和伸展脚后的肌肉来缓解，其具体方法有两手抓捏、手掌摩擦、拇指按摩等。

两手按摩腿的两侧

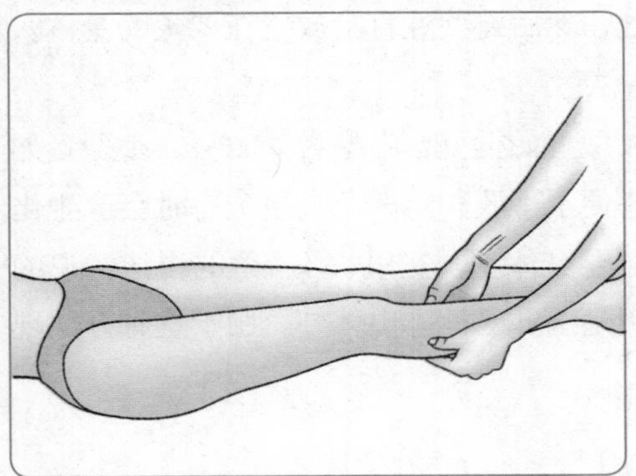

患者仰卧，脚踝下垫一枕头，从脚踝开始，一直到大腿的根部，用两手大幅抓住又放开的动作按摩腿两侧的肌肉。

按摩小腿肚外侧

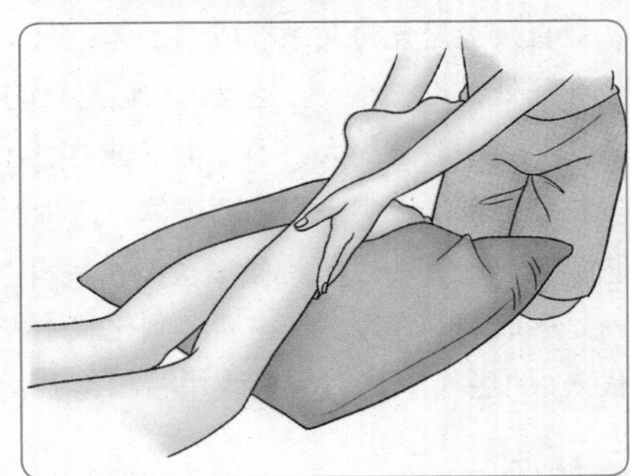

患者俯卧，按摩者一手握住脚，一手对着小腿肚的外侧，从脚踝向膝盖，用手掌往上摩擦 10 次。

伸展脚后侧的肌肉

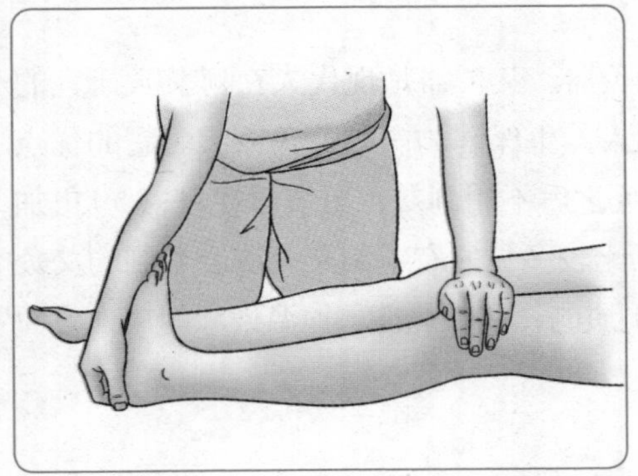

患者仰卧，按摩者一手按住膝盖，一手手掌抵在脚底，使脚尖立起。

拇指按摩腿的两侧

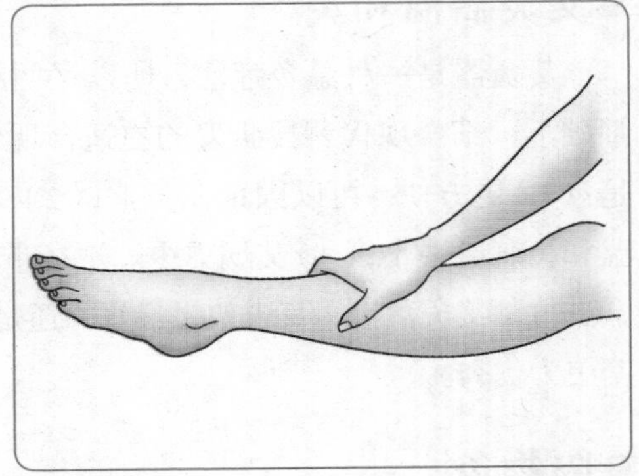

以四根手指做支撑，以拇指腹从脚踝到膝盖沿胫骨侧面的凹部，以画小圆的方式按摩，接着以同样方法按摩大腿侧方的肌肉，按摩 5 ~ 6 次。

053 艾灸的方法与技巧

艾灸是用点燃的艾绒熏灸人体腧穴，从而治病养生的疗法，常用的方法有5种，原理都是一样的，包括：直接灸、悬灸、艾灸器温和灸、隔物灸、温针灸。

●直接灸

直接灸是先将艾绒捏成圆锥体，即艾炷，然后将艾炷直接放置在要灸的身体穴位和痛处，点燃施灸，这是古代最盛行的方法。

艾柱一般分为大、中、小三种类型。大型者如蚕豆，中型者如黄豆，小型者如麦粒，但都是上尖下大的圆锥体，这种形态便于平放和点燃。直接灸有时会产生化脓甚至结痂，所以又称瘢痕灸。古代有“若要身体安，三里长不干”的说法，说的就是瘢痕灸的作用。通常要灸到化脓才表明是病邪已被排出体外。由于这种方法现代人很难接受，所以大多改用温和灸了。

●悬灸

悬灸使用的是艾条。艾条的原料也是艾绒，多为圆柱的长条状。使用方法是将点燃的艾条悬于施灸部位之上，艾条的火距皮肤约3厘米，灸5～10分钟，这种方法可使皮肤有温热感而不至于烧伤皮肤，以出现红晕为达到效果。悬灸又分为温和灸、回旋灸、雀啄灸三种方法。

●艾灸器温和灸

艾灸器是一种温灸疗法，所以又叫温灸器。艾灸器是现代人在对艾灸研究的基础上，结合现代科技研发的更适合现代人养生保健的一种艾灸器具。它的优点是:（1）更方便，可以固定在身上;（2）艾灸之后不用刮灰，更节省耗材;（3）更加温和，刺激性小;（4）艾烟更少。现在市场比较多见的有铜制艾灸罐、木制的艾灸盒、竹制艾灸盒等，其中效果最好的还是铜质的，在导热性、恒温性和耐用性方面都更为优秀。

●隔物灸

隔物灸是在艾灸时，在皮肤之上、艾炷之下放上某种物品而施灸的一种方法，又称间隔灸。作为间隔的物品通常有姜片、大蒜切片、盐、药物等。

艾灸的几种方式

艾灸的方式有很多种，常用的方法大致分为几种：直接灸、悬灸、艾灸器温和灸、隔物灸、温针灸。

直接灸

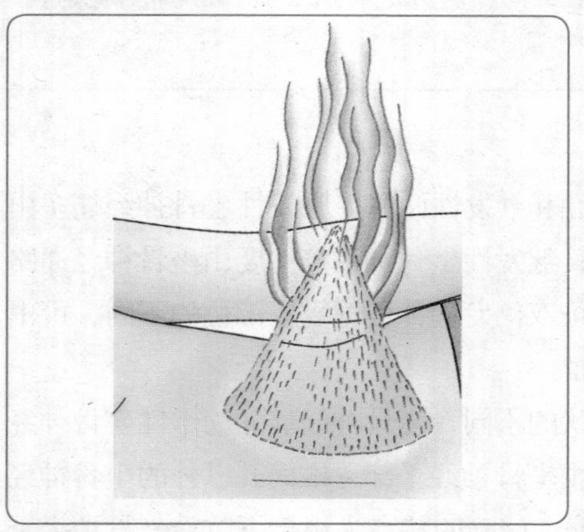

直接灸是将艾绒点燃后直接放在皮肤上，因艾灸后身体会产生瘢痕，所以又叫瘢痕灸。

悬灸

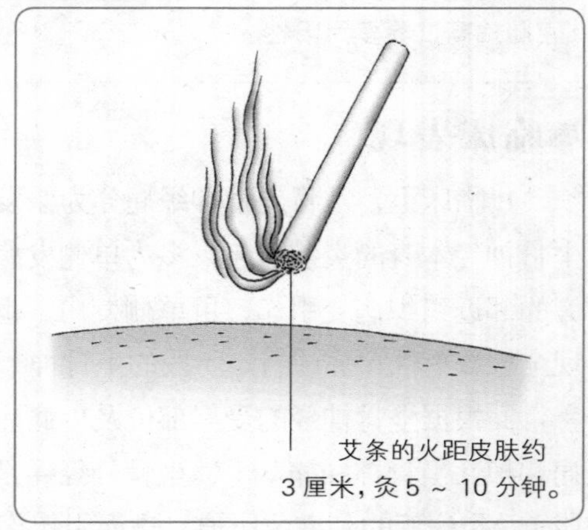

悬灸就是将点燃的艾条悬于施灸部位之上，使皮肤产生温热感，从而达到治病的目的。

隔物灸

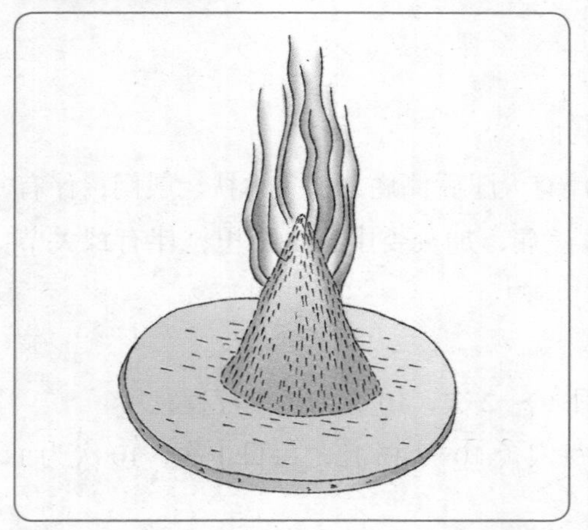

隔物灸就是在艾绒与皮肤之间放上切好的姜片、盐或蒜片等，利用姜、盐、蒜等的药效达到治疗疾病的目的。

温针灸

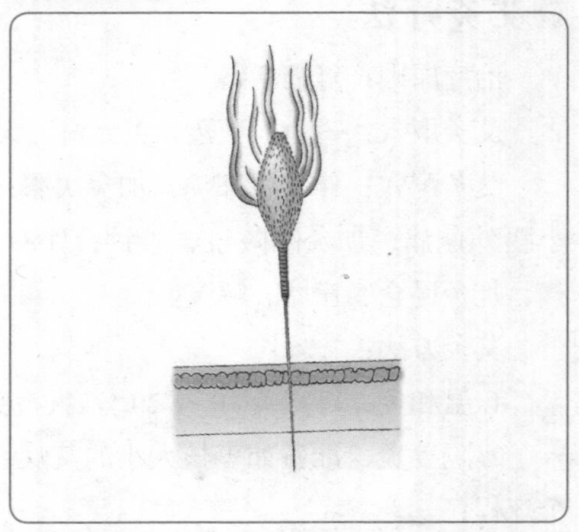

温针灸就是在针刺过程中，在针尾裹上艾绒，点燃加温。

054 坐骨神经痛的灸法

坐骨神经痛是指在坐骨神经通路上及其分布区发生的疼痛，它并不是一种疾病，而是临床上常见的一种症状，有很多疾病可以引起坐骨神经痛。坐骨神经痛多在夜间比较明显，疼痛多从臀部向大腿后侧、小腿外侧及足背侧放射，站立或咳嗽可使疼痛加重，疼痛可为阵发性也可为持续性，屈膝屈髋或向健侧侧卧休息后可减轻疼痛，此时，直腿抬高试验多为阳性。

◉临床表现

1. 临床上，常将坐骨神经痛分为原发性和继发性两种。原发性坐骨神经痛多由坐骨神经本身的炎症引起，多为单侧发病；继发性坐骨神经痛主要由坐骨神经通路旁的邻近组织病变引起，可单侧发病，也可双侧发病，根据受压部位的不同，可出现全长放射性窜痛或特定阶段的坐骨神经痛。

2. 根据坐骨神经的受累部位及疼痛症状的不同，坐骨神经痛分为干性坐骨神经痛和根性坐骨神经痛。干性坐骨神经痛是由坐骨神经干部（椎间孔以外的坐骨神经段）受到病变的刺激或压迫，进而引起疼痛，疼痛的特点为患侧下肢沿坐骨神经干呈放射性疼痛。根性坐骨神经痛是由腰骶神经根在椎管内部或外部遭受病变刺激或压迫，进而引起疼痛，其特点为以坐骨神经近端为主，窜痛明显，腰椎旁有明显压痛点，腹压增加（如咳嗽）时可使疼痛加重。

◉艾灸疗法

治疗原则：舒筋活络。

艾灸取穴：肾俞、秩边、关元俞、大肠俞。

艾灸配穴：伴有臀部痛，加灸次髎；伴有大腿后侧痛，加灸承扶、殷门；伴有小腿外侧痛，加灸阳陵泉、悬钟；伴有膝盖痛，加灸委中、足三里；伴有踝关节痛，加灸昆仑、丘墟、解溪。

艾灸方法：

1. 温和灸，每穴灸 10 ～ 20 分钟，每日 1 ～ 2 次，10 次为 1 个疗程；

2. 隔姜灸，准备如枣核大小的艾炷，每穴灸 10 ～ 15 壮，每日 1 次，10 次为 1 个疗程；

3. 温针灸，针刺穴位，得气后留针，在针尾裹上艾绒，点燃。每次燃烧枣核大艾绒 1 ～ 3 团，选患侧 5 穴，每日 1 次，6 日为 1 个疗程。

艾灸治疗

坐骨神经痛的治疗以舒经活络为原则，并可根据不同的疼痛部位加灸一些特定穴位。

艾灸取穴

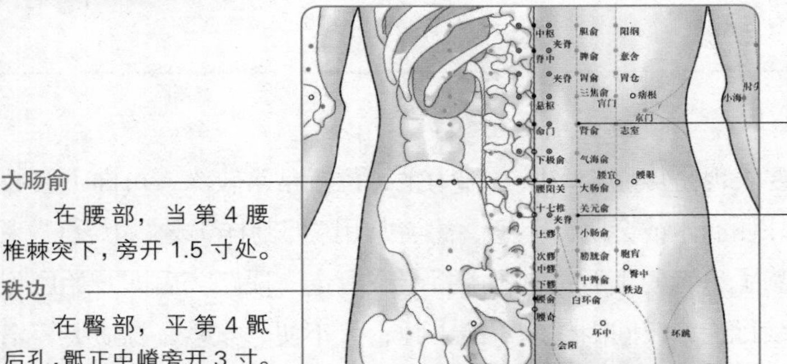

大肠俞

在腰部，当第4腰椎棘突下，旁开1.5寸处。

秩边

在臀部，平第4骶后孔，骶正中嵴旁开3寸。

肾俞

在腰部，当第2腰椎棘突下，旁开1．5寸。

关元俞

在腰部，当第5腰椎棘突下，旁开1．5寸。

艾灸配穴

伴有臀部痛，加灸次髎。

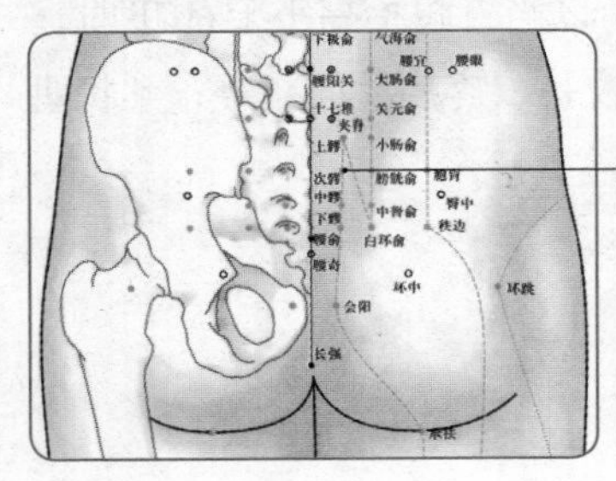

次髎

在骶部，当髂后上棘内下方，适对第2骶后孔处。

伴有大腿后侧痛，加灸承扶、殷门。

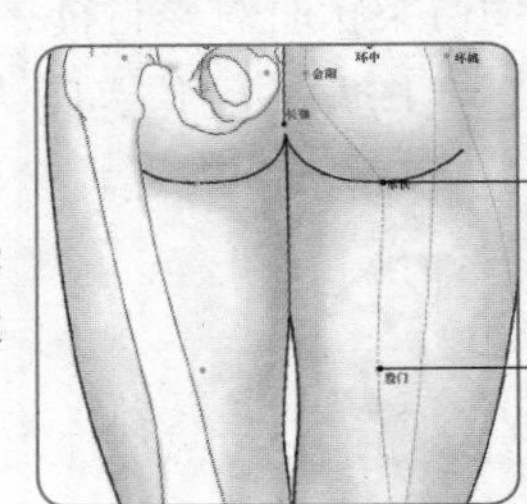

承扶

在大腿后面，臀下横纹的中点。

殷门

在大腿后面，当承扶与委中的连线上，承扶下6寸。

操作步骤

以隔姜灸为例

将要艾灸的穴位处皮肤裸露出来，擦拭干净。

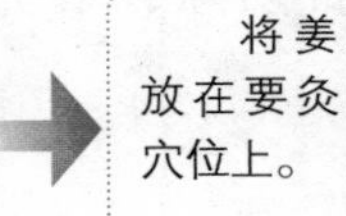

将姜片放在要灸的穴位上。

准备如枣核大小的艾炷，在姜片上点燃。艾炷燃尽后，用镊子将姜片与艾炷一起移去。

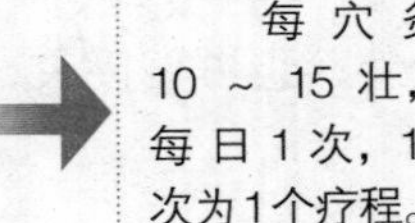

每穴灸10～15壮，每日1次，10次为1个疗程。

055 梨状肌综合征的灸法

梨状肌为臀部的深部肌肉，起于骶椎前面，穿坐骨大孔而分为梨状肌上孔与下孔，止于股骨大转子，其主要作用是协同其他肌肉完成大的外旋动作，另外，坐骨神经也经由梨状肌下孔出骨盆。当梨状肌受损或梨状肌与坐骨神经解剖关系改变时，会产生一系列临床症状。

◉临床表现

梨状肌综合征的主要表现是疼痛，多以臀部为主，位置常常较深，可向下肢放射，有的甚至伴有小腿外侧麻木或会阴部不适，患者常用“刀割样”或“灼烧样”来描述疼痛。疼痛严重影响了患者的生活：常不能行走或行走一段距离后即开始剧烈疼痛，需休息后才能继续行走；夜间因疼痛不能入睡；大小便、咳嗽、打喷嚏等增加腹压的动作可使疼痛加重；双腿屈曲困难，双膝呈跪卧状态等。

梨状肌综合征的诊断依据主要有临床症状和体征两大类。就症状来说，主要就是上面提到的可放射的臀部疼痛，大小便、咳嗽等可使疼痛加重等。体征的表现主要有：患侧臀部明显压痛，以梨状肌部位为重，还可伴有萎缩；直腿抬高试验时，梨状肌被拉长，使得梨状肌对坐骨神经的压迫严重，所以当直腿抬高小于60度时，即出现疼痛，但是一旦大于60度，因为梨状肌不再被拉长，疼痛反而减轻；梨状肌紧张试验通常也为阳性。

◉艾灸疗法

治疗原则：温经通络、行气活血。

艾灸取穴：环跳、秩边、承扶、殷门、委中。

艾灸配穴：伴有湿重型类风湿加灸阴陵泉，伴有瘀血型类风湿加灸足三里。

艾灸方法：悬灸。使用方法是将点燃的艾条悬于施灸部位之上，艾条的火距皮肤约3厘米，灸5～10分钟，这种方法可使皮肤有温热感而不至于烧伤皮肤，以出现红晕为达到效果。操作方法是每次选患侧6穴，每日1次，6日为1个疗程。除悬灸外，也可直接灸、温针灸。

艾灸治疗

梨状肌综合征的治疗以温经通络、行气活血为原则，并可根据不同的病变部位加灸一些特定穴位。

艾灸取穴

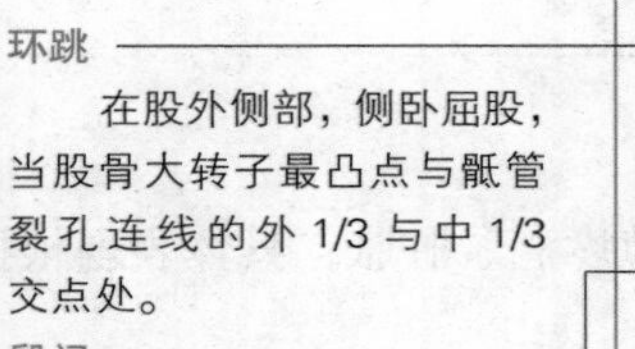

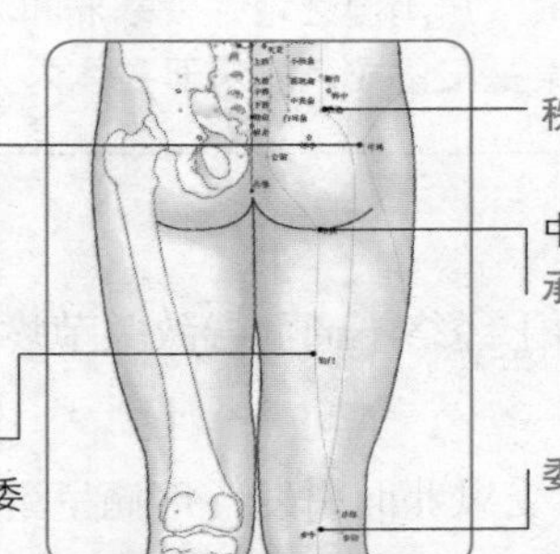

环跳

在股外侧部，侧卧屈股，当股骨大转子最凸点与骶管裂孔连线的外 1/3 与中 1/3 交点处。

殷门

在大腿后面，当承扶与委中的连线上，承扶下 6 寸。

秩边

在臀部，平第 4 骶后孔，骶正中嵴旁开 3 寸。

承扶

在大腿后面，臀下横纹的中点。

委中

在腘横纹中点，当股二头肌腱与半腱肌肌腱的中间。

艾灸配穴

伴有湿重型类风湿，加灸阴陵泉。

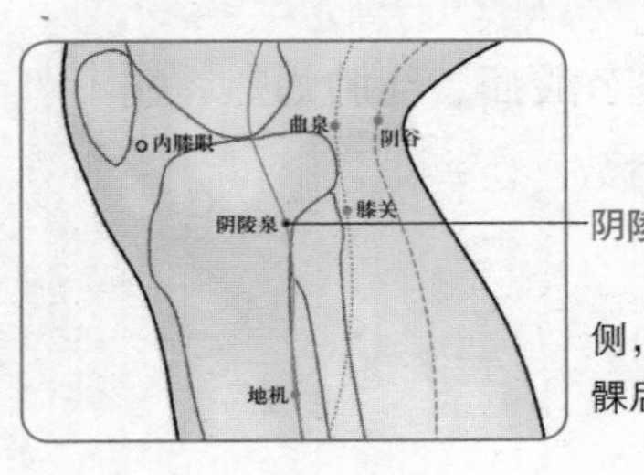

阴陵泉

在小腿内侧，当胫骨内侧髁后下方凹陷处。

伴有瘀血型类风湿，加灸足三里。

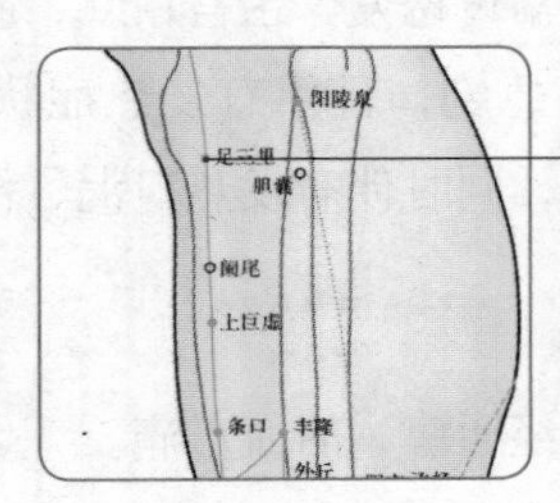

足三里

在小腿前外侧，当犊鼻下 3 寸，距胫骨前缘一横指。

操作步骤

以悬灸为例

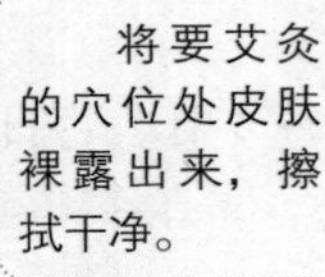

将要艾灸的穴位处皮肤裸露出来，擦拭干净。

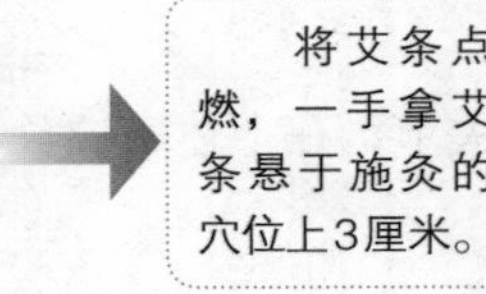

将艾条点燃，一手拿艾条悬于施灸的穴位上3厘米。

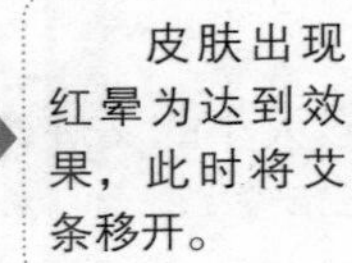

皮肤出现红晕为达到效果，此时将艾条移开。

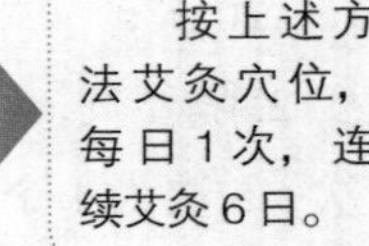

按上述方法艾灸穴位，每日 1 次，连续艾灸 6 日。

056 膝关节疼痛的灸法

关节痛在中医中属于痹证，是指由于各种原因导致的以关节痛、麻木、肿胀为主要表现的一种病症。临床常由风湿性关节炎、类风湿性关节炎、骨性关节炎等所致。本病在气候寒冷、潮湿、多风的地区比较多见，发病原因多是由于卫气不固、腠理空疏，或劳累出汗之后受了风邪，或久居潮湿之地，使寒邪和湿邪乘虚而入，导致气血不畅、经络痹阻，为风寒湿痹。如果是阳盛或风寒湿邪在体内久郁化热，则为热痹。

◉临床表现

膝关节疼痛，主要是由于经络不通而导致关节疼痛、肿胀，具体表现根据入侵的邪气不通而有不同。

1. 行痹：主要是由于感受风邪而引发，疼痛呈游走性，表现为肢体关节游走性疼痛，且此起彼伏、痛无定处，或同时表现为寒热、舌苔黄、脉浮紧。

2. 痛痹：主要是由于感受寒邪而引发，疼痛剧烈，表现为关节疼痛，痛有定处，遇热疼痛减轻，遇冷则疼痛加重，舌苔白，脉弦紧。

3. 着痹：主要是由于感受湿邪而引发，酸楚麻木，表现为肢体关节疼痛麻木，重着不移，阴雨天常可诱发，舌苔白腻，脉濡。

4. 热痹：发病急剧，且伴有发热症状，表现为关节酸痛、红肿灼热、痛不可触，患者活动受限，同时伴有发热口渴、舌苔黄、脉滑数。

◉艾灸疗法

治疗原则：温经通痹、活血止痛。

艾灸取穴：梁丘、阳陵泉、犊鼻、鹤顶。

艾灸配穴：风湿性关节痛者加灸风市、血海、足三里、昆仑。

艾灸方法：

1. 悬灸，弯曲膝关节，在上述各穴各灸 10 ~ 20 分钟，每日 1 次，连灸 10 ~ 20 次；

2. 隔姜灸，准备枣核大小的艾炷，伸直膝关节，在上述穴位灸 5 ~ 7 壮，每日 1 次，5 次为 1 个疗程。

艾灸治疗

膝关节疼痛的治疗以温经通痹、活血止痛为原则，可根据疼痛的类别加灸一些特定穴位。

艾灸取穴

梁丘

屈膝，在大腿前面，当髂前上棘与膑底外侧端的连线上，膑底上2寸。

犊鼻

屈膝，在膝部，髌骨与膑韧带外侧凹陷中。

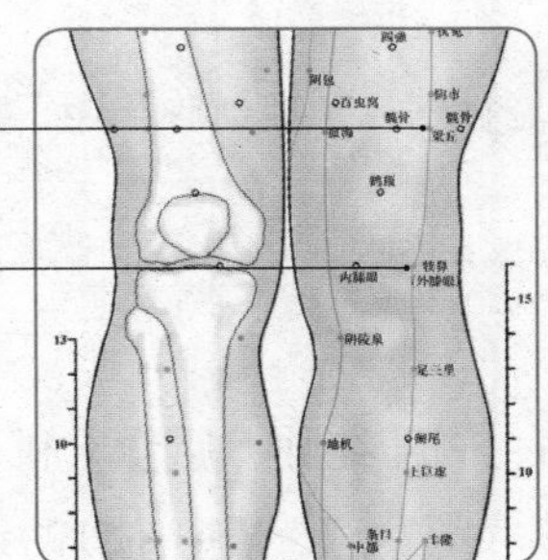

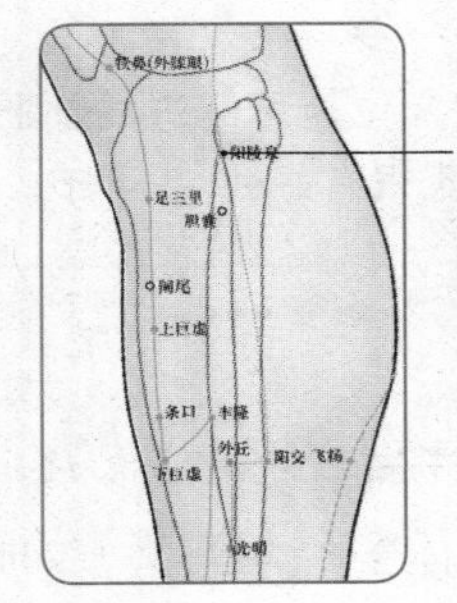

阳陵泉

在小腿外侧，当腓骨头前下方凹陷处。

艾灸配穴

风湿性关节痛者，加灸风市、血海、足三里、昆仑。

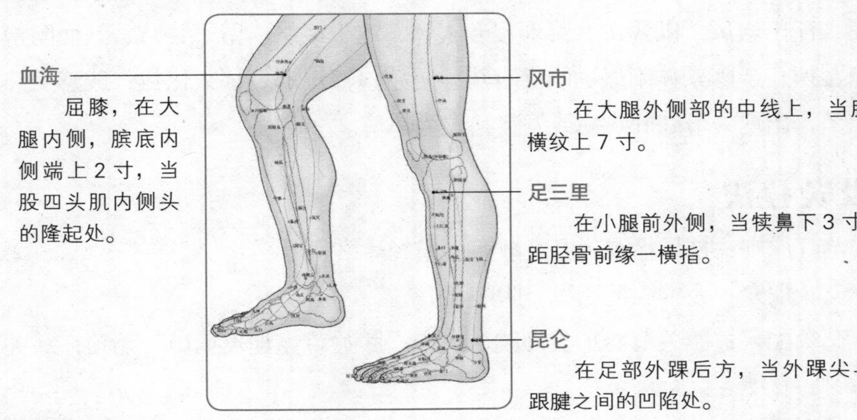

血海

屈膝，在大腿内侧，膑底内侧端上2寸，当股四头肌内侧头的隆起处。

风市

在大腿外侧部的中线上，当腘横纹上7寸。

足三里

在小腿前外侧，当犊鼻下3寸，距胫骨前缘一横指。

昆仑

在足部外踝后方，当外踝尖与跟腱之间的凹陷处。

操作步骤

以悬灸为例

准备艾条、火柴，将膝关节裸露，弯曲。
将艾条点燃，悬于膝关节上3厘米。
一穴位灸10～20分钟后，换另一穴位。
按照上述方法，每日1次，连续10～20日。

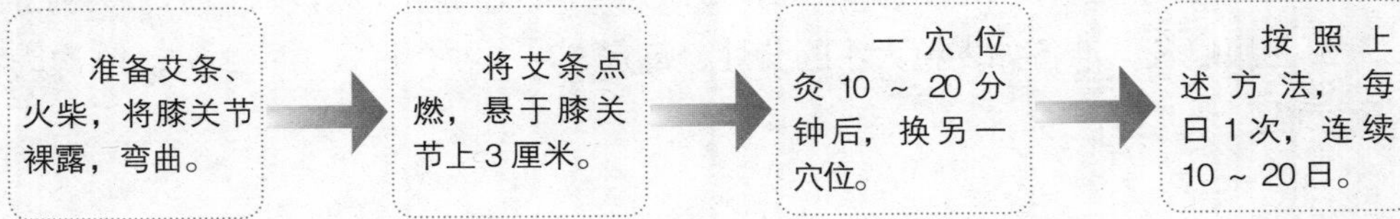

057 风湿性关节炎的灸法

早上起床时，身体显得特别困倦，昨天的疲劳依旧，手部僵硬，这些症状是风湿性关节炎的初期症状。刚开始时是小指等部位的小关节疼痛，随着症状的进展，身体大关节也开始疼痛，关节活动变得不灵活；严重时，连接关节的部分也僵硬、突起，成为风湿性结节。

通过艾灸特定穴位，可促进局部血液循环，加速新陈代谢，提高机体自愈能力，对治疗风湿性关节炎很有好处。

◉临床表现

风湿性关节炎主要表现为关节疼痛、局部红肿、屈伸不利、活动困难等。在急性期，常表现为身体多个大关节（如膝、踝、肩、髋、肘）的红肿热痛，且疼痛呈游走性。急性期后，常表现为关节酸痛、活动不便。此外，本病病程较长，常因气候变化、劳累、受寒、潮湿而加重。

中医认为，此病的发生多是由正气不足，加上风、寒、湿、热邪侵袭所致。如素体虚弱，腠理疏松，营卫不固，外邪乘虚而入；或居处潮湿，涉水冒寒；或劳累之后，汗出当风，以致风寒湿邪侵袭人体，注于经络、留于关节、气血阻痹，发为风寒湿痹；或因素体阳盛、阴虚有热，复感风寒湿邪、郁久化热；或感受热邪，留注关节，出现关节红肿热痛或发热，发为热痹。

◉艾灸疗法

治疗原则：祛风除湿、温经散寒、通经活络。

艾灸取穴：大椎、足三里、阴陵泉。

艾灸配穴：髋关节痛加灸环跳、风市；膝关节痛加灸犊鼻、鹤顶；踝关节痛加灸悬钟、丘墟、昆仑。

艾灸方法：

1. 温和灸，每穴灸 10 ~ 30 分钟，每日或隔日 1 次，10 次为 1 个疗程；

2. 隔姜灸，准备如枣核大小的艾炷，每穴 3 ~ 5 壮，每日 1 次,10 日为 1 个疗程；

3. 无瘢痕灸，准备如麦粒大小的艾炷，每穴 3 ~ 5 壮，每日 1 ~ 2 次，10 次为 1 个疗程。

艾灸治疗

风湿性关节炎的治疗以祛风除湿、温经散寒、通经活络为原则，根据病变部位加灸一些特定穴位。

艾灸取穴

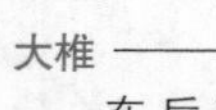

大椎

在后正中线上，第7颈椎棘突下凹陷中。

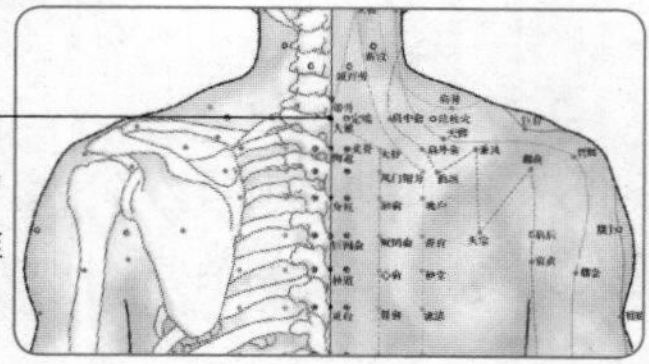

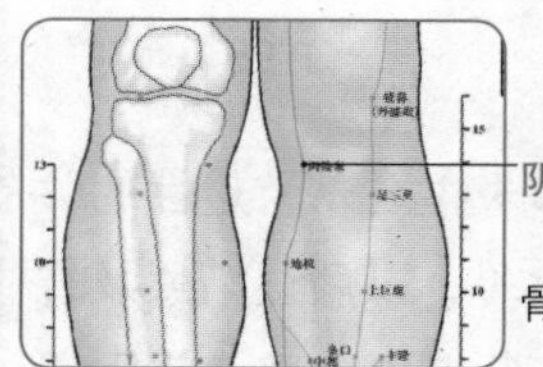

阴陵泉

在小腿内侧，当胫骨内侧髁后下方凹陷处。

艾灸配穴

髋关节痛，加灸环跳、风市。

膝关节痛，加灸犊鼻、鹤顶。

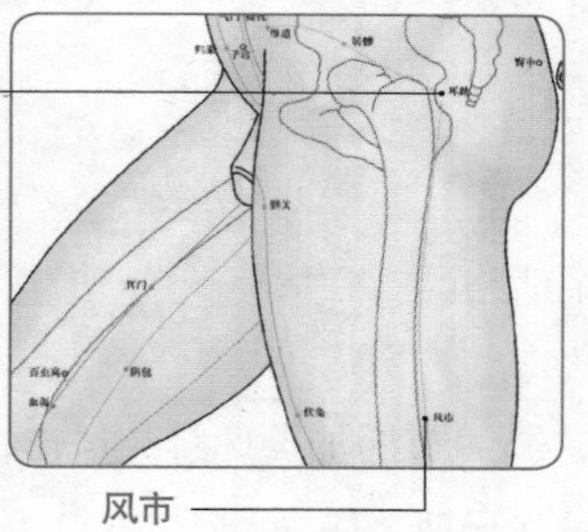

环跳

在股外侧部，侧卧屈股，当股骨大转子最凸点与骶管裂孔连线的外1/3与中1/3交点处。

风市

在大腿外侧部的中线上，当腘横纹上7寸。

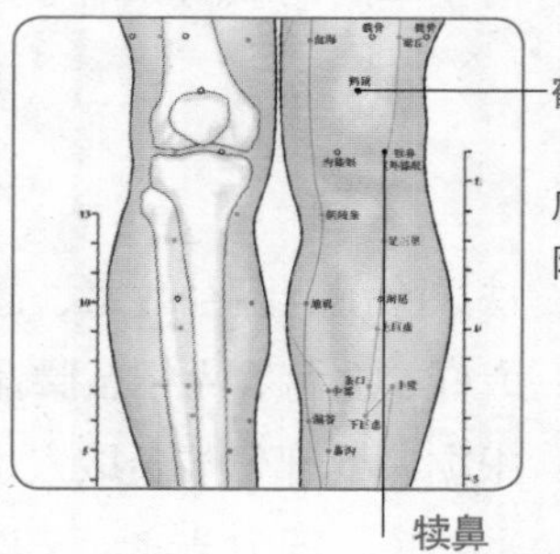

鹤顶

在膝上部，髌底的中点上方凹陷处。

犊鼻

屈膝，在膝部，髌骨与髌韧带外侧凹陷中。

操作步骤

以隔姜灸为例

准备枣核大小的艾炷、姜片。

→ 伸直要艾灸的关节，将姜片放在要灸的穴位上。

→ 将艾炷放在姜片上点燃，待艾炷燃尽后，用镊子将姜片连同艾炷移去。

→ 按照上述方法，每穴灸3～5壮，每日1次，连续10日。

058 类风湿性关节炎的灸法

类风湿性关节炎是一种以关节病变为主的慢性全身性疾病。其典型表现是晨僵，活动后可以缓解，常持续 1 个小时以上。艾灸疗法对治疗类风湿性关节炎很有效，但由于类风湿性关节炎病情较风湿性关节炎更缠绵，非一时能奏效，所以应坚持治疗。

◉临床表现

类风湿性关节炎主要以游走性的关节疼痛为主，刚开始时为小关节，以腕关节和足趾关节最为常见，以后逐渐累及脊柱及大关节，病变关节常出现发红、发热、梭形肿胀、疼痛，后期可出现关节僵硬和畸形。

中医认为，本病的发生和风湿性关节炎相近，与风、寒、湿、热邪的侵袭有关，身体虚弱使外邪易于入侵；或处在潮湿的环境之中；或出汗后风邪入侵，流注于经络和关节；或身体有热，却又感受热邪等。现代医学则认为，此病的发生与免疫力下降有关。

无论如何，对于本病的预防和治疗，平时要注意防寒保暖，尽量避开环境潮湿的地方。

◉艾灸疗法

治疗原则：祛风除湿、温经散寒、通经活络。

艾灸取穴：大杼、血海、大椎至腰俞段。

艾灸配穴：根据病变部位加灸取穴位，髋关节痛加灸环跳、风市；膝关节痛加灸犊鼻、阳陵泉、鹤顶；踝关节痛加灸悬钟、丘墟、昆仑。

艾灸方法：

1. 隔姜灸，用于寒湿型类风湿性关节炎，每穴 5 ~ 7 壮，每日 1 次，10 次为 1 个疗程；

2. 温和灸，用于湿热型类风湿性关节炎，每穴灸 15 ~ 20 分钟，每日 1 次，10 次为 1 个疗程；

3. 熏灸，将艾条点燃放进熏灸器，固定在穴位上，每日早晚各 1 次，每穴灸 15 ~ 20 分钟，连续灸 5 日，症状缓解后每日 1 次。

艾灸治疗

类风湿性关节炎的治疗以祛风除湿、温经散寒、通经活络为原则，可根据病变部位加灸一些特定穴位。

艾灸取穴

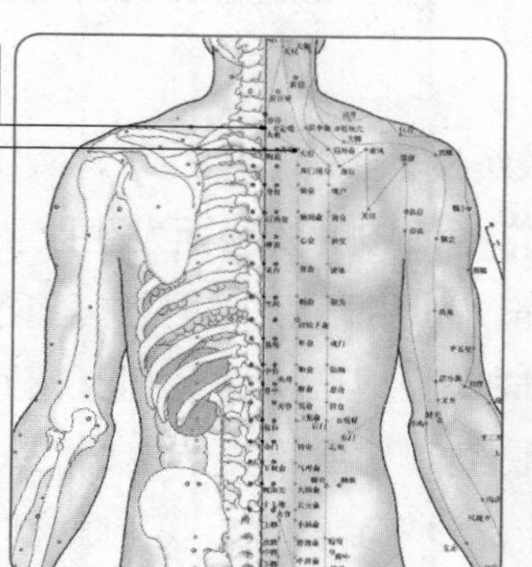

大椎

在后正中线上，第7颈椎棘突下凹陷中。

大杼

在背部，当第1胸椎棘突下，旁开1.5寸。

腰俞

在骶部，当后正中线上，适对骶管裂孔。

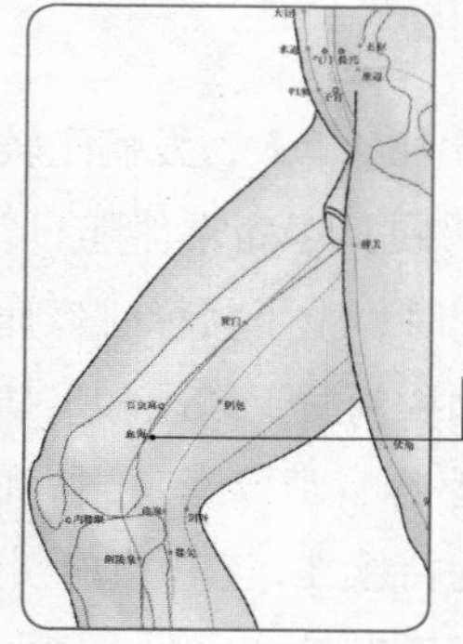

血海

屈膝，在大腿内侧，髌底内侧端上2寸，当股四头肌内侧头的隆起处。

艾灸配穴

髋关节痛，加灸环跳、风市。

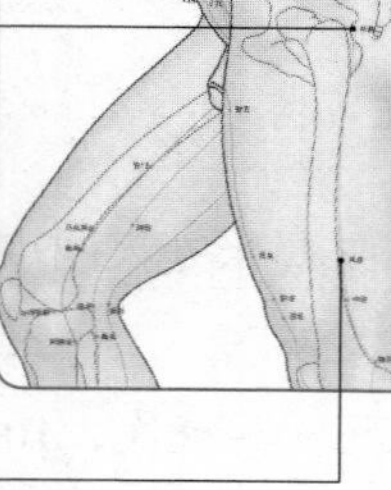

环跳

在股外侧部，侧卧屈股，当股骨大转子最凸点与骶管裂孔连线的外1/3与中1/3交点处。

风市

在大腿外侧部的中线上，当腘横纹上7寸。

踝关节痛，加灸悬钟、丘墟、昆仑。

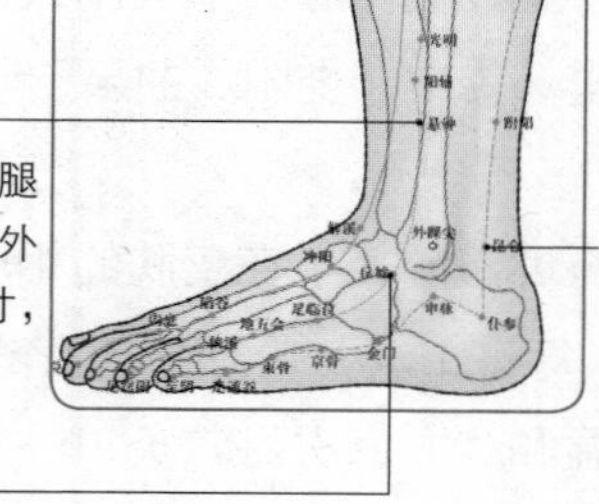

悬钟

在小腿外侧，当外踝尖上3寸，腓骨前缘。

丘墟

在足外踝的前下方，当趾长伸肌腱的外侧凹陷处。

昆仑

在足部外踝后方，当外踝尖与跟腱之间的凹陷处。

操作步骤

以熏灸为例

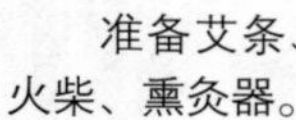

准备艾条、火柴、熏灸器。

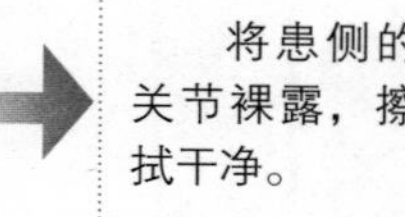

将患侧的关节裸露，擦拭干净。

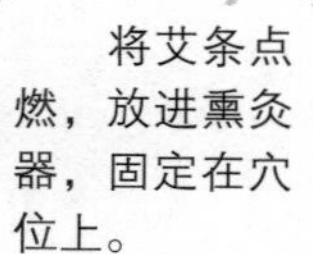

将艾条点燃，放进熏灸器，固定在穴位上。

每穴灸15～20分钟，每日2次，连续灸5日，症状缓解后每日1次。

059 膝关节骨关节炎的灸法

膝关节骨关节炎又叫增生性关节炎，是指膝关节软骨变形、劳损、外伤、先天或后天关节畸形等导致的以膝关节肿胀、疼痛、伸屈受限等为特点的退行性病变，在中医中属于痹证。

◉临床表现

本病多见于中老年人，发病比较缓慢，早期多无症状，所以不易察觉，以后逐渐出现疼痛、僵硬，疼痛常伴随日常生活中的姿势而发生改变，如下蹲时、转身时、久坐后站起时、上下楼梯时疼痛较为明显，其他时候疼痛不明显。静止后关节僵硬酸痛，活动片刻后，僵硬和疼痛减轻，但活动剧烈时又感到腿部不适，并有弹响和粗糙的摩擦感、摩擦音。当病情继续发展到关节软骨消失、软骨下骨质裸露时，疼痛表现为持续性，在平地上走路也感到疼痛，晚上睡觉时把腿放到哪里都感到不舒服，熟睡后有时被痛醒，膝关节有红肿和波动感，这是关节积液的表现，说明病情比较严重，应及时到医院检查和治疗。

◉艾灸疗法

治疗原则：通经活络、活血通痹。

艾灸取穴：主要艾灸膝关节周围穴位，如鹤顶、内膝眼、犊鼻、血海、梁丘、阴陵泉、足三里、委中、委阳、曲泉、阳陵泉。

艾灸方法：

1. 悬灸，将燃着的艾条在皮肤的相应穴位上 3 ～ 5 厘米处来回熏灸，每穴每次 10 ～ 15 分钟，每日 1 次，10 次为 1 疗程；

2. 艾灸器温和灸，每次每穴灸 10 ～ 15 分钟，每日 1 ～ 2 次，10 次为 1 疗程。若艾灸时感觉温度太高，可打开盒盖，但不需要移开艾灸器；

3. 隔姜灸，准备枣核大小的艾炷，每次选用 2 ～ 4 个穴位，每穴灸 5 ～ 7 壮，每日或隔日灸 1 次，7 ～ 10 次为 1 疗程；

4. 温针灸，先针刺，得气后留针，然后在针尾处裹上艾绒，点燃施灸。每次选穴 3 ～ 5 个，每穴灸 10 ～ 15 分钟，每日或隔日灸 1 次，10 次为 1 疗程。

艾灸治疗

膝关节骨关节炎的艾灸以通经活络、活血通痹为原则，主要灸膝关节周围的一些穴位。

艾灸取穴

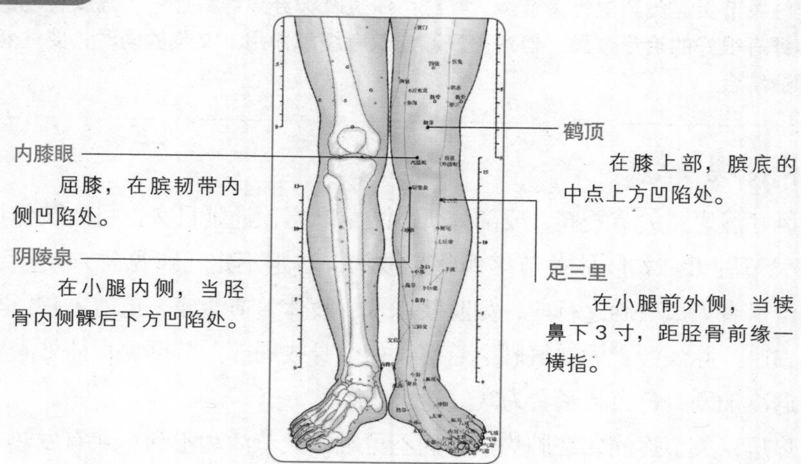

内膝眼

屈膝，在膑韧带内侧凹陷处。

阴陵泉

在小腿内侧，当胫骨内侧髁后下方凹陷处。

鹤顶

在膝上部，膑底的中点上方凹陷处。

足三里

在小腿前外侧，当犊鼻下3寸，距胫骨前缘一横指。

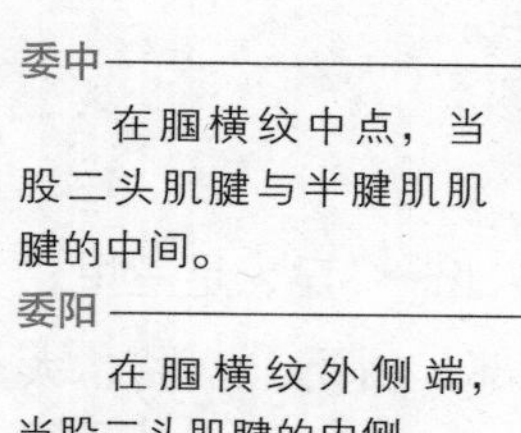

委中

在腘横纹中点，当股二头肌腱与半腱肌肌腱的中间。

委阳

在腘横纹外侧端，当股二头肌腱的内侧。

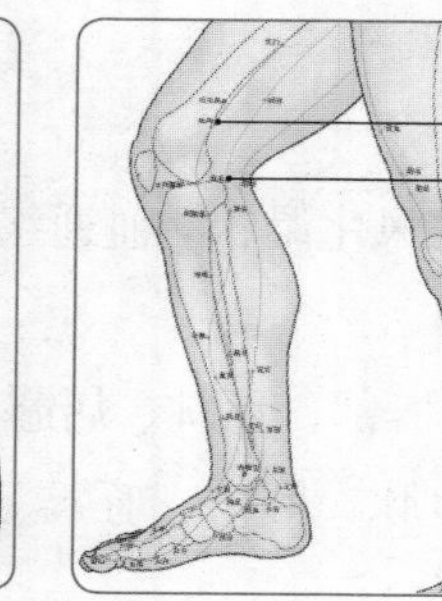

血海

屈膝，在大腿内侧，膑底内侧端上2寸，当股四头肌内侧头的隆起处。

曲泉

在膝内侧，屈膝，当膝关节内侧面横纹内侧端，股骨内侧髁的后缘，半腱肌、半膜肌止端的前缘凹陷处。

操作步骤

以温针灸为例

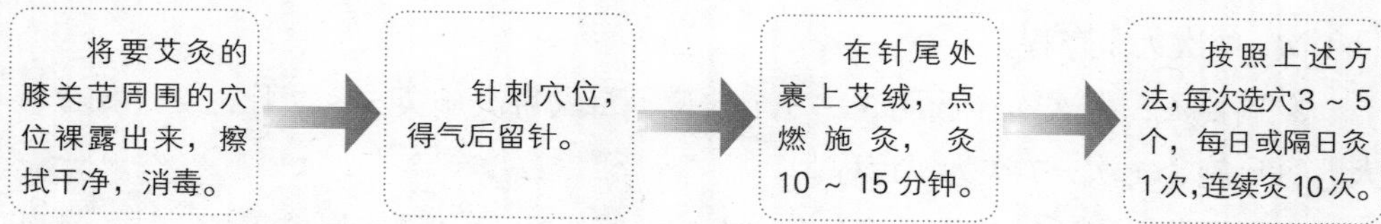

060 下肢痹证的灸法

痹证是由于风、寒、湿等外邪入侵人体，而导致经脉气血流通不畅或闭塞不通，表现为肢体关节和肌肉酸痛、麻木、重着、屈伸不利，或者关节肿大灼热等症状，多见于风湿性关节炎、类风湿性关节炎、纤维组织炎及神经痛等病症中。需要说明的是，艾灸对痹证有很好的治疗效果，但对类风湿症仅有缓解作用。艾灸的同时，要注意保暖，注意劳逸结合。

◉临床表现

1. 风寒湿痹：关节酸痛，或部分肌肉酸重麻木，迁延日久，可致肢体拘急，甚至出现关节肿大。如肢体关节疼痛此起彼伏、游走不定，兼见恶寒发热、舌苔黄腻、脉浮滑者为风气胜之行痹；如肌肤麻木、肢体关节酸痛、重着不移、阴雨天加剧、苔白腻、脉濡缓者为湿气胜之着痹；如全身或局部关节疼痛，痛处固定，得热痛减、遇冷加剧，苔白脉紧者为寒气胜之痛痹。

2. 热痹：关节疼痛，红肿灼热，痛不可触，关节活动不利；兼有发热、口渴、苔黄脉数。

◉艾灸疗法

治疗原则：温经散寒、祛风化湿、活血通络。

艾灸取穴：

根据病变部位取穴，(1)髀部，环跳、居髎、悬钟；(2)膝部，梁丘、足三里、犊鼻、阳陵泉；(3)踝部，申脉、照海、丘墟、昆仑；(4)足部，后溪、八髎、大肠俞。

根据病性取穴，(1)行(风)痹，肺俞、血海；(2)痛(寒)痹，肾俞、关元俞；(3)着(湿)痹，足三里、商丘；(4)热痹，大椎、曲池。

艾灸方法：

1. 悬灸：每次随症选取2～4个穴位，每穴每次悬灸10～15分钟，每日或隔日1次，7次为1疗程。

2. 隔姜灸：每次随症选用3～5个穴位，每穴每次施灸5～7壮，艾炷如枣核大，每日施灸1次，7次为1疗程。

3. 隔盐灸：取适量精盐平铺在穴位上，上盖0.3～0.4厘米厚的姜片一块，置艾炷灸之，艾炷如枣核大。每次施灸15～30壮，每日或隔日1次，7次为1疗程。

艾灸治疗

下肢出现痹证时，艾灸治疗以温经散寒、祛风化湿、活血通络为原则，选穴时可以根据病变部位选取，也可以根据疾病的性质选取。

艾灸取穴

髀部：环跳、居髎、悬钟。

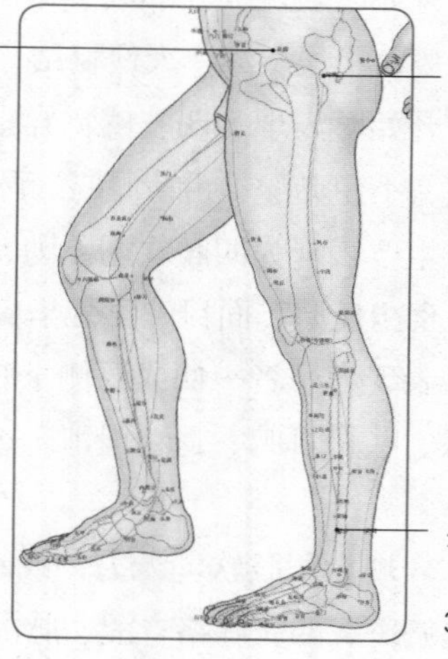

居髎

在髋部，当髂前上棘与股骨大转子最凸点连线的中点处。

环跳

在股外侧部，侧卧屈股，当股骨大转子最凸点与骶管裂孔连线的外 1/3 与中 1/3 交点处。

悬钟

在小腿外侧，当外踝尖上 3 寸，腓骨前缘。

膝部：梁丘、足三里、犊鼻、阳陵泉。

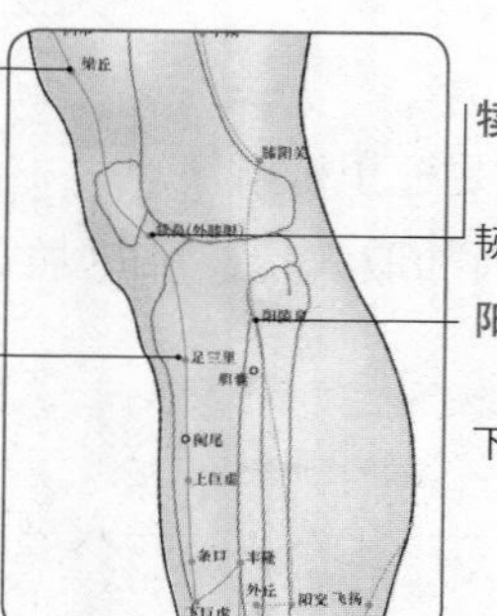

梁丘

屈膝，在大腿前面，当髂前上棘与髌底外侧端的连线上，髌底上 2 寸。

犊鼻

屈膝，在膝部，髌骨与髌韧带外侧凹陷中。

足三里

小腿前外侧，当犊鼻下 3 寸，距胫骨前缘一横指。

阳陵泉

在小腿外侧，当腓骨头前下方凹陷处。

操作步骤

以隔盐灸为例

准备精盐适量，姜切片，枣核大艾炷若干。

→

取适量精盐平铺在穴位上，再将姜片放在精盐上，艾炷放在姜片上，点燃。

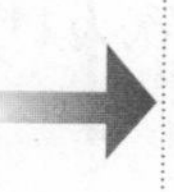

待艾炷燃尽后，用镊子将姜片连同艾绒拿掉。

→

用上述方法，每穴施灸 3 ~ 5 壮，每日或隔日 1 次，连续灸 7 次。

061 下肢肌肉萎缩的灸法

中医认为，下肢肌肉萎缩是由于五脏精气受损，肢体筋脉失养，最终导致肢体筋脉弛缓、软弱无力，不能自如活动，并伴有麻木症状，甚至肌肉瘦削萎缩。

◉临床表现

1. 肺热津伤所致的痿证：开始时表现为发热或热退后突然肢体软弱无力，皮肤枯燥，心烦口渴，咽干咳呛少痰，小便短赤，大便秘结，舌红苔黄，脉细数。

2. 湿热浸淫所致的痿证：开始时表现为四肢感觉异常，继而下肢无力、肢体困重麻木、胸脘痞闷、大便黏浊、小便赤涩、舌黄厚腻、脉滑数而濡。

3. 脾胃气虚所致的痿证：主要表现为四肢软弱无力，逐渐导致不能伸缩，肌肉枯萎，瘦削并伴有神疲乏力、食少便溏、面目虚浮无华、舌淡胖、脉沉细或沉弱。

4. 肝肾亏损所致的痿证：表现为患者一侧或双侧下肢感觉障碍，或感觉消失，最终导致下肢痿废、腰脊酸软、头晕耳鸣、遗精滑泄，或月经不调、舌淡红少苔、脉沉细数。

5. 瘀血阻滞所致的痿证：表现为四肢软弱无力，或麻木不仁、筋脉抽掣，甚至萎枯不用、舌紫唇青，或舌见瘀斑、四肢脉络青涩、脉涩滞。

◉艾灸疗法

治疗原则：通经养脉。

艾灸取穴：髀关、梁丘、足三里、解溪。

艾灸配穴：根据致病原因加取穴位，肺热加灸尺泽、肺俞；肝肾阴虚加灸肝俞、肾俞、三阴交。

艾灸方法：

1. 悬灸，每次随症选取 4 ~ 6 个穴位，每穴每次悬灸 5 ~ 10 分钟，每日或隔日 1 次，10 次为 1 疗程；

2. 隔姜灸，准备如枣核大小的艾炷，每次随症选取 4 ~ 5 个穴位，每穴每次灸治 5 ~ 7 壮，每日或隔日 1 次，10 次为1疗程；

3. 艾灸器温灸，随症选取背部腧穴，每穴每次灸治 10 ~ 15 分钟，以局部皮肤出现红晕为度，每日或隔日 1 次，10 次为1疗程。

艾灸治疗

下肢肌肉萎缩时，艾灸的治疗以通经养脉为原则，根据引发疾病的原因，加灸一些特定的穴位。

艾灸取穴

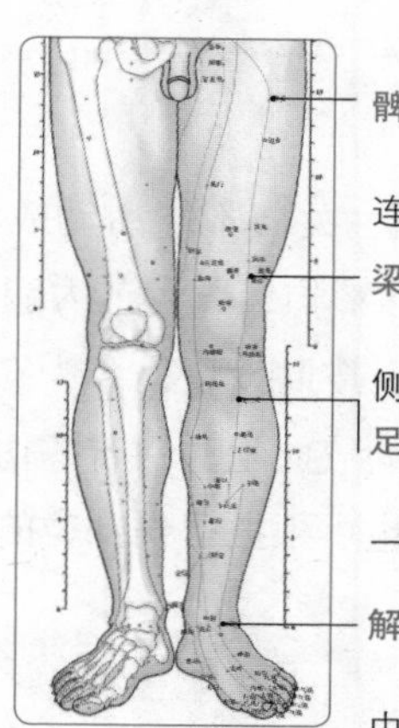

髀关

在大腿前面，当髂前上棘与膑底外侧端的连线上，屈股时，平会阴，居缝匠肌外侧凹陷处。

梁丘

屈膝，在大腿前面，当髂前上棘与膑底外侧端的连线上，膑底上2寸。

足三里

小腿前外侧，当犊鼻下3寸，距胫骨前缘一横指。

解溪

在足背与小腿交界处的横纹中央凹陷中，当拇长伸肌腱与趾长伸肌腱之间。

艾灸配穴

肺热加灸尺泽、肺俞。

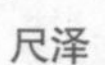

尺泽

在时横纹中，肪二头肌腱桡侧凹陷处。

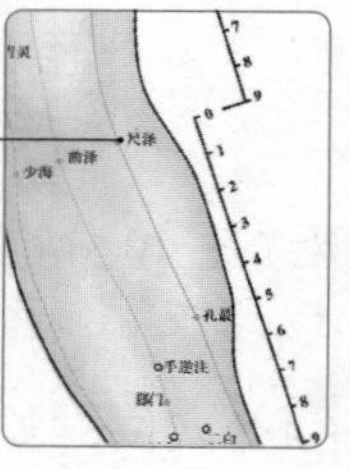

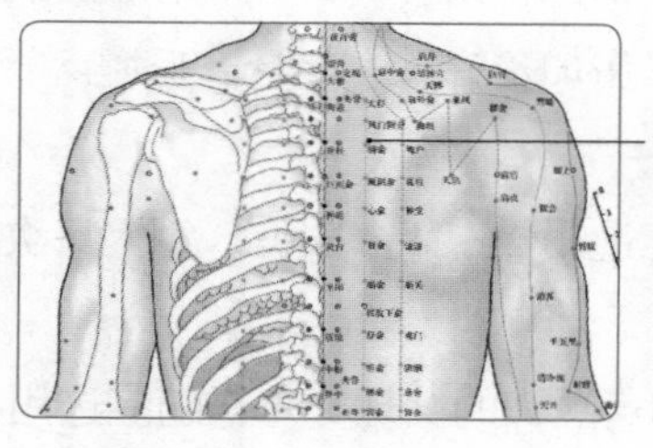

肺俞

在背部，当第3胸椎棘突下，旁开1.5寸。

操作步骤

以隔姜灸为例

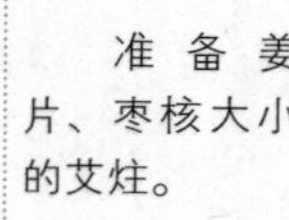

准备姜片、枣核大小的艾炷。

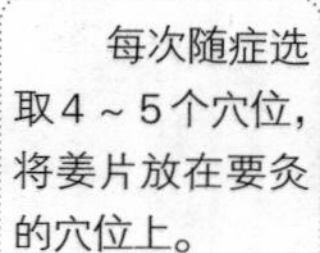

每次随症选取4～5个穴位，将姜片放在要灸的穴位上。

将艾炷放在姜片上点燃，待艾炷燃尽后，用镊子将姜片和艾炷移去。

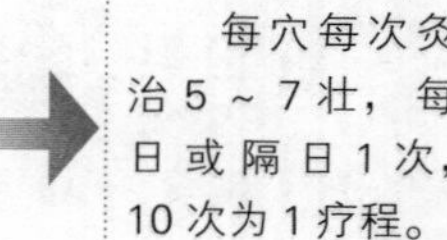

每穴每次灸治5～7壮，每日或隔日1次，10次为1疗程。

062 下肢关节扭伤的灸法

扭伤主要是由于剧烈运动或身体负重时姿势不当或不慎跌仆、牵拉和过度扭转，而引起某一部位的皮肉筋脉受损，以致经络不通、经气运行受阻、瘀血壅滞局部，从而导致扭伤部位疼痛、关节不能活动或活动不利，继而出现肿胀、伤处肌肤发红或青紫。对于下肢来说，扭伤主要发生在踝关节和膝关节，其中，以踝关节扭伤最为常见。

◉临床表现

关节扭伤患者会自感扭伤部位疼痛、关节不能活动或活动不利，继而出现肿胀、肌肤发红或青紫。检查时会有局部压痛点，踝关节内翻或外翻时疼痛加重。

如果出现皮肤发红，多为皮肉受伤；皮肤发青，多为筋伤；皮肤发紫，多为瘀血滞留。新伤疼痛肿胀、活动不利者，为气血阻滞；若陈伤每遇天气变化而反复发作者，为寒湿侵袭，瘀血阻络。此外，也可根据扭伤部位的经络所在来辨明扭伤部位的经脉所属。

◉艾灸疗法

取穴原则：祛瘀消肿、舒筋通络。

艾灸取穴：阿是穴。

艾灸配穴：根据受伤部位所在的经络，循经取穴。膝关节扭伤，加灸梁丘、膝眼、膝阳关；踝关节扭伤加灸解溪、昆仑、丘墟。

艾灸方法：

1. 悬灸，每次随症选用 2 ~ 4 个穴位，每穴每次悬灸 7 ~ 10 分钟，每日 1 次，3 日为 1 疗程；

2.隔姜灸，准备如黄豆大的艾炷，每次随症选用2 ~ 4个穴位，多选用病变局部明显压痛点，每穴每次施灸 3 ~ 5 壮，灸至局部潮红，每日 1 ~ 2 次,3 日为 1 疗程；

3. 隔椒灸，将花椒烘干研成细末，备用。施灸时取适量花椒末，用醋调成糊膏状，制成厚约 0.1 厘米、比患部略大的药饼，敷于局部压痛明显处，将艾炷放在上面。待局部自觉灼痛时，用镊子取下艾炷，再换艾炷点燃施灸。每处每次施灸 15 ~ 20 壮，每日 1 ~ 2 次，3 日为 1 疗程。

艾灸治疗

下肢关节扭伤时，艾灸治疗以祛瘀消肿、舒筋通络为原则，除了艾灸感觉疼痛的穴位外，还要根据扭伤的部位，加灸一些特定穴位。

艾灸配穴

膝关节扭伤，加灸梁丘、膝阳关、膝眼。踝关节扭伤加灸解溪、昆仑、丘墟。

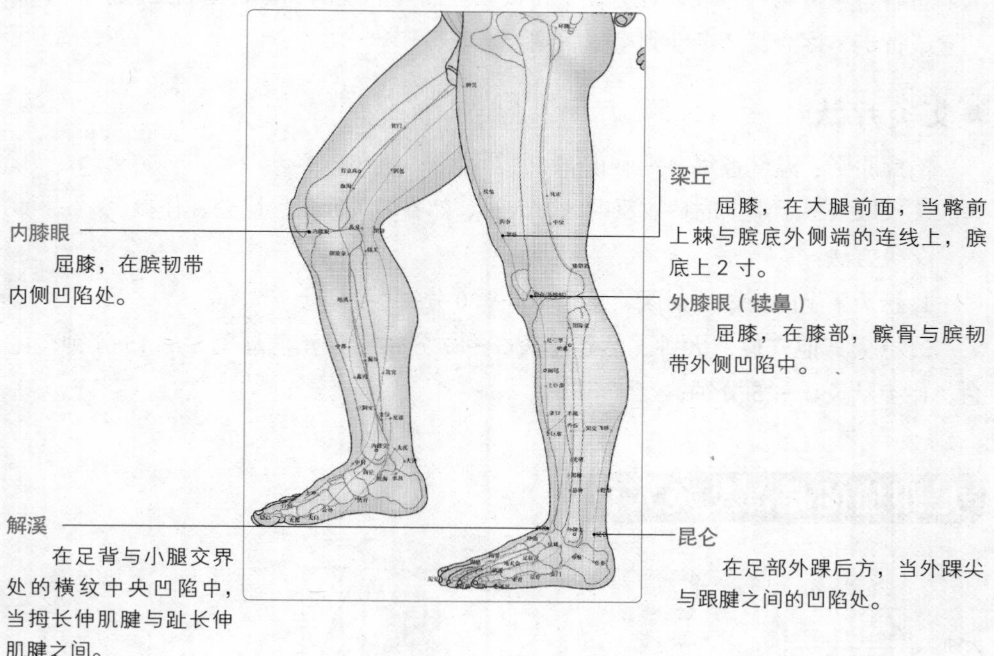

操作步骤

以隔椒灸为例

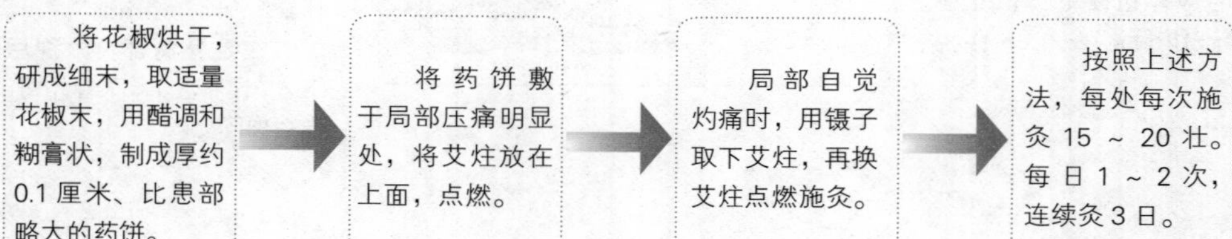

063 足跟痛的灸法

足跟痛是指足跟骨结节周围由长期慢性劳损，或轻微外伤引起的疼痛，常伴有跟骨结节部骨刺，以患者单足或双足跟部在站立或行走时疼痛为主要特征。

◉临床表现

患者有轻重两种表现，轻者在走路或站立后疼痛逐渐加重，重者足跟肿胀不能站立或行走，疼痛甚至牵涉到小腿后侧。

◉艾灸疗法

治疗原则：温经通络、消肿止痛。

艾灸取穴：手掌上的特效反射区、大钟、然谷、关元俞、昆仑、仆参。

艾灸方法：

1. 悬灸手上的特效反射区，悬灸 10 ～ 20 分钟；

2. 悬灸其他穴位，大钟、然谷悬灸 3 ～ 7 分钟，关元俞悬灸 5 ～ 15 分钟，昆仑、仆参悬灸 3 ～ 5 分钟；

足跟痛的足部艾灸穴位

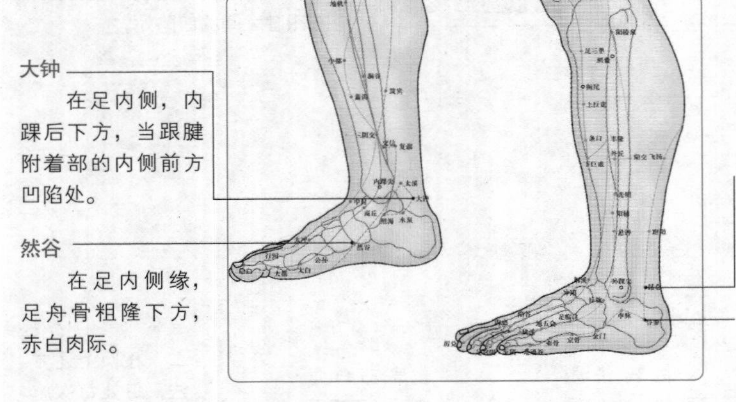

昆仑

在足部外踝后方，当外踝尖与跟腱之间的凹陷处。

仆参

在足外侧部，外踝后下方，昆仑直下，跟骨外侧，赤白肉际处。

足心多汗的灸法

064

足心多汗，是指在没有药物或其他刺激的情况下自然出汗，西医解释为自主神经功能紊乱，中医则认为是体内阴虚导致五心发热。

◉临床表现

足心多汗常与手心多汗相伴，患者还往往伴有手脚发凉，常在情绪紧张或活动后症状加剧。某些事物的刺激也是一个重要的诱因。所以，患者必须改善生活习惯，并保持一个好心情。

◉艾灸疗法

治疗原则：疏经通络、固表止汗。

艾灸取穴：心俞、肺俞。症状严重时加灸太溪、阴郄。

艾灸方法：

1. 温和灸，每穴灸 20 ~ 30 分钟，每日 1 次，10 次为 1 疗程。

2. 隔姜灸，准备如黄豆大小的艾炷，每穴灸 5 ~ 7 壮，每日 1 ~ 2 次，5 次为 1 疗程。

足心多汗的艾灸穴位

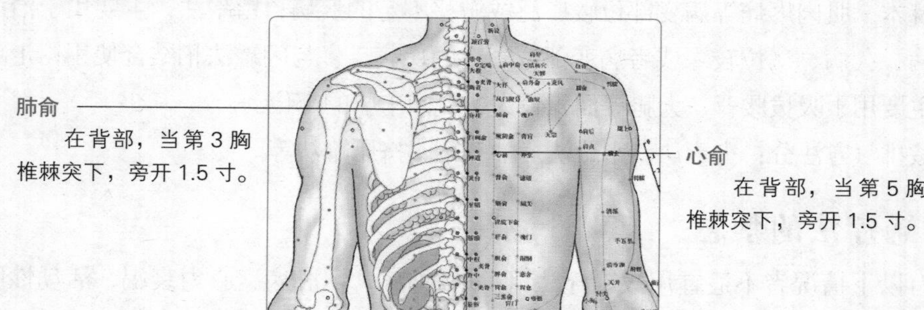

操作步骤

以隔姜灸为例

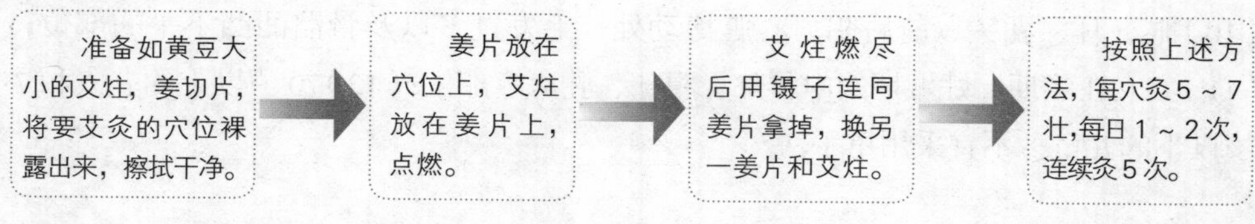

065 拔罐疗法的基本知识

拔罐疗法，又称火罐气、吸筒疗法等，是一种以杯罐作工具，借助热力排去其中的空气以产生负压，使其吸着于穴位皮肤或者患处，通过吸拔和温热刺激等，造成人体局部发生瘀血现象的一种治疗方法。

◉拔罐前的准备工作

1. 罐具的选择。罐具主要有竹罐、陶罐、玻璃罐、橡胶罐和抽气罐，患者可根据自己的病症选择其一。

2. 辅助的材料。在拔罐治疗中，除选用根据病情所需的罐具外，还需要燃料、针具、润滑剂、消毒用品、治疗烫伤的药物和其他的辅助工具。

3. 常用的体位。选择体位的原则是便于拔罐施治，在治疗期间，应使患者能够比较舒适，长久保持这种姿势，一般有仰卧位、侧卧位、俯卧位和俯伏位。患者在治疗期间最好不要轻易变动体位，如果非要变动体位，那么操作者应扶稳火罐，帮助患者变动体位。

◉拔罐的方法

按拔罐的形式分：单罐法，主要用于病变范围较小的部位和压痛点；多罐法，主要用于病变范围比较广泛的疾病，如腰背痛、胁肋痛等；闪罐法，主要用于虚证、麻木、肌肉疼痛等病变部位较广泛或游移不定的疾病；留罐法，主要用于治疗脏腑病、久病、病位较深或者病变部位固定的疾病，多与闪罐法相结合使用；走罐法，主要用于吸拔腰背、大腿等面积较大、肌肉丰厚的部位。

按排气方法分：火罐法、水罐法、抽气罐、挤压罐法等。

◉拔罐疗法的禁忌

有以下情况者不适宜用拔罐疗法：(1)精神病、水肿病、心力衰竭、活动性肺结核等病症患者；(2)患急性骨关节软组织损伤者；(3)关节肿胀或患重水肿者；(4)皮肤溃烂者；(5)患有严重过敏者；(6)患有传染性皮肤病者；(7)皮肤肿瘤患者；(8)有出血倾向性疾病的患者；(9)颈部以及其他体表有大血管经过的部位；(10)眼、耳、乳头、前后阴、心脏搏动处、毛发过多以及骨骼凹凸不平的部位；(11)妇女在经期、妊娠期的中腰部、腹部、乳房等部位；(12)70 岁以上的老人和 7 岁以下的儿童，不宜采用重手法。

拔罐方法

拔罐疗法经过数千年的演变，已经发展得非常成熟。按照不同的形式和方法，拔罐疗法可以被分成如下几大类：

拔罐方法

- 按拔罐的形式分类
  - 单罐法：单罐独用，用于病变范围较小的部位和压痛点。
  - 多罐法：多罐并用，用于病变范围比较广泛的疾病。
  - 闪罐法：吸拔火罐后立即取下，再反复吸拔多次。
  - 留罐法：罐具吸拔在应拔部位后留置一段时间。
  - 走罐法：吸拔后在皮肤表面来回推拉。
- 按排气方法分类
  - 火罐法：利用火力燃烧排去空气，以产生吸拔力。
  - 水罐法：利用水蒸气的热气排去空气，以产生吸拔力。
  - 抽气罐法：利用针管抽出空气，以产生吸拔力。
  - 挤压罐法：用手挤压橡胶球排出空气，以产生吸拔力。
- 按综合治疗方法分类
  - 温水罐法：在罐内贮入一定量的温水后再吸拔火罐。
  - 针罐法：先进行针刺，然后再吸拔火罐。
  - 药罐法：用药水煮火罐或在罐内贮存药液，然后再吸拔。
  - 刺络罐法：先用三棱针、皮肤针等针刺穴位，使之出血后再拔罐。

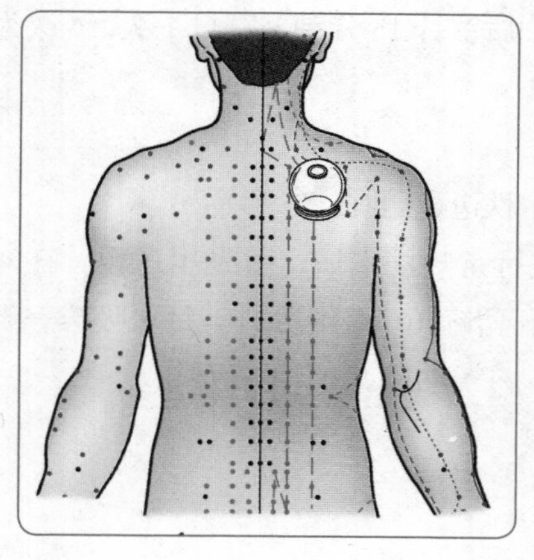

拔罐疗法是一种以杯罐作工具，使其吸着于穴位皮肤或者患处，通过吸拔和温热刺激等排去罐中的空气以产生负压，并造成人体局部瘀血的治疗方法。

066 坐骨神经痛的拔罐

坐骨神经痛，是指坐骨神经通路及其分布区域内的疼痛，是一种常见的周围神经疾病。根据病因，它可以分为根性坐骨神经痛和干性坐骨神经痛两种。前者多由腰椎间盘突出、脊椎肿瘤等脊椎病变等引起；后者则多由坐骨神经炎等引起，发病较急。对于坐骨神经痛，可通过拔罐进行治疗。

◉诊断

1. 体态：站立时，身体略向健康一侧倾斜，患病侧的下肢在髋、膝关节处微屈而足跟不着地。睡时，向健侧侧卧，病侧下肢髋、膝关节处呈微屈姿势。

2. 肌肉情况：患病一侧常有轻度的肌张力减弱，严重患者可有肌肉消瘦、弛软，并有压痛现象，以腓肠肌最为明显。

3. 疼痛：一般多由臀部或髋部开始，向下沿大腿后侧、腘窝、小腿外侧、足背外侧扩散。疼痛常在咳嗽、用力、弯腰、震动时加剧。

◉拔罐疗法

1. 留针罐法一

所选穴位：气海俞、环跳、殷门、关元俞、秩边、居髎。

治疗方法：让患者取卧位，在对穴位皮肤进行消毒后，首先用毫针刺入穴位中，然后用火罐吸拔在穴位上，留针并留罐 10 分钟。

2. 留针罐法二

所选穴位：气海俞、环跳、殷门、关元俞、秩边、居髎。

治疗方法：患者取俯卧位，对穴位进行常规消毒，用毫针刺入穴位中，针刺后在穴位上留针，用火罐吸拔 10 ～ 15 分钟，起罐后留针 15 分钟，每日 1 次，6 次为 1疗程。

3. 刺络罐法

所选穴位：气海俞、环跳、殷门、关元俞、秩边、居髎。

治疗方法：让患者取俯卧位，在对穴位进行常规消毒后，首先用三棱针在穴位上点刺，然后用闪火法将罐具吸拔在穴位上，留罐 10 ～ 15 分钟。每次吸拔一组穴，两日 1 次。

拔罐治病

坐骨神经痛的拔罐治疗，可以采取留针罐法、不留针罐法、刺络罐法，所选穴位主要集中在腰背部和大腿部。

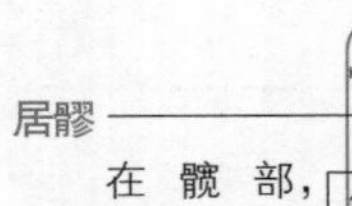

拔罐取穴

居髎

在髋部，当髂前上棘与股骨大转子最凸点连线的中点处。

环跳

在股外侧部，侧卧屈股，当股骨大转子最凸点与骶管裂孔连线的外1/3与中1/3交点处。

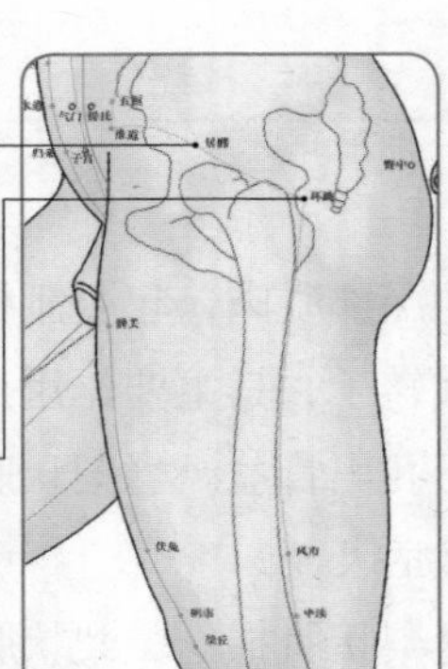

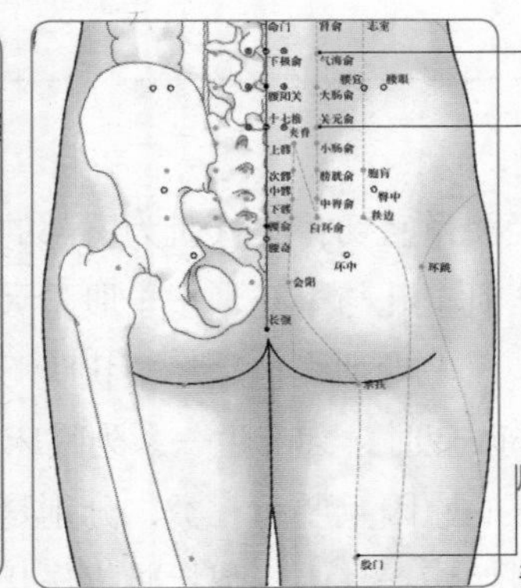

气海俞

在腰部，当第3腰椎棘突下，旁开1.5寸。

关元俞

在腰部，当第5腰椎棘突下，旁开1.5寸。

殷门

在大腿后面，当承扶与委中的连线上，承扶下6寸。

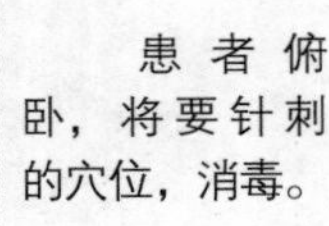

操作步骤

留针罐法

患者俯卧，将要针刺的穴位，消毒。→ 用毫针刺入穴位，得气后，在穴位上留针。→ 用火罐吸拔在穴位上10～15分钟，起罐后继续留针15分钟。→ 按照上述方法，每日1次，连续拔罐6日。

刺络罐法

患者俯卧，将要针刺的穴位裸露，消毒。

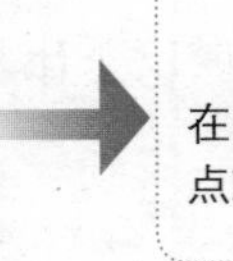

用三棱针在穴位上进行点刺。

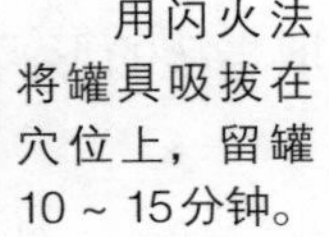

用闪火法将罐具吸拔在穴位上，留罐10～15分钟。→ 按照上述方法，每次可吸拔多个穴位，两日1次。

067 梨状肌综合征的拔罐

梨状肌综合征是指由于梨状肌发生病变而引起的下肢疼痛，主要表现为病变一侧臀部及下肢的酸胀疼痛、活动受限。现代医学认为，当梨状肌受到外伤、劳损时，会发生充血、水肿及痉挛、粘连，刺激或压迫坐骨神经干，引起下肢疼痛，所以有人说梨状肌的病变属于坐骨神经痛的一个病因，只是由于本病发病率高，人们对其认识较早，所以单独列为一个病症。

◉发病机理

梨状肌与坐骨神经关系密切：梨状肌为臀部的深部肌肉，起于骶椎前面，穿坐骨大孔而将其分为梨状肌上孔与下孔，止于股骨大转子，其主要作用是协同其他肌肉完成大的外旋动作，而坐骨神经也是经梨状肌下孔出骨盆。当梨状肌受损或梨状肌与坐骨神经解剖关系改变时，会产生一系列临床症状。

引起梨状肌综合征的原因主要有三类，分别是梨状肌损伤、梨状肌与坐骨神经解剖关系的变异和妇科疾病。其中，梨状肌损伤是最主要的原因。大部分患者因外伤或动作不协调，如闪、扭、跨越、站立、肩扛重物下蹲、负重行走、下肢外展、外旋或蹲位变直位等造成梨状肌损伤，局部组织充血、水肿或痉挛，压迫坐骨神经而引起梨状肌综合征；对反复损伤的患者来说，梨状肌可增生肥厚，可直接压迫坐骨神经引起梨状肌综合征。

对女性患者应当了解有无妇科炎症，如盆腔卵巢或附件炎症，因为这些炎症病变可能波及梨状肌，进而影响通过梨状肌下孔的坐骨神经。

◉拔罐疗法

1. 多罐法

拔罐穴位为：腰夹脊、秩边、环跳、阳陵泉、承山、悬钟，在以上穴位采取多罐法，每日 1 次，留罐 15 分钟。

2. 走罐法

在患者疼痛区域采取走罐的形式，以皮肤变为潮红或皮下出现瘀斑为达到效果，每周 1 次。

3. 血罐法

找到患者的痛点，然后用三棱针点刺，加罐，5 分钟后取罐，以棉球擦净血迹，每周 1 次。

拔罐治病

梨状肌综合征的拔罐方法有多罐法、走罐法、血罐法，所选穴位主要集中在腰背部和下肢部。

拔罐取穴

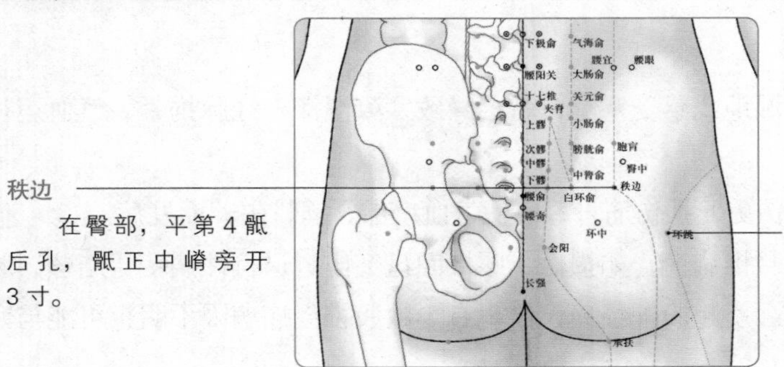

秩边

在臀部，平第4骶后孔，骶正中嵴旁开3寸。

环跳

在股外侧部，侧卧屈股，当股骨大转子最凸点与骶管裂孔连线的外1/3与中1/3交点处。

阳陵泉

在小腿外侧，当腓骨头前下方凹陷处。

悬钟

在小腿外侧，当外踝尖上3寸，腓骨前缘。

承山

在小腿后面正中，委中与昆仑之间，当伸直小腿或足跟上提时腓肠肌肌腹下出现尖角凹陷处。

操作步骤

走罐法

将要拔罐的穴位裸露出来，擦拭干净。

在穴位上采取走罐的形式，直至皮肤变为潮红或皮下瘀斑为止。

按照上述方法，每周拔罐1次。

血罐法

找到患者的痛点，用三棱针点刺，加罐。

5分钟后将罐取掉，用棉球将血迹擦净。

按照上述方法，每周拔罐1次。

068 股神经痛的拔罐

股神经痛是指由于腰椎病变压迫股神经，或股神经炎性病变产生的股神经支配区域的放射性痛。临床上多见腰痛（部分无腰痛症状）、大腿前侧痛，并向小腿内侧放射。

◉发病机理

1. 寒湿侵袭：久卧湿地或感受寒湿，就会导致寒凝湿滞、经脉拘紧、气血运行不畅，进而引发疼痛。

2. 筋骨劳伤：有劳伤史，损伤筋骨，致使气血瘀滞、筋骨失养而发病。

现代医学认为上部腰椎病变，如损伤、腰椎间盘突出、退行性病变、结核、肿瘤等刺激神经根时，都会引起股神经痛，但也有少数股神经痛病因不明，可能与寒冷、潮湿、感染等因素有关。

◉诊断

1. 股神经损伤会使患者表现出特殊步态，病人尽量避免屈膝，行走步伐细小，先伸出健足，然后病足拖拽而行。若出现皮支损伤会产生剧烈神经痛或痛觉过敏现象。

2. 让患者采取俯卧位，检查者上抬其下肢，此时会出现大腿前面和腹股沟疼痛。病人蹲坐在两脚上会引起疼痛而必须伸直，膝腱反射消失，大腿前部内侧感觉障碍，可同时伴有水肿、青紫等症状。

◉拔罐疗法

1. 多罐法

取穴：腰夹脊、四强、血海、三阴交，在以上穴位留罐 15 分钟，每日 1 次。

2. 走罐法

沿督脉（大椎至腰阳关）、足太阳膀胱经 1 线的疼痛区域走罐，直至皮肤潮红或皮下出现瘢痕，每周 1 次。

3. 血罐法

找到患者的痛点，用三棱针点刺，加罐，5 分钟后取罐，以棉球擦净血迹，每周 1 次。

拔罐治病

股神经痛的拔罐方法有多罐法、走罐法、血罐法等，患者在治疗时可选择任意一种。

拔罐取穴

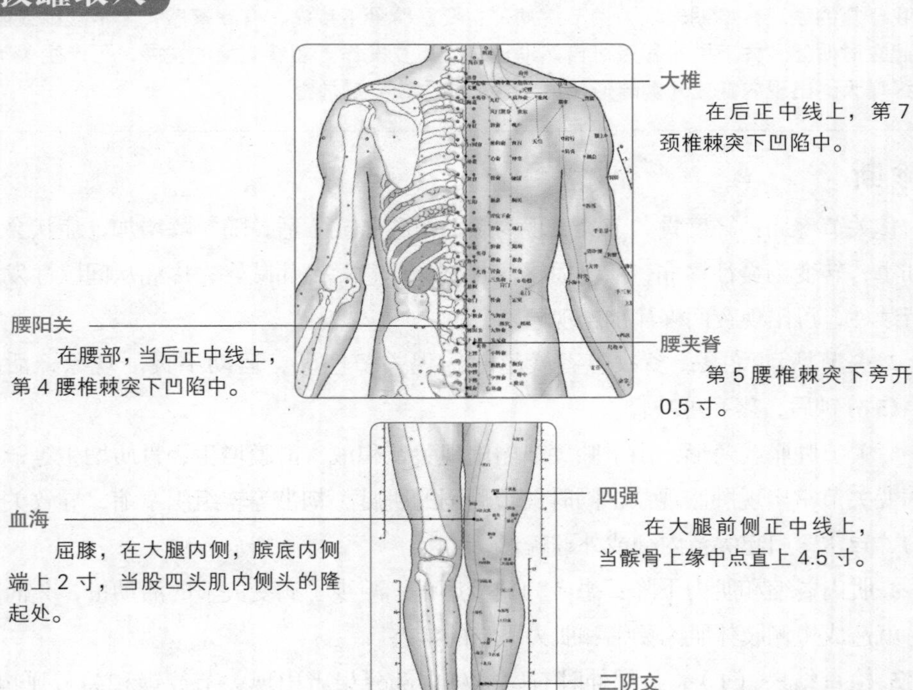

操作步骤

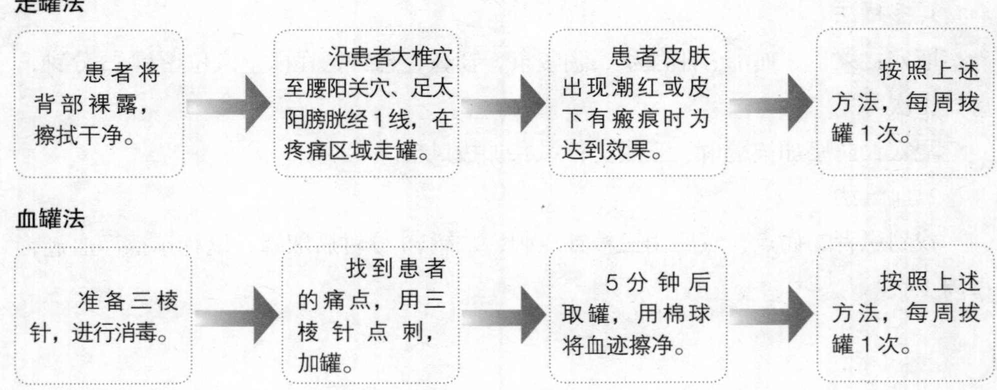

069 膝关节骨关节炎的拔罐

膝关节骨关节炎的主要发病人群为50岁以上的中老年人，所以又叫退行性骨关节病。患者多表现为关节疼痛、肿胀、运动受限等。现代医学认为，骨赘形成实际是一种自我修复的表现，早期表现为关节疼痛，主要是髌骨下疼痛，有摩擦感，上下楼梯或坐位起立时明显，关节肿胀积液可自然消退，又反复发作。随着病情的发展，可产生关节骨缘增大，出现内翻或外翻畸形，关节活动减少，疼痛加重。

◉诊断

1. 关节疼痛：轻度骨关节炎表现为膝关节酸胀或不适，随年龄增加，症状会逐渐加重，转变为慢性疼痛，活动后疼痛加剧，休息后疼痛减轻，疼痛从间歇性发展为持续性，可出现夜间疼痛加剧现象。

2. 关节活动受限：多数患者晨起时出现关节僵硬、运动不灵活现象，活动5 ~ 15分钟后，疼痛可减轻。

3. 关节肿胀或畸形：由于膝关节内出现关节积液、滑膜增生、骨质增生等，导致病变关节常出现肿胀现象，同时关节周围的肌腱、韧带等软组织挛缩，导致关节无力、异常，引起关节内翻或外翻畸形。

4. 肌肉萎缩和肌力下降：患者为减少疼痛，减少了病变关节的活动量，久而久之，就造成患侧肢体肌肉萎缩和肌力下降的状态。

5. 检查结果：（1）关节屈伸时有摩擦感，部分患者出现关节绞锁和关节弹响；（2）关节内有数量不等的积液；（3）X线片检查可见关节间隙狭窄和不对称，并有程度不同的骨质增生现象，个别患者关节内有游离体存在。

◉拔罐疗法

1. 多罐法

取穴：梁丘、血海、阳陵泉、阴陵泉、犊鼻、悬钟，在以上穴位留罐15分钟，每日1次。

配穴：血瘀加拔膈俞、三阴交；风寒加拔风市。

2. 血罐法

找到患者的痛点，然后用三棱针点刺，加罐，5分钟后取罐，以棉球擦净血迹，每周1次。

拔罐治病

膝关节骨关节炎的拔罐方法有多罐法、血罐法。其中，多罐法在应用时还要根据具体症状加拔一些特定穴位。

拔罐取穴

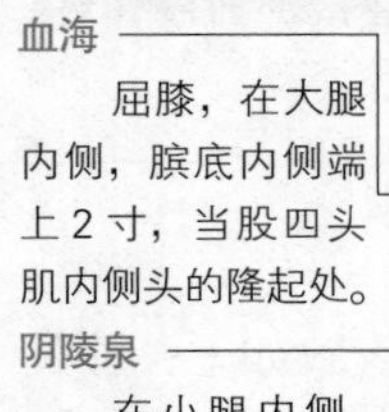

血海

屈膝，在大腿内侧，膑底内侧端上2寸，当股四头肌内侧头的隆起处。

阴陵泉

在小腿内侧，当胫骨内侧髁后下方凹陷处。

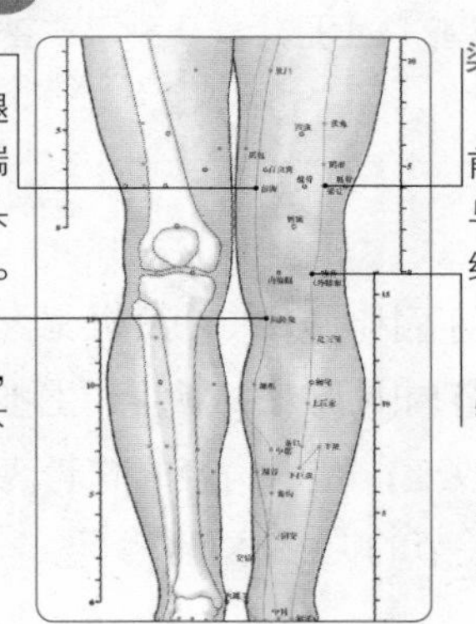

梁丘

屈膝，在大腿前面，当髂前上棘与膑底外侧端的连线上，膑底上2寸。

犊鼻

屈膝，在膝部，髌骨与膑韧带外侧凹陷中。

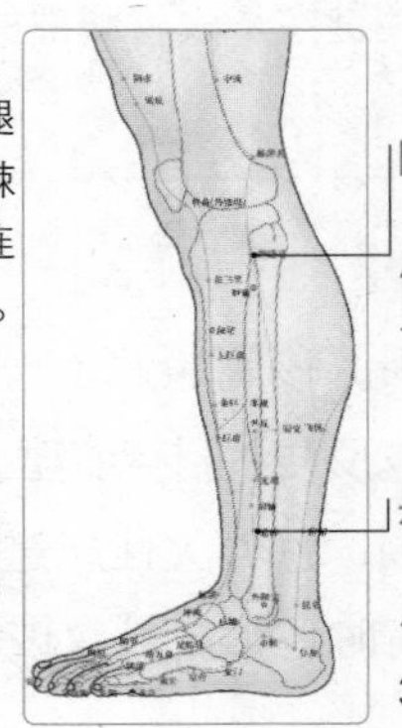

阳陵泉

在小腿外侧，当腓骨头前下方凹陷处。

悬钟

在小腿外侧，当外踝尖上3寸，腓骨前缘。

拔罐配穴

血瘀，加拔膈俞、三阴交。

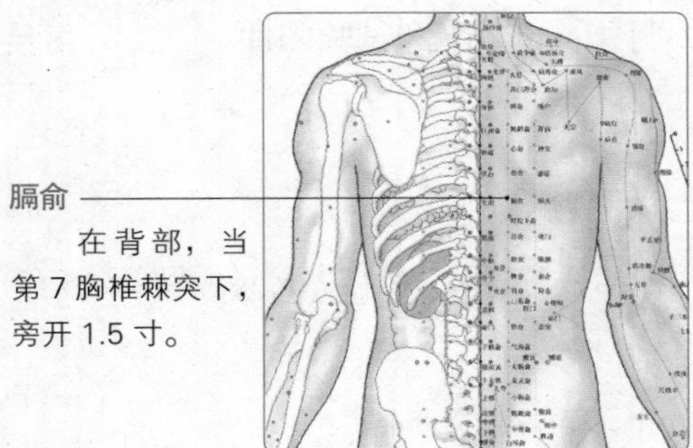

膈俞

在背部，当第7胸椎棘突下，旁开1.5寸。

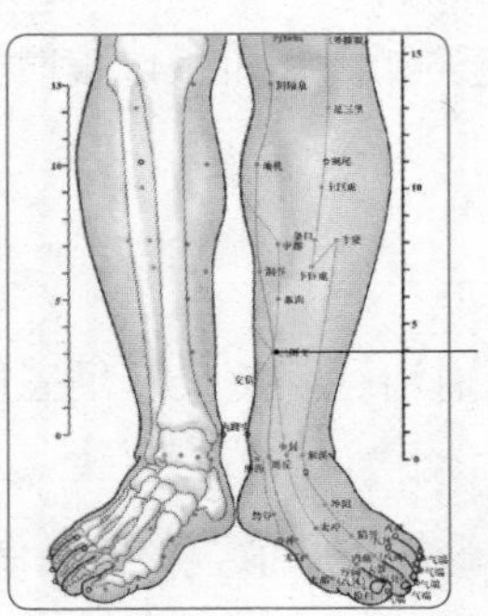

三阴交

在小腿内侧，当足内踝尖上3寸，胫骨内侧缘后方。

操作步骤

血罐法

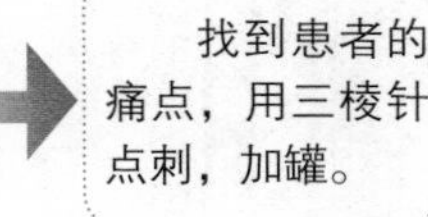

准备三棱针，进行消毒。→ 找到患者的痛点，用三棱针点刺，加罐。→ 5分钟后取罐，用棉球将血迹擦净。→ 按照上述方法，每周拔罐1次。

070 髌骨软化症的拔罐

髌骨软化症是髌骨软骨退行性改变而产生的膝关节疼痛，多发于女性、老年人和运动员，起病缓慢，有髌骨深层间歇性疼痛，当屈膝久坐、蹲位、跪位时疼痛加重，其中以上下楼梯时膝关节发软最为明显。髌骨软化症的治疗以保守治疗为主，尤其是早期，治疗的关键在于改善膝部的血液循环。拔罐疗法正是这样一种可改善局部血液循环的治疗方法。

◉发病机理

研究认为，该病的发生与年龄、过度运动等因素相关，其机制大致如下：膝关节过度疲劳或反复的膝半蹲位扭伤，使膝关节周围肌力失衡，产生不协调的摩擦，使软骨面磨损，营养欠佳，进而产生退行性改变；发生病变的软骨表面缺乏光泽且弹性减弱，有时还形成裂纹或缺损，导致膝关节的慢性疼痛。

◉诊断

1. 自我表现：髌骨软化症的患者多有外伤史或劳损史，主要表现为膝关节疼痛无力，半蹲位时疼痛加剧，休息后可缓解或消失，气候变化时常可使病情加重。

2. 体检表现：关节腔可有积液；膝伸直时，下压髌骨并使其上下或内外移动，可出现压痛及粗糙声响，膝屈曲 45 度时更为明显；单腿半蹲试验阳性。

◉拔罐疗法

1. 留罐法

取穴：梁丘、血海、阴陵泉、足三里、犊鼻、三阴交，在以上穴位留罐 15 分钟，每日 1 次。

配穴：肝肾亏虚加拔肝俞、肾俞、命门、关元俞、气海。

2. 血罐法

找到患者的痛点，然后用三棱针点刺，放血后加罐，5 分钟后取罐，以棉球擦净血迹，每周 1 次。

说明：在治疗过程中患者要避免半蹲位，膝关节的屈伸活动要缓慢进行。晚期患者一般采取手术治疗。

拔罐治病

髌骨软化症的患者，尤其是处于早期的患者，可通过拔罐来改善膝部的血液循环，从而达到治疗疾病的目的。

拔罐取穴

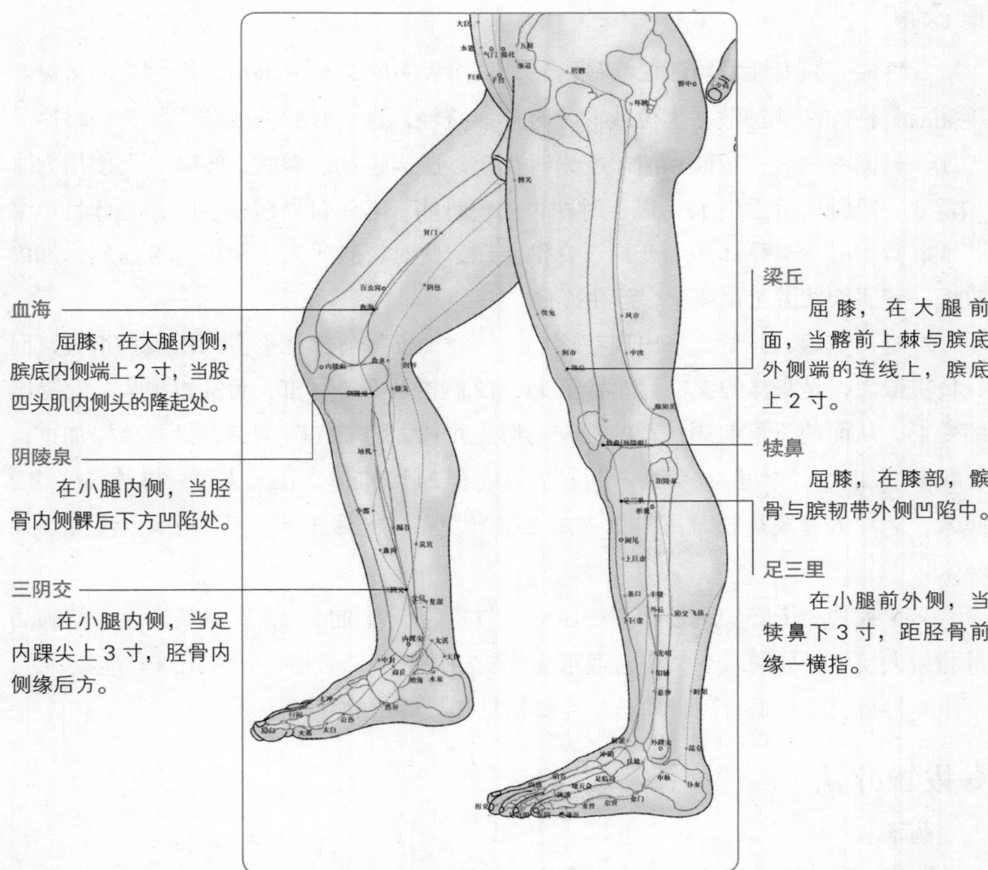

操作步骤

留罐法

将要拔罐的穴位裸露出来，并擦拭干净。 → 在要拔罐的穴位上分别拔罐。 → 15 分钟后将罐取下。 → 按照上述方法，每日拔罐 1 次。

071 骨质疏松症的拔罐

骨质疏松症是由骨组织显微结构受损导致的一种全身骨代谢障碍的疾病，表现为骨矿成分和骨基质等比例不断减少、骨小梁数量减少、骨质变薄、骨脆性增加和骨折危险度升高。

◉诊断

1. 疼痛。原发性骨质疏松症最常见，占患者中的 70% ~ 80%，以腰背痛多见。疼痛沿脊柱向两侧扩散，坐位或仰卧时疼痛减轻，直立时后伸或久立、久坐时疼痛加剧，日间疼痛轻，夜间和清晨醒来时加重，肌肉运动、弯腰、咳嗽、大便用力时加重。一般骨质量丢失 12% 以上时即可出现骨痛。老年骨质疏松症时，椎体骨小梁萎缩、数量减少、椎体压缩变形、脊椎前屈，此时，腰肌为了纠正脊椎前屈，加倍收缩，使肌肉疲劳甚至痉挛，产生疼痛。

2. 身长缩短、驼背，多出现在疼痛后。脊椎椎体前部几乎多为松质骨组成，而且负重很大，是身体的支柱，尤其第 11、12 胸椎及第 3 腰椎，负荷量更大，容易压缩变形，从而使脊椎前倾，背曲加剧，形成驼背。随着年龄增长，骨质疏松加重，驼背曲度加大，致使膝关节拘挛明显。每人有 24 节椎体，正常人每一椎体高度约 2 厘米，老年人骨质疏松时每椎体缩短 2 毫米左右，椎体压缩，身长平均缩短 3 ~ 6 厘米。

3. 呼吸功能下降。胸椎、腰椎压缩性骨折后，脊椎后弯，胸廓畸形，可使肺活量和最大换气量显著减少，患者通常会伴随出现胸闷、气短、呼吸困难等症状。

4. 骨折。这是退行性骨质疏松症最常见和最严重的并发症。

◉拔罐疗法

药罐法

取穴：足三里、肾俞、脾俞、膏肓、三阴交。

治法：采用药罐治疗。先在穴位上拔罐 10 ~ 20 分钟，取下罐后，将药饼(白芥子、巴戟天、肉豆蔻等量，冰片少许，研末，用水调和成形)贴敷于穴位上，6~18 小时后取下。隔日治疗 1 次，5 次为 1 疗程，疗程间隔 7 天。

拔罐治病

骨质疏松症患者可通过拔罐，改善身体血液循环，从而增加骨骼营养，改善骨质疏松的症状。

拔罐取穴

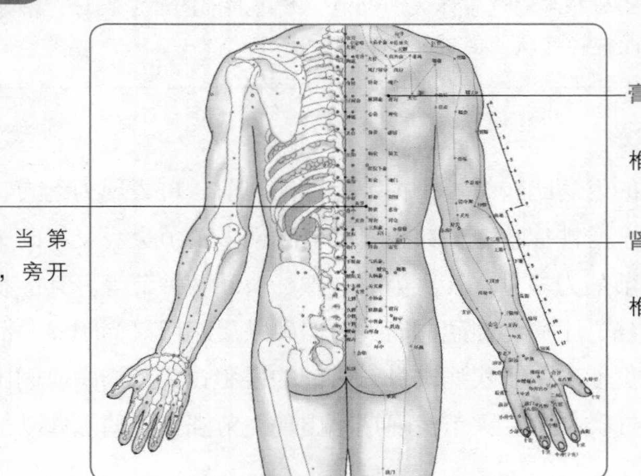

膏肓

在背部，当第 4 胸椎棘突下，旁开 3 寸。

脾俞

在背部，当第 11 胸椎棘突下，旁开 1.5 寸。

肾俞

在腰部，当第 2 腰椎棘突下，旁开 1.5 寸。

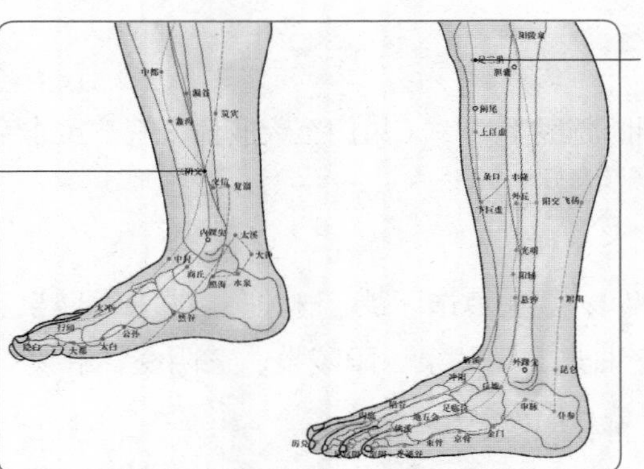

足三里

在小腿前外侧，当犊鼻下 3 寸，距胫骨前缘一横指。

三阴交

在小腿内侧，当足内踝尖上 3 寸，胫骨内侧缘后方。

操作步骤

白芥子、巴戟天、肉豆蔻等量，冰片少许，研末，用水调和成饼状。

→ 将要拔罐的穴位擦拭干净，拔罐。

→ 10 ~ 20 分钟后将罐取下，将药饼贴在穴位上，6 ~ 18 小时后取下。

→ 按照上述方法，2 日治疗 1 次。

071

072 风湿性关节炎的拔罐

中医学认为，风湿性关节炎是由于风、寒、湿邪侵袭人体，停滞于关节、肌肉，阻碍气血运行，不通则痛。拔罐具有温经通络、祛湿逐寒、行气活血及消肿止痛的功效，能使关节周围的风寒湿邪透于体表而外泄，改善局部的血液循环，消除致炎物质，加强新陈代谢，从而减轻症状，促进身体康复。

◉诊断

风湿性关节炎的发病比较缓慢，关节症状出现前，可表现为乏力、低热、食欲减退、手足发冷等全身性症状，多数患者为对称性多关节炎。受累的关节以双手关节、腕、膝、足关节最为多见，其次为肘、踝、肩、髋关节等。其症状主要表现为关节肿胀，伴有疼痛、压痛和僵硬，而关节僵硬以晨起后最为明显，活动后减轻，即我们平时所说的晨僵。由于疾病本身对肌肉的侵犯，关节周围肌肉出现萎缩、肌力减弱等症状。慢性类风湿性关节炎晚期可出现关节强直、畸形和功能严重受损等症状。

◉拔罐疗法

1. 走罐法

沿督脉、足太阳膀胱经 1、2 线（风门至大肠俞，魄户至志室）走 5 ～ 10 次，每周 2 次。

2. 拔罐法

根据病变部位取穴：髋关节选环跳、髀关、居髎、阳陵泉、悬钟；膝关节选梁丘、血海、膝阳关、曲泉、阴陵泉、阳陵泉、三阴交、解溪、悬钟；踝关节选昆仑、太溪、解溪、丘墟、照海。

3. 血罐法

首先，在痛点及红肿、肿胀关节处以三棱针点刺，然后加罐，5 分钟后取罐，以棉球擦净血迹。病症急性发作时，每日 1 次；慢性炎症及缓解期，则每 3 日 1 次。

拔罐治病

风湿性关节炎和类风湿性关节炎一样，主要根据病变的具体部位进行拔罐，两病病变部位相同，所选穴位也一样，下列所示为膝关节风湿。

拔罐取穴

膝关节风湿，选梁丘、血海、膝阳关、曲泉、阴陵泉、阳陵泉、解溪、悬钟等。

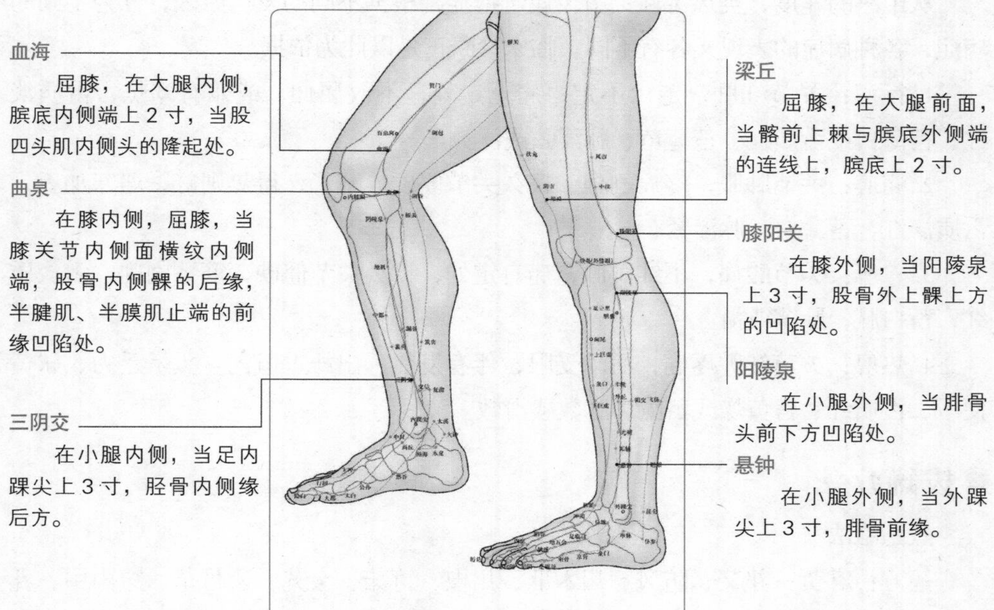

操作步骤

以血罐为例

准备三棱针、棉球。
找到痛点、红肿及肿胀关节，以三棱针点刺，加罐。
5分钟后取罐，用棉球将血迹擦净。
按照上述方法，急性发作时，每日1次，其他时期则3日1次。

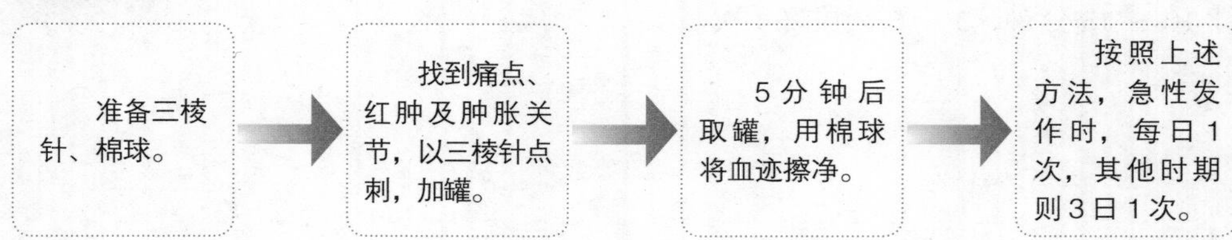

073 类风湿性关节炎的拔罐

类风湿性关节炎是慢性全身性结缔组织病，特点是多数关节呈对称性滑膜炎症，常以小关节起病，也可累及其他结缔组织。因以关节疼痛为主，且关节疼痛症状又似风湿性关节炎，故称为类风湿性关节炎，中医属于痹证的范畴。

◉诊断

从中医的角度，类风湿性关节炎属于痹症，根据不同的发病原因，分为不同的病症，各种病症的表现又各有不同。临床诊断正是以此为依据。

1. 行痹：关节红肿，走窜不定，痛无定处，不敢屈伸，或兼有寒热、舌质淡红、苔薄白或舌质红、苔薄黄、脉浮弦或浮数。

2. 痛痹：关节肿胀，疼痛剧烈，日久关节僵硬、畸形，得热则舒，遇寒加重，舌质淡红，苔薄白，脉浮紧。

3. 着痹：关节酸痛，不红微肿，痛有定处，日久关节僵硬，筋萎肉削，舌淡质红，苔白腻，脉濡或滑。

4. 热痹：关节红肿疼痛，活动受限，伴有发热、出汗、口渴、头晕乏力、尿黄便干、舌质红、苔黄燥或黄腻、脉数或滑数。

◉拔罐疗法

煮药罐法

药方：麻黄、祁艾、防风、川木瓜、川椒、竹茹、秦艽、透骨草、穿山甲、乳香、没药、土鳖虫、川乌、千年健、钻地风、羌活、苍术、防己、当归尾、刘寄奴、乌梅、甘草，上述草药各10克。

操作：根据病情选择合适的罐体材质，将配制成的药物装入布袋内，扎紧袋口，放入清水煮至适当浓度，再把罐体投入药汁内煮15分钟，然后取出罐体并擦去水分，让患者采取适当的体位，主要针对疼痛部位，对以上穴位进行吸拔，时间持续10 ~ 15分钟，3 ~ 5天拔罐1次。

拔罐治病

和风湿性关节炎一样，类风湿性关节炎也主要根据病变的具体部位进行拔罐，下图所示为髋关节和踝关节病变时要拔罐的穴位。

拔罐取穴

髋关节类风湿，选环跳、髀关、居髎、阳陵泉、悬钟。踝关节类风湿，选解溪、照海等。

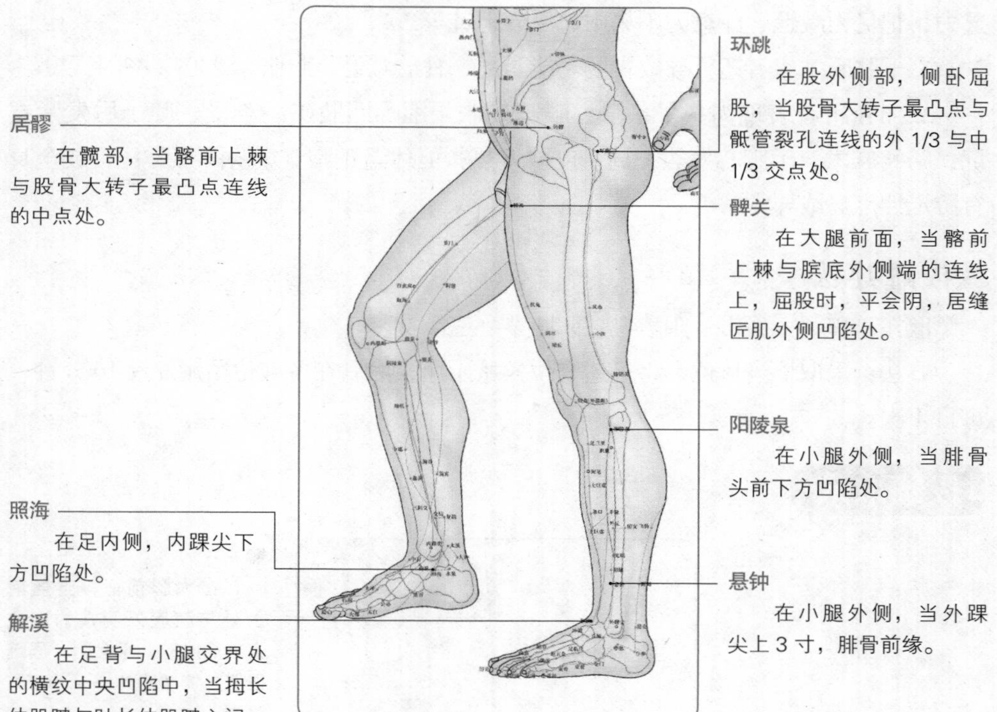

操作步骤

准备麻黄、祁艾、防风、川木瓜、川椒、竹茹、秦艽、透骨草、穿山甲、乳香、没药、土鳖虫、川乌、千年健、钻地风、羌活、苍术、防己、当归尾、刘寄奴、乌梅、甘草，各 10 克。

将上述药物放入布袋，加清水煮至适当浓度，再把罐体投入药汁内煮 15 分钟后取出，擦去水分。

用经过上面处理的药罐对穴位进行吸拔 10 ~ 15 分钟。

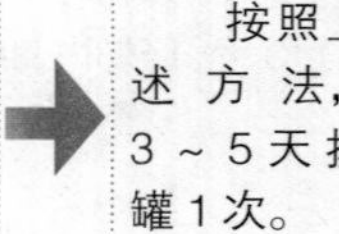

按照上述方法，3 ~ 5 天拔罐 1 次。

074 下肢麻木的拔罐

中医认为，身体麻木是由于气血不通所致，如肝阳上亢引起肝风内动，进而导致经络不通，风毒外袭，阻于经络。

◉诊断

1. 患者下肢麻木时常表现为情绪不稳、烦躁焦虑、入睡困难、早醒梦多、身疲乏力、记忆力减退、注意力不集中、反应迟钝等。

2. 下肢麻木患者还可导致胃肠功能紊乱、食欲减退、腹胀、恶心、胸闷气短。

3. 部分患者表现为头晕头痛、眼睛发胀干涩、四肢憋闷难受、脖子后发紧发沉、四肢麻木、手脚心发热、周身皮肤发热，但体温正常。全身阵热阵汗，或全身有游走性疼痛或异常感等。

◉拔罐疗法

取穴：髀关、风市、阴陵泉、阳陵泉、三阴交。

方法：采取恰当体位，将上述穴位擦拭干净，然后在各穴位留罐 5 ～ 10 分钟，每日 1 次。

拔罐取穴

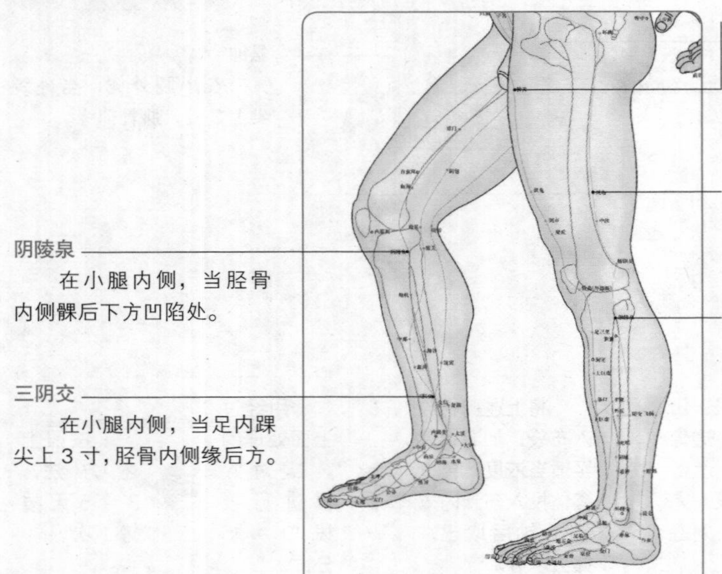

髀关

在大腿前面，当髂前上棘与膑底外侧端的连线上，屈股时，平会阴，居缝匠肌外侧凹陷处。

风市

在大腿外侧部的中线上，当腘横纹上 7 寸。或直立垂手时，中指尖处。

阳陵泉

在小腿外侧，当腓骨头前下方凹陷处。

阴陵泉

在小腿内侧，当胫骨内侧髁后下方凹陷处。

三阴交

在小腿内侧，当足内踝尖上 3 寸，胫骨内侧缘后方。

下肢肌肉痉挛的拔罐 075

下肢肌肉痉挛是一种比较常见的疾病，发作时常给患者带来很大的痛苦。西医认为，下肢肌肉痉挛是由于中枢神经系统疾病导致运动功能失常所引起的。中医认为，下肢肌肉痉挛可由两方面原因引起：外感风热引起肝风内动，进而出现肌肉痉挛；肝阴不足、阴虚阳亢、阳升扰神而出现肌肉痉挛现象。

◉诊断

1. 全身肌肉强直。全身肌肉阵阵抽动，头后仰，全身向后弯呈弓形，双眼上翻或凝视，患者神志不清。

2. 仅局部肌肉抽动。有的仅维持几秒钟，严重者达数分钟。

3. 高热惊厥。主要发生于 6 个月到 4 岁的小儿高热时，时间短暂，并且很快恢复神智。

◉拔罐疗法

取穴：肝俞、肾俞、髀关、风市、阳陵泉、三阴交。

方法：采取恰当体位，将上述穴位擦拭干净，然后在各穴位留罐 5 ~ 10 分钟，每日 1 次。

拔罐取穴

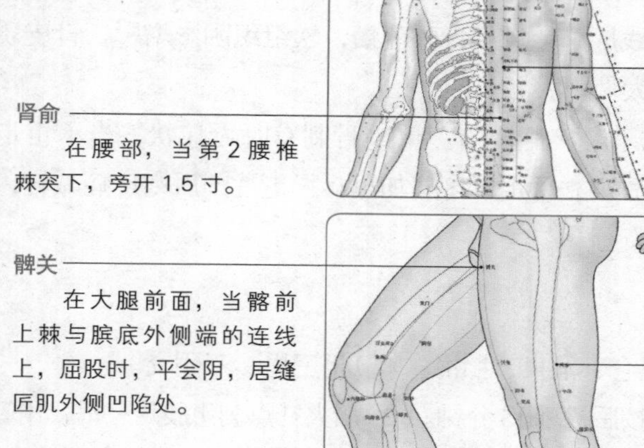

肾俞

在腰部，当第 2 腰椎棘突下，旁开 1.5 寸。

肝俞

在背部，当第 9 胸椎棘突下，旁开 1.5 寸。

髀关

在大腿前面，当髂前上棘与膑底外侧端的连线上，屈股时，平会阴，居缝匠肌外侧凹陷处。

风市

在大腿外侧部的中线上，当腘横纹上 7 寸。或直立垂手时，中指尖处。

三阴交

在小腿内侧，当足内踝尖上3寸，胫骨内侧缘后方。

阳陵泉

在小腿外侧，当腓骨头前下方凹陷处。

076 足跟痛的拔罐

足跟痛是由于足跟的骨质、关节、滑囊、筋膜等处发生病变而引起的疾病，往往发生于长期站立或行走工作的人，是长期、慢性、轻微外伤积累引起的病变。

◉发病机理

引起足跟部疼痛的原因很多，根据不同年龄期及发病原因，足跟痛可分为儿童跟骨痛，主要是跟骨骨骺缺血性坏死或骨骺炎引起；青年跟骨痛，主要是类风湿性的跟骨炎所致；老年人跟骨痛，多因跟骨骨刺、跟骨结节滑囊炎及跟部脂肪垫变性所引起。

中医认为，足跟痛多为肝肾不足或久病体虚，引起足底部组织退化。此外，体虚肥胖会造成足底部皮肤及皮下脂肪负担过重，引起组织退化。而当跟骨骨刺发生于跟骨底面结节部前缘，会使跖筋膜和足趾短肌在附着处受累，牵拉骨刺而导致疼痛。

◉诊断

1. 儿童的跟骨痛：早期症状不明显，站立或行走时渐感跟部疼痛，局部不肿或微肿，常有明显压痛，X 线片可见跟骨部位骨骺骨质密度增加，呈分裂状，边缘不整齐。

2. 青年的跟骨痛：多局限于跟骨两旁、跟骨结节及跟腱止点处。足跟底部及后部肿胀、疼痛、不能承重，X 线片显示足部骨质疏松，软组织阴影增厚，骨皮质有轻度增生，跖腱膜附着处有较大骨刺。

3. 老年人的跟骨痛：多见于老年肥胖者。单纯骨刺有时无症状，当承重走路时，引起疼痛；在晨起或久坐后站立行走，疼痛加重；行走片刻后则疼痛减轻，但行走过久又加重。

◉拔罐疗法

取穴：（1）承山、太溪、昆仑、涌泉、照海。（2）足三里、三阴交。

方法：（1）将第一组穴位点按后拔罐 15 分钟。（2）用火针点刺患肢足三里，用闪罐法拔罐 5 ~ 10 分钟，以吸拔出较多瘀血为度。对于三阴交要采取艾灸的方法，隔日 1 次，5 次为 1 个疗程。

拔罐治病

足跟痛症状常发生在长期站立或行走工作的人，是一种长期、慢性的疾病，可通过拔罐来治疗。

拔罐取穴

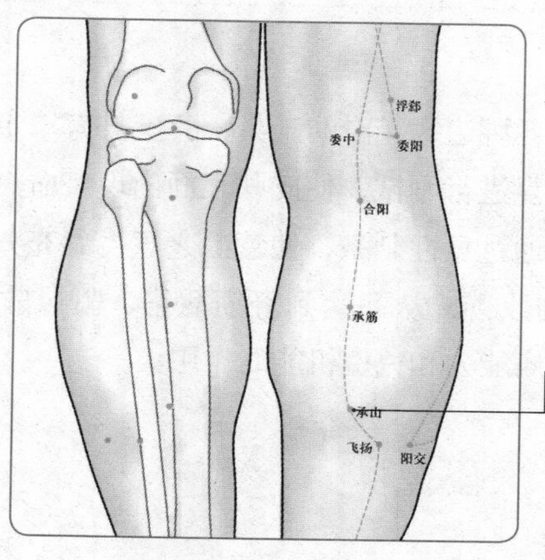

承山

在小腿后面正中，委中与昆仑之间，当伸直小腿或足跟上提时腓肠肌肌腹下出现尖角凹陷处。

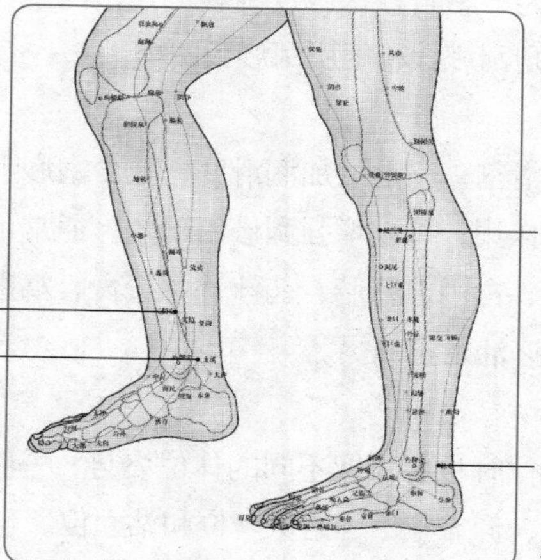

三阴交

在小腿内侧，当足内踝尖上3寸，胫骨内侧缘后方。

太溪

在足内侧，内踝后方，当内踝尖与跟腱之间的凹陷处。

足三里

在小腿前外侧，当犊鼻下3寸，距胫骨前缘一横指。

昆仑

在足部外踝后方，当外踝尖与跟腱之间的凹陷处。

操作步骤

点按承山、太溪、昆仑、涌泉、照海几个穴位，然后拔罐15分钟。

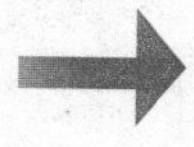

用火针点刺患肢足三里，用闪罐法拔罐5～10分钟。

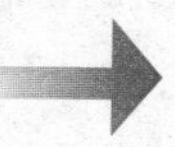

按照上述方法，2日拔罐1次。

077 刮痧疗法的基本知识

刮痧疗法是民间疗法的精华之一，其方法独特、简便易学、取材方便、操作简单、安全无副作用、疗效显著，特别在当今养生越来越受到关注的情况下，越来越多的家庭开始采用这种手法进行自我保健和养生。

◉刮痧的原理

刮痧就是用手指或各种边缘光滑的工具，蘸上具有一定治疗作用的刮痧介质，在人体表面特定部位反复进行刮拭，使皮肤表面出现瘀血点、瘀血斑或点状出血，也就是所谓的出痧。它通过良性刺激，使营卫之气得到充分发挥，并使经络穴位处充血和局部微循环得到改善，从而达到舒筋活络、驱风散寒、清热除湿、活血化瘀、消肿止痛、增强抗病能力和免疫机能的作用。

◉刮痧前的准备

1. 刮痧用具

在古代，铜钱、汤勺、嫩竹板都做过刮痧工具，现在一般都用刮痧板来进行刮痧，常见的刮痧板有牛角刮痧板和玉质刮痧板两类。

2. 辅助的材料

刮痧时需要准备润滑剂，一是增加润滑度，减少刮痧阻力，避免刮伤皮肤；二是润滑剂具有药物治疗作用，可以增强刮痧的功效。通常可以使用以下介质作为润滑剂：有香油、食用油、白酒、猪脂、药汁、冬青膏、鸡蛋清、刮痧活血剂、薄荷水、扶他林乳胶剂、刮痧油及止痛灵。

3. 常用的体位

刮拭患者不同的部位时也要采取不同的体位姿势，一般体位包括：仰卧位、俯卧位、侧卧位、正坐位、仰靠坐位、俯伏坐位和站立位。

◉刮痧的禁忌

有以下情况的患者不能使用刮痧疗法：久病年老的人，极度虚弱的人或极度消瘦的人，对刮痧极度恐惧或过敏的人，囟门未合的小儿，皮肤破损溃疡、疮头、未愈合的伤口、韧带及肌腱急性损伤部位，孕妇的腹部和腰骶部，妇女乳头，孕妇和经期妇女的三阴交、合谷、足三里等穴位，硬化腹水者的腹部、眼睛、耳孔、鼻孔、舌、口唇、前后二阴、肚脐等部位。

刮痧常用的几种方法

刮痧法根据刮拭的角度、身体的适用范围等可分为面刮法、平刮法、角刮法、推刮法、厉刮法、点按法、按揉法等。

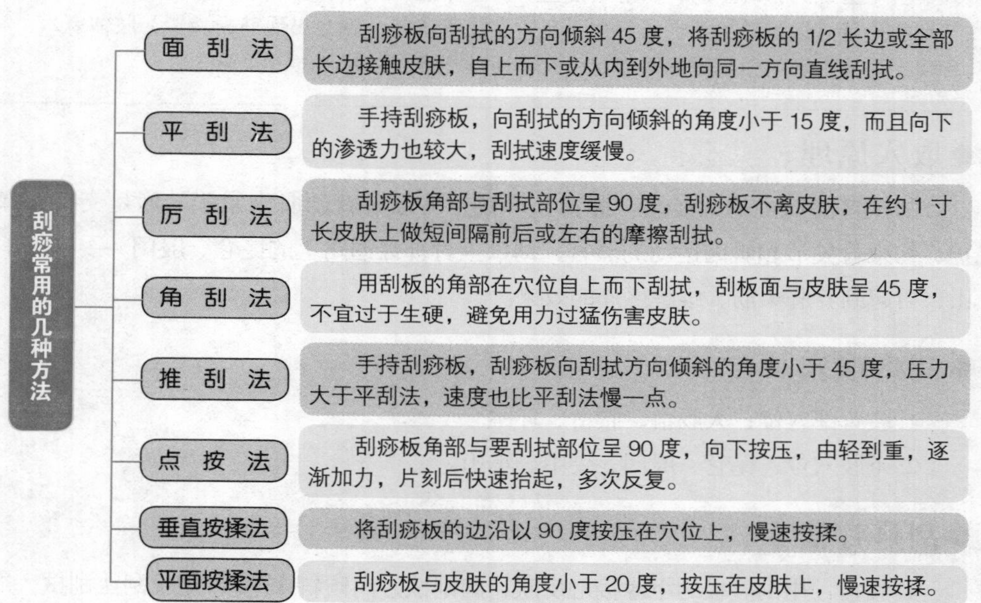

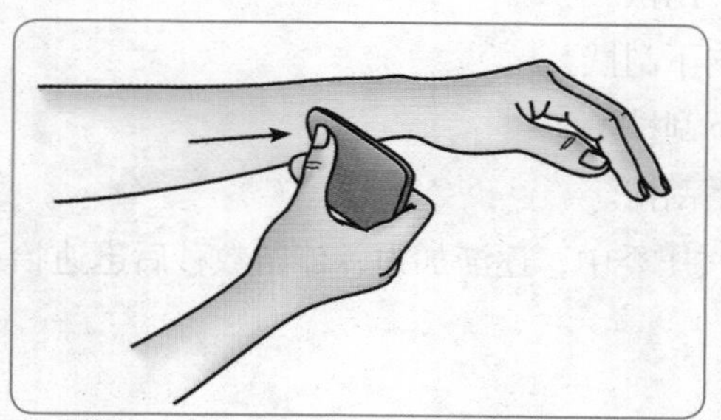

刮痧就是用手指或各种边缘光滑的工具，蘸上具有一定治疗作用的刮痧介质，在人体表面特定部位反复进行刮拭的方法。此疗法是通过良性刺激，使皮肤表面出现瘀血点、瘀血斑或点状出血，进而达到舒筋活络、驱风散寒、清热除湿的目的。

正确的握板方法

刮痧板长边横靠在手掌心，大拇指和其余四指分别握住刮痧板的两边，刮痧时用手掌心的部位向下按压。

078 坐骨神经痛的刮痧

坐骨神经是人体神经中最长的一根神经，从臀部一直延伸到脚，疼痛可以发生在这根神经的任何部位。IT 人士、文秘、媒体编辑、久坐工作者等都是坐骨神经痛的高发人群。中医认为，肝主筋，当肝血旺盛时，筋就能得到濡养，就能维持强壮和韧性，关节和肌肉就可以运动灵活。当肝血不足时，血不养筋，就会出现筋力疲惫、肢体麻木、疼痛、屈伸不利、手足震颤等症状，此时通过刮痧可以起到养肝柔筋的效果。

◉取穴原理

刮拭臀部周围的大肠俞、腰俞、环跳，可缓解臀部肌肉紧张。筋是支持、保护、约束骨关节和肌肉运动的器官，刮拭坐骨神经通路上的昆仑、殷门、委中、承山，可起到养肝柔筋、缓解疼痛的效果。

◉刮痧取穴

1. 腰背部穴位：大肠俞、腰俞、环跳。
2. 下肢穴位：昆仑、殷门、委中、承山。

◉刮痧疗法

1. 腰俞：用刮痧板的下缘接触皮肤，向刮拭方向倾斜 45 度，用长刮法刮拭。
2. 殷门穴至承山：方法同上，用长刮法刮拭。
3. 环跳：方法同上，用长刮法从上向下刮拭。
4. 阳陵泉：方法同上，用长刮法从上向下刮拭。
5. 悬钟：方法同上，用长刮法从上向下刮拭。
6. 昆仑：方法同上，用长刮法从上向下刮拭。
7. 委中：用刮痧板的一角，用力向下按压委中，逐渐加力，停留数秒后迅速抬起，直到有麻胀感为止。

◉特别提醒

坐骨神经痛是由多种原因导致的，所以刮痧治疗时，要从对原发病症治疗的角度出发。刮痧治疗过程中，要注意卧床休息、调节饮食、适当锻炼。

刮痧治病

坐骨神经痛的出现是由于肝血不足、血不养筋，刮痧就是要达到养肝柔筋，从而治疗疾病的目的。

刮痧取穴

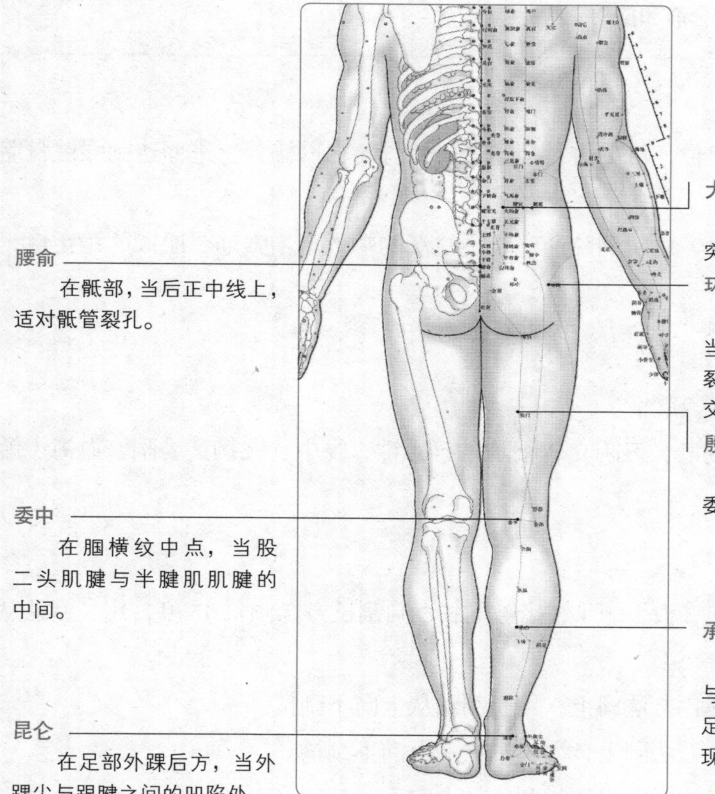

腰俞

在骶部，当后正中线上，适对骶管裂孔。

委中

在腘横纹中点，当股二头肌腱与半腱肌肌腱的中间。

昆仑

在足部外踝后方，当外踝尖与跟腱之间的凹陷处。

大肠俞

在腰部，当第 4 腰椎棘突下，旁开 1.5 寸。

环跳

在股外侧部，侧卧屈股，当股骨大转子最凸点与骶管裂孔连线的外 1/3 与中 1/3 交点处。

殷门

在大腿后面，当承扶与委中的连线上，承扶下 6 寸。

承山

在小腿后面正中，委中与昆仑之间，当伸直小腿或足跟上提时腓肠肌肌腹下出现尖角凹陷处。

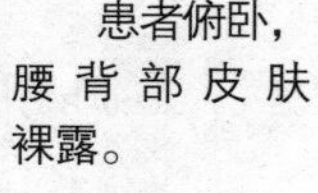

操作步骤

患者俯卧，腰背部皮肤裸露。

→ 刮痧板向下倾斜 45 度，由上向下刮拭大肠俞、腰俞、环跳。

→ 患者改为侧卧位。

→ 刮痧板向下倾斜 45 度，由上向下刮拭阳陵泉至悬钟部位。

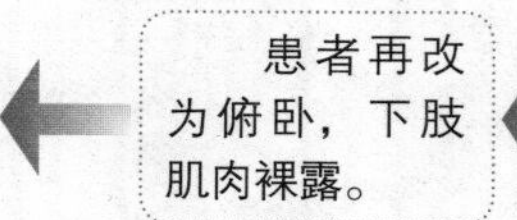

→ 患者再改为俯卧，下肢肌肉裸露。

→ 刮痧板向下倾斜 45 度，由上向下刮拭殷门至昆仑部位。

079 类风湿性关节炎的刮痧

类风湿性关节炎的高发人群是20～45岁的青壮年，以女性居多。中医认为，肾藏精，精生髓，髓养骨。肾精旺盛，骨髓就会得到濡养，骨骼就会强壮；肾精不旺，骨髓就会空虚，骨骼就会空虚脆弱，加速老化，容易患骨关节疾病。另外，骨骼依靠筋、肉连接，一旦筋、肉发生病变，就会直接影响骨关节的稳定性，加速骨骼的磨损和老化。而刮痧的目的就是强壮骨骼和筋肉。

◉取穴原理

1. 刮拭腰背部的穴位，可促进肾精旺盛，使骨髓得以濡养，进而达到强健骨骼的目的。

2. 刮拭下肢的穴位，可起到疏通经络、祛湿的功效，增强筋、肌肉的稳定性，从而更好地保护关节。

◉刮痧取穴

1. 背部穴位：大椎、腰俞。

2. 下肢穴位：阴陵泉、三阴交、阳陵泉、悬钟、委中、飞扬、委阳、血海、解溪、足三里。

◉刮痧疗法

1. 大椎至腰俞：刮痧板下缘1/3接触皮肤，向刮拭方向倾斜45度，用长刮法从上向下刮拭。

2. 阴陵泉至三阴交：方法同上，用长刮法从上向下刮拭。

3. 阳陵泉至悬钟：方法同上，用长刮法从上向下刮拭。

4. 委中至飞扬：方法同上，用长刮法从上向下刮拭。

5. 委阳、血海、解溪、足三里：选择刮痧板的一角，用点按法刮拭。

◉特别提醒

1. 保证合理饮食，摄取足量均衡的营养，多吃瘦肉、鱼、鸡蛋、豆制品以及新鲜蔬菜和水果，提高身体免疫力。

2. 养成健康的生活习惯，避免淋雨，出汗后要及时换洗汗湿的衣服，不要立即用凉水冲洗，也不要立即吹电风扇。

刮痧治病

类风湿性关节炎的刮痧主要刮拭背部、腿的前侧、腿的后侧、腿的侧面，有长刮法和点按法。

刮痧取穴

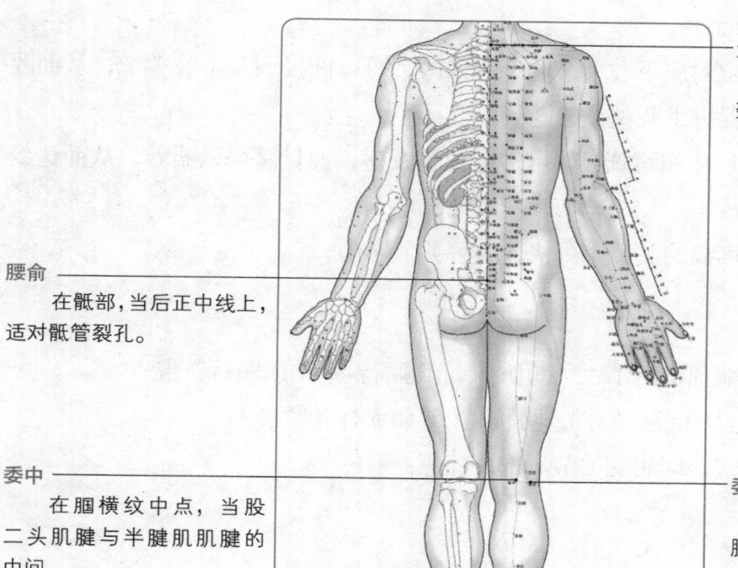

大椎

在后正中线上，第7颈椎棘突下凹陷中。

腰俞

在骶部，当后正中线上，适对骶管裂孔。

委中

在腘横纹中点，当股二头肌腱与半腱肌肌腱的中间。

委阳

在腘横纹外侧端，当股二头肌腱的内侧。

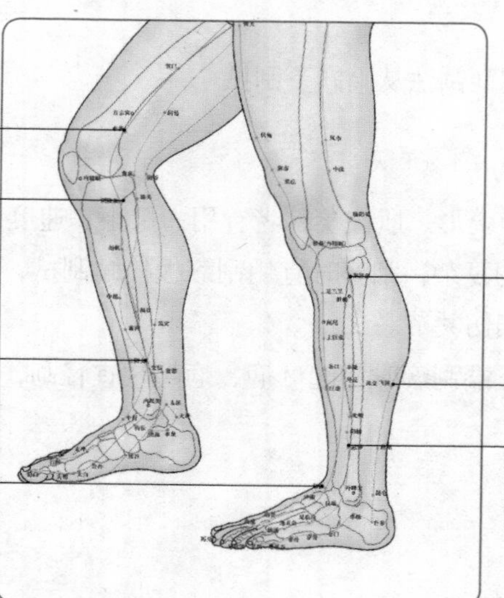

血海

屈膝，在大腿内侧，髌底内侧端上2寸，当股四头肌内侧头的隆起处。

阴陵泉

在小腿内侧，当胫骨内侧髁后下方凹陷处。

阳陵泉

在小腿外侧，当腓骨头前下方凹陷处。

三阴交

在小腿内侧，当足内踝尖上3寸，胫骨内侧缘后方。

飞扬

在小腿后面，当外踝后，昆仑直上7寸，承山外下方1寸处。

解溪

在足背与小腿交界处的横纹中央凹陷中，当拇长伸肌腱与趾长伸肌腱之间。

悬钟

在小腿外侧，当外踝尖上3寸，腓骨前缘。

第四章 传统中医疗法

080 风湿性关节炎的刮痧

对于风湿性关节炎患者，刮痧可以扩张毛细血管，增加汗腺分泌，促进血液循环，进而起到调整经气、解除疲劳、增加免疫功能的作用。

◉取穴原理

1. 刮拭身体各部位对应下肢关节的全息穴区，可以间接调节下肢关节，从而改善下肢关节处病症，促进下肢关节的健康。

2. 刮拭腰背部的督脉和膀胱经，可促进肾精旺盛，使骨髓得以濡养，从而达到强健骨骼的目的。

3. 通过刮拭身体疼痛的关节，可快速缓解关节疼痛。

◉刮痧取穴

身体全息穴区：额顶带后 1/3、额中带、顶颞前斜带和顶颞后斜带。

背部穴位：督脉（大椎至腰俞），膀胱经（双侧大杼至肾俞）。

四肢穴位：阿是穴，即病变关节局部压痛点。

◉刮痧疗法

1. 以厉刮法刮拭头部额顶带后 1/3、顶颞前斜带或顶颞后斜带。

2. 刮痧板下缘 1/3 接触皮肤，向刮拭方向倾斜 45 度，用长刮法从上向下刮拭背部。

3. 病变关节局部用面刮法从上向下刮拭。

◉特别提醒

1. 年老体弱、关节畸形、肌肉萎缩者宜用力量小、速度慢的方法进行刮拭。

2. 由于膝关节结构复杂，刮痧时宜用刮痧板棱角刮拭，以便掌握刮痧正确的部位和方向，而不至于损伤关节。

3. 膝关节后方及下端刮痧时易起痧疱，疱起时宜轻刮，如遇曲张之静脉可改变方向，由下向上刮拭。

刮痧治病

对于下肢风湿性关节炎的刮拭，主要包括阿是（即身体疼痛关节）、身体的全系区域（主要在头部）、背部的督脉和膀胱经。

刮痧取穴

身体全息穴区

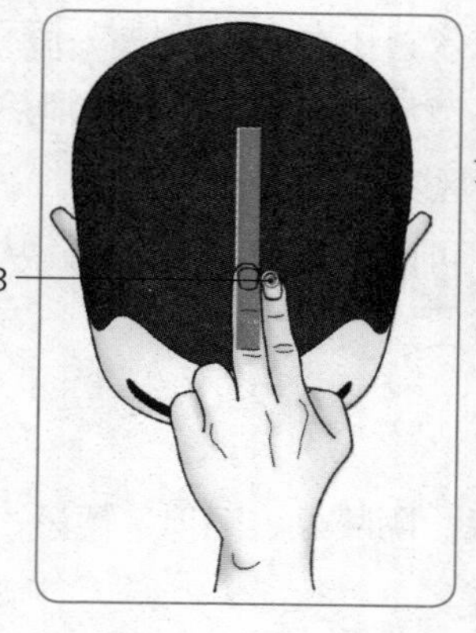

额顶带后 1/3

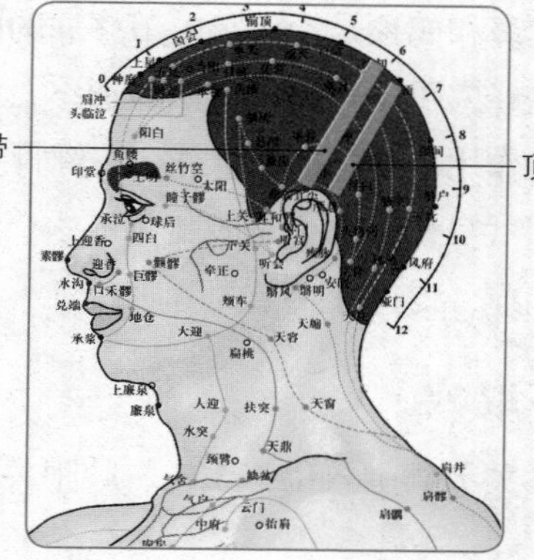

顶颞前斜带

顶颞后斜带

背部穴位

大杼

在背部，当第 1 胸椎棘突下，旁开 1.5 寸。

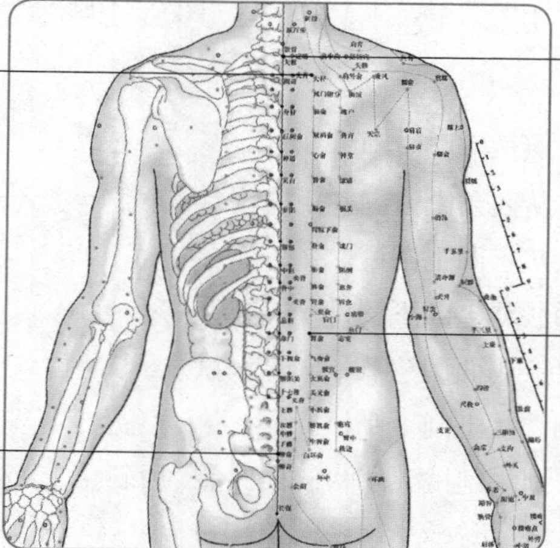

大椎

在后正中线上，第 7 颈椎棘突下凹陷中。

肾俞

在腰部，当第 2 腰椎棘突下，旁开 1.5 寸。

腰俞

在骶部，当后正中线上，适对骶管裂孔。

操作步骤

患者取坐位，以厉刮法刮拭头部额顶带后 1/3、额中带、顶颞前斜带或顶颞后斜带。

患者改俯卧位，将背部擦拭干净，刮痧板向下倾斜 45 度，刮痧板下缘 1/3 接触皮肤，用长刮法从上向下刮拭。

刮拭病变关节局部，患者取适当体位，从上向下刮拭疼痛部位。

081 膝关节痛的刮痧

膝关节痛常见于风湿性和类风湿性关节炎、膝关节韧带损伤、膝关节半月板损伤、膝关节骨质增生、膝关节周围纤维组织发炎等病症，可通过刮痧来治疗。

◉取穴原理

1. 犊鼻和鹤顶是治疗膝关节疼痛的两个奇效穴，还有一些穴位位于膝关节处，疏通这些经穴可祛风散寒、活血通络、治疗膝关节痛。如阴陵泉具有清热化湿、通利三焦的作用；而阳陵泉主筋，有健骨强筋、祛风除湿的功效。

2. 刮拭身体各部位对应膝关节的全息穴区，可以间接调节膝关节，从而改善膝关节处病症，促进膝关节的健康。

◉刮痧取穴

1. 膝关节周围穴位：梁丘、膝阳关、阳陵泉、阴陵泉、鹤顶、犊鼻、足三里、血海。

2. 身体的全息区域：顶颞后斜带、顶颞前斜带、手部的腿区。

◉刮痧疗法

1. 犊鼻：用点按法点按双膝膝眼。

2. 鹤顶：用面刮法从鹤顶上方向膝下方滑动刮拭。

3. 梁丘：用面刮法从上向下刮拭。

4. 足三里：用面刮法从上向下刮拭。

5. 膝阳关和阳陵泉：用面刮法从上向下刮拭。

6. 阴陵泉：用面刮法从上向下刮拭。

7. 顶颞斜带：用厉刮法刮拭头部两侧顶颞前、后斜带上 1/3，寻找痛点，并对敏感点重点刮拭。

◉特别提醒

1. 组织损伤性膝关节痛在 24 小时内不宜进行关节部位的刮痧。

2. 膝关节韧带损伤严重或关节肿胀，内有积液者，可刮拭远端经穴或膝关节的全息穴位。

刮痧治病

膝关节疼痛时，除了要刮拭相应的穴位外，还要刮拭身体的反射区，其具体方法有厉刮法、面刮法、点按法。

刮痧取穴

下肢穴位

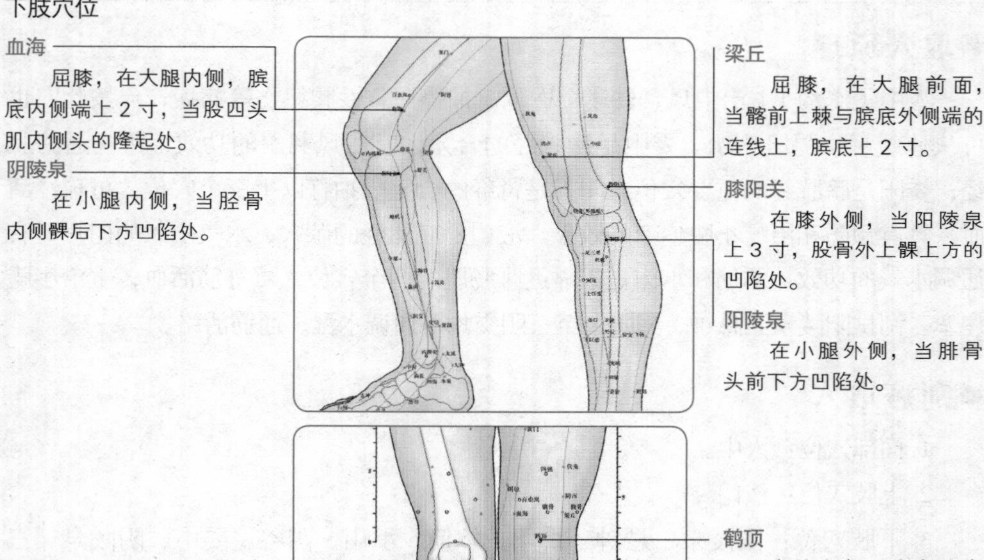

操作步骤

患者侧卧，裸露下肢膝盖。
用面刮法从上向下刮拭膝阳关、阳陵泉。
患者改仰卧位，裸露下肢。
用面刮法从上向下刮拭鹤顶、梁丘、足三里、阴陵泉，然后用点按法按揉犊鼻。

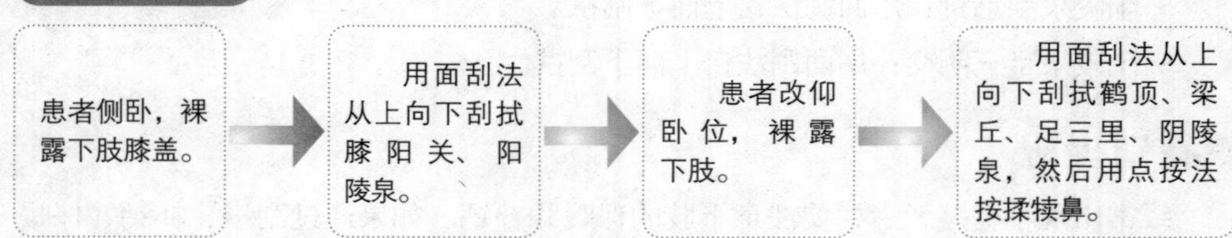

082 小腿痉挛的刮痧

小腿痉挛俗称小腿抽筋，医学上称为腓肠肌痉挛，当腓肠肌痉挛时，小腿局部会剧烈疼痛，影响活动。现代医学认为，小腿痉挛与体内缺钙以及出汗后钾盐、钠盐的流失有关。中医认为，此病的发生与体内气血不足有关，所以，可通过刮痧的方法来促进体内血液循环，进而减少小腿痉挛的发生。

◉取穴原理

人中（水沟）主治中风、昏迷、昏厥、抽搐、急性腰扭伤等病症，点按此穴也可快速缓解小腿肌痉挛。委中是膀胱经的合穴，有祛风利湿的功效，可畅通膀胱经；委阳是膀胱经的重要穴位；阴谷是肾经的合穴。拍打以上三个穴位，可疏经活血，具有预防和治疗小腿痉挛的效果。液门是三焦经的荥穴、水气出入的门户，有通调水气的功效。承筋和承山是最靠近腓肠肌的两个穴位，可舒筋活血，主治小腿痉挛。刮拭阳陵泉至悬钟、阴陵泉至三阴交均可通调水湿、通筋活络。

◉刮痧取穴

1. 面部穴位：人中。

2. 上肢穴位：液门。

3. 下肢穴位：阳陵泉、悬钟、委阳、承筋、承山、阴谷、委中、阴陵泉、三阴交。

◉刮痧疗法

1. 人中：用重力以点按法连续点按。
2. 膝窝：在膝窝处涂上刮痧油，用拍打法刮拭。
3. 液门：用垂直点按法刮拭。
4. 承筋至承山：用面刮法自上而下刮拭。
5. 阳陵泉至悬钟：用面刮法自上而下刮拭。
6. 阴陵泉至三阴交：用面刮法自上而下刮拭。

◉特别提醒

经常出现小腿痉挛者，要注意下肢的保暖和补钙。如果通过刮痧、补钙、保暖三项措施仍不能控制症状，应及时到医院查明原因，警惕血管性疾病。

刮痧治病

对于小腿痉挛，除了刮拭下肢穴位，还需刮拭面部的人中、手部的液门，具体的刮拭方法有面刮法、点按法。

刮痧取穴

下肢穴位

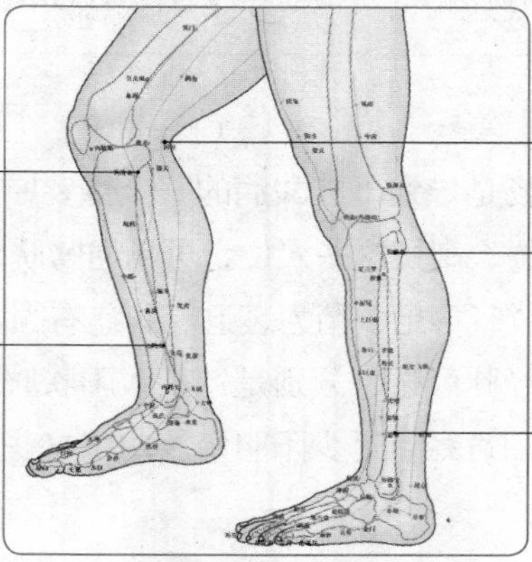

阴陵泉

在小腿内侧，当胫骨内侧髁后下方凹陷处。

三阴交

在小腿内侧，当足内踝尖上3寸，胫骨内侧缘后方。

阴谷

在腘窝内侧，屈膝时，当半腱肌肌腱与半膜肌肌腱之间。

阳陵泉

在小腿外侧，当腓骨头前下方凹陷处。

悬钟

在小腿外侧，当外踝尖上3寸，腓骨前缘。

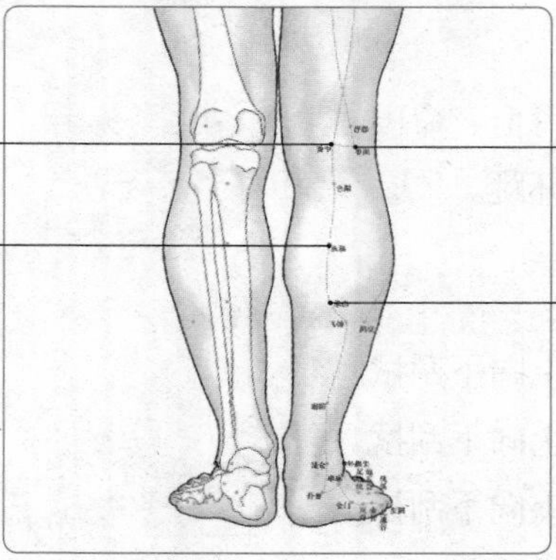

委中

在腘横纹中点，当股二头肌腱与半腱肌肌腱的中间。

承筋

在小腿后面，当委中与承山的连线上，腓肠肌肌腹中央，委中下5寸。

委阳

在腘横纹外侧端，当股二头肌腱的内侧。

承山

在小腿后面正中，委中与昆仑之间，当伸直小腿或足跟上提时腓肠肌肌腹下出现尖角凹陷处。

操作步骤

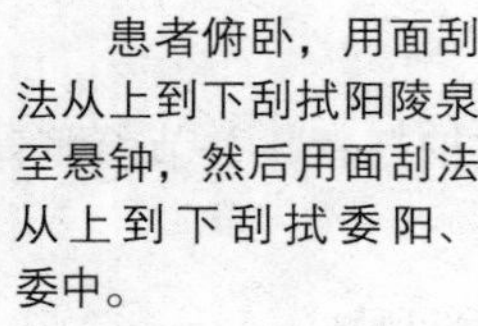

患者俯卧，用面刮法从上到下刮拭阳陵泉至悬钟，然后用面刮法从上到下刮拭委阳、委中。

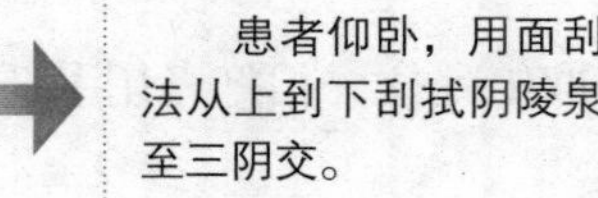

患者仰卧，用面刮法从上到下刮拭阴陵泉至三阴交。

患者改侧卧位，下肢伸直，膝盖处错开，用面刮法从上到下刮拭阴谷。

083 下肢酸痛的刮痧

下肢酸痛以膝关节酸痛最为多见，膝关节是人体关节中负重最多且运动量最大的关节，最容易劳损和运动损伤。中医认为，肝主筋，肾主骨，下肢出现酸痛、沉重，与肝肾不足、筋疲骨弱有关。此外，肾阳不足，气血运行无力，不能抵御寒邪侵袭；肝血虚，血不荣筋，导致下肢膝关节经脉气血不足或气滞血瘀，而出现酸痛、沉重的感觉。因此，当下肢还未出现运动损伤，但有酸痛症状时，可以用刮痧治疗。

◉取穴原理

1. 膀胱经气血运行不畅是导致下肢酸痛的一个重要原因，而志室、肾俞和髋部的环跳是膀胱经的重要穴位，刮拭这些穴位，可畅通膀胱经。

2. 刮拭督脉的命门对肾气不足、精力衰退等病症有固本培元的作用。

3. 膝关节周围有 6 条经脉经过，分别是：足太阳膀胱经、足阳明胃经、足厥阴肝经、足太阴脾经、足少阴肾经、足少阳胆经。刮拭这些经脉，可疏通膝关节周围的气血。

◉刮痧取穴

1. 背部穴位：志室、肾俞、命门。

2. 下肢穴位：犊鼻、环跳。

◉刮痧疗法

1. 命门：用面刮法从上向下刮拭。

2. 肾俞：用面刮法从上向下刮拭。

3. 志室：用面刮法从上向下刮拭。

4. 犊鼻：用点按法点拭。

5. 膝关节周围的经脉：从膝关节上 3 寸处至膝关节下 3 寸处，用面刮法刮拭膝关节周围的 6 条经脉。

◉特别提醒

1. 拍打膝窝时，被拍打者采取俯卧位，拍打者用手托住被拍打者膝关节前髌骨部位，拍打力度要由轻逐渐加重。

2. 膝关节处有静脉曲张和急性膝关节韧带损伤时，局部不能刮拭。

刮痧治病

下肢有酸痛症状时，主要刮拭背部和下肢的穴位，刮拭方法有面刮法和点按法。

刮痧取穴

背部穴位

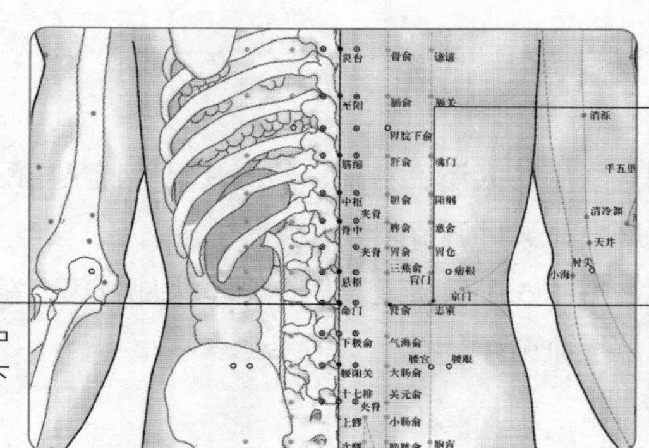

志室

在腰部，当第 2 腰椎棘突下，旁开 3 寸。

命门

在腰部，当后正中线上，第 2 腰椎棘突下凹陷中。

肾俞

在腰部，当第 2 腰椎棘突下，旁开 1.5 寸。

下肢穴位

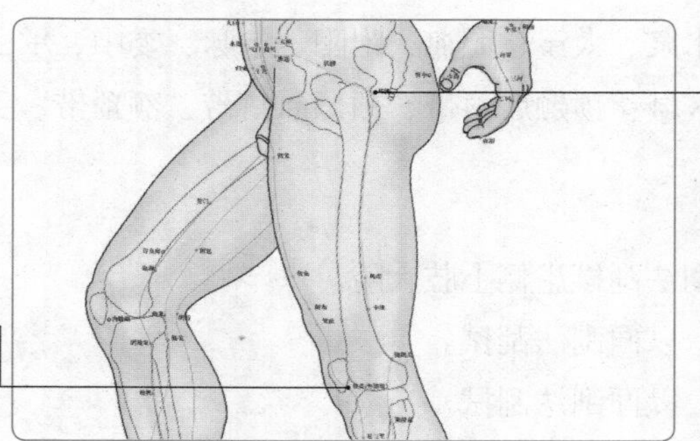

环跳

在股外侧部，侧卧屈股，当股骨大转子最凸点与骶管裂孔连线的外 1/3 与中 1/3 交点处。

犊鼻

屈膝，在膝部，髌骨与膑韧带外侧凹陷中。

操作步骤

患者俯卧，裸露背部肌肉。

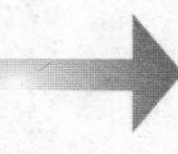

用面刮法从上到下刮拭志室、肾俞、命门三个穴位。

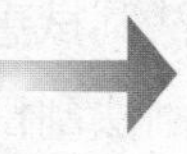

患者改仰卧位，裸露膝盖。

用点按法按揉犊鼻，再用面刮法从上到下向下刮拭膝盖周围的经脉。

患者改侧卧位，裸露臀部。

用面刮法从上到下刮拭环跳。

084 足跟痛的刮痧

足支撑着我们全身的重力，而足跟更是整个足部的重要受力点。如果足长期浮肿而又得不到很好的保养，足跟部的软组织就可能会出现损伤，如滑囊炎、跟腱炎，或足跟的某些骨头长出小骨刺，这些都会引起足跟的疼痛，而刮痧对治疗这类疾病有很好的疗效。

◉取穴原理

1. 取大陵与患侧足跟部的太溪、水泉、照海及足底涌泉相配合，既可疏通局部经脉气血、治疗足跟疼痛，又可调节阳气、益肾补虚。

2. 刮拭头部额顶带后 1/3 可以激发肾气，刮拭头部及第二掌骨挠侧足部的全息穴区可以间接改善足部气血循环。

◉刮痧取穴

1. 上肢穴位：大陵。

2. 下肢穴位：水泉、太溪、照海、跗阳、申脉、委中、承山、涌泉。

3. 身体的全息区域：顶颞后斜带、顶颞前斜带、额顶带、手部的足区。

◉刮痧疗法

1. 大陵：以面刮法刮拭患侧上肢大陵。

2. 委中至承山：以面刮法刮拭。

3. 跗阳至申脉：以面刮法刮拭。

4. 太溪：用平面按揉法刮拭患侧。

5. 水泉：用平面按揉法刮拭患侧。

6. 照海：用平面按揉法刮拭患侧。

7. 涌泉：用面刮法刮拭患侧足底的涌泉。

8. 额顶带：以厉刮法刮拭头部额顶带后 1/3。

9. 顶颞斜带：以厉刮法刮拭头部两侧顶颞前、后斜带上 1/3。

10. 手部的足区：用垂直按揉法按揉第二掌骨桡侧的足区。

刮痧治病

对于足跟痛的治疗，除了刮拭上肢、下肢相关穴位外，还要刮拭头部和手部的身体反射区。

刮痧取穴

下肢穴位

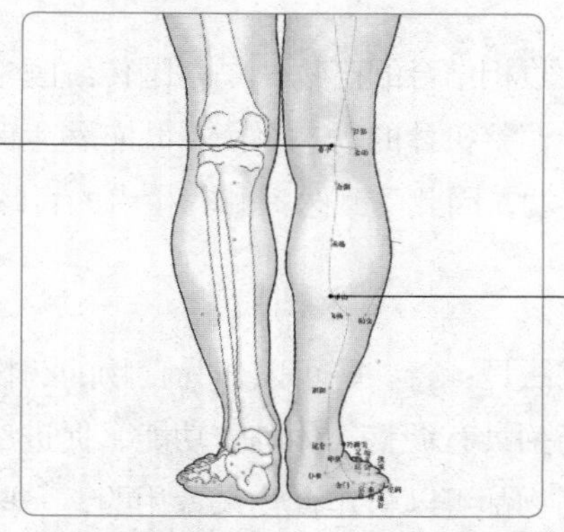

委中

在腘横纹中点，当股二头肌腱与半腱肌肌腱的中间。

承山

在小腿后面正中，委中与昆仑之间，当伸直小腿或足跟上提时腓肠肌肌腹下出现尖角凹陷处。

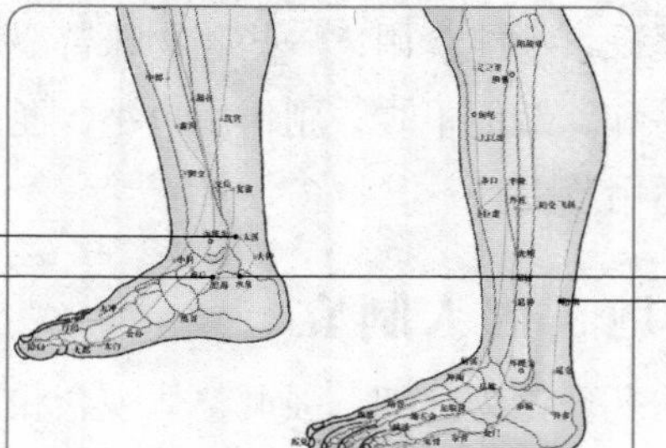

太溪

在足内侧，内踝后方，当内踝尖与跟腱之间的凹陷处。

照海

在足内侧，内踝尖下方凹陷处。

水泉

在足内侧，内踝后下方，当太溪直下 1 寸（指寸），跟骨结节的内侧凹陷处。

跗阳

在小腿后面，外踝后，昆仑直上3寸。

操作步骤

坐位或站立位，以面刮法从上到下刮拭大陵。

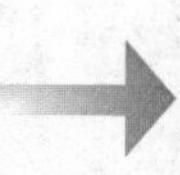

患者侧卧，两腿分开，裸露双脚和踝关节。

以面刮法从上到下刮拭水泉、太溪、照海、涌泉四个穴位，再以面刮法从上到下刮拭跗阳至申脉。

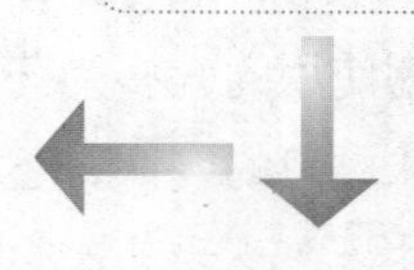

患者改坐位，以厉刮法刮拭头部额顶带后1/3，再以厉刮法刮拭头部两侧顶颞前、后斜带上 1/3。

患者仍保持坐位，用垂直按揉法按揉第二掌骨桡侧的足区。

085 食物疗法的基本知识

食物疗法，就是通过食用食物或药物达到强身健体、治疗和预防疾病的目的的一种方法。粮食、蔬菜、瓜、果、蛋、奶、禽、畜等，它们不仅能提供人体必需的各种营养成分，具有保健强身、预防疾病的功效，而且具有辅助治疗疾病、促进身体康复的作用。

药膳是中医与烹调经验相结合的产物，是祖国传统医学的一朵奇葩，既能补充人体所必需的营养，又能调整机体的动态平衡；既有养生保健、健体强身之用，又具扶正祛邪、通调脏腑之功，因此受到医家和养生者的青睐，广为流传。

◉原理：药食同源

药膳与药粥的制作方法是：将一些可以作为食物的药物经过食物的加工方法制作而成，这样的药膳或药粥具有调整人体脏腑功能、促进疾病康复的功效。但需要注意的是，不是所有的药物都可以当作食物来食用的，一些药物毒性较大，不宜多食久食；一些药物质地坚硬，不能食用；一些药物味苦涩辛腥，不便食用。而作为食疗的药物一般都性味平和，缓而不峻，副作用也小，通常具有无病强身、有病治病的功效，具有广泛的适用范围。

◉应用：因时、因地、因人制宜

药膳与药粥是以中医药理论为基础，强调整体观念和辨证施治，食用时必须因时、因地、因人制宜。首先，运用中医理论全面分析疾病的症候表现、病理变化；然后，根据个人的不同体质、年龄、季节、时令、地域等综合判断，辨明寒热虚实，确定治疗原则；最后，根据上述分析合理选用适当的药物或食物，通过适当的加工烹饪制成药膳或药粥服用，从而达到防病治病的目的。

◉优点：取材方便、良药可口

我国中草药资源非常丰富，应用历史悠久，在目前发现的中药材中，有500余种可供作药膳使用，较贵重的有人参、天麻、冬虫夏草等；较便宜的有薏仁、百合、枸杞等；取材方便的有黑芝麻、赤小豆、陈皮、蜂蜜等。值得一提的是，药膳与药粥使用的大多为药、食两用之品，通过适当的调配与精细的烹调，不仅可以做出美味可口的餐饮，还具有食品的色、香、味等特性，充分地满足了人们回归自然的本性，在享受美食的同时达到了防病治病的目的。

药膳的常用原料

现在，据不完全统计，在中药药材中可供做滋补品和食疗药膳的达500多种，但是，我国政府卫生主管部门颁布的中药只有70多种，其中最常用的药膳原料有核桃、枸杞、姜、葱、天麻、茯苓、甘草等。

核桃

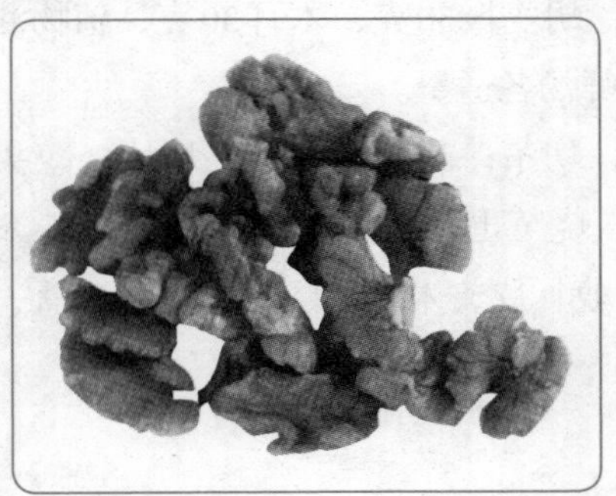

主要用于治疗由于肝肾亏虚引起的病症。如：腰腿酸软、筋骨疼痛、牙齿松动、须发早白、虚劳咳嗽、小便清冷、次数增多、妇女月经和白带过多。

枸杞

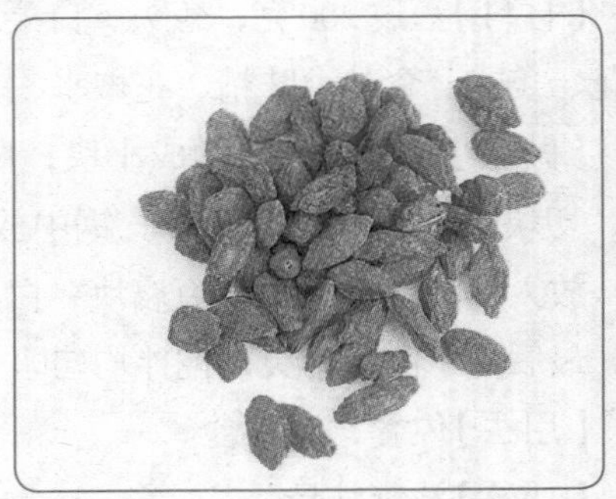

主要用于降低血压、血脂和血糖，能防止动脉粥样硬化，保护肝脏，抑制脂肪肝，促进肝细胞再生。还能增强免疫能力，提高吞噬细胞的吞噬能力。

姜

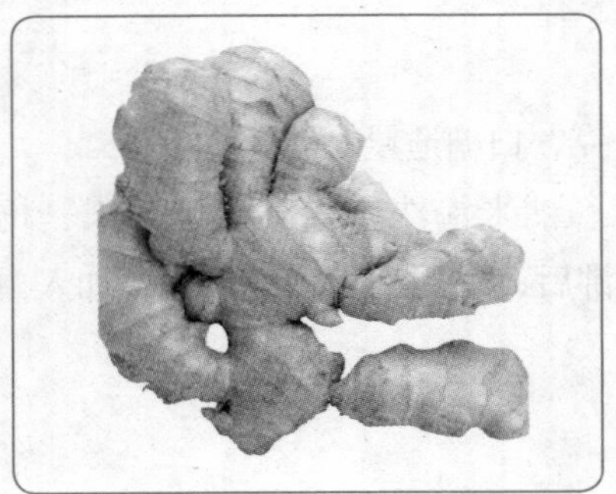

增强血液循环，有刺激胃液分泌、兴奋肠管、促进消化、增进食欲的功效。在炎热时节，姜有排汗降温、提神的作用。

葱

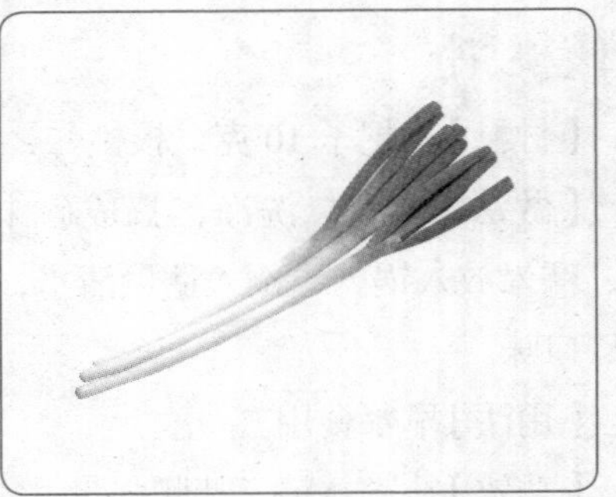

有舒张小血管、促进血液循环的功效，可以改善神经系统功能，有助于防止血压升高所致的头晕，使大脑保持灵活，对预防心血管疾病和老年痴呆均有一定的作用。

086 骨质疏松症患者的食疗方

治疗骨质疏松的一种重要方法就是食疗，食疗中含有人体骨骼所需的各种基本营养物质，如钙、磷、维生素、蛋白质等。

◉葱头白菜烩豆腐

【材料】豆腐200克，葱头、白菜各100克，胡萝卜50克，木耳30克，植物油、葱花、姜末、食盐、味精、花椒水、水淀粉、鲜汤各适量。

【做法】豆腐洗净，切成小块；白菜洗净，切条；胡萝卜洗净，切片；葱头洗净，切块；木耳泡发，洗净。锅中放植物油，烧至七八成热，下入葱花、姜末炝锅，放入鲜汤烧开，再放豆腐块、白菜条、胡萝卜片、木耳块、葱头块、食盐、味精，最后用水淀粉勾芡，搅拌均匀即可。

【用法】佐餐，宜常食。

【功效】补钙壮骨。

◉三子芝麻粥

【材料】枸杞子、韭菜子、菟丝子、黑芝麻各等份，大米适量。

【做法】前3味水煎，去渣留汁，加入黑芝麻、大米煮成粥。

【用法】可作早餐，适量服用。

【功效】补肝肾、益精髓、强筋骨。

◉核桃粥

【材料】枸杞子10克，核桃仁、糯米各50克，白糖适量。

【做法】核桃仁洗净，捣成碎末；枸杞子、糯米淘洗干净。核桃仁末、枸杞子、糯米放入锅内，倒入适量清水，用大火煮沸后，改用小火煮成稠粥，加入白糖调好口味。

【用法】早餐食用。

【功效】补肾益精、壮腰强骨。

药性药效

大豆

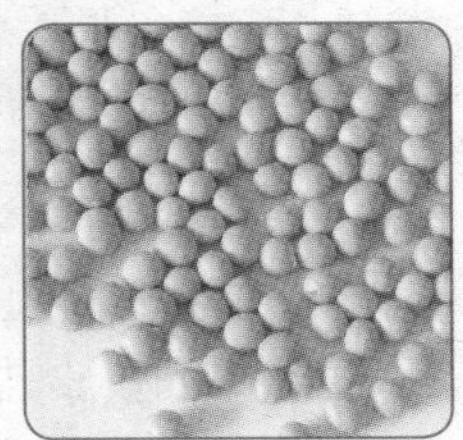

属性：味甘、性平

功效：主治疳积泻痢、腹胀羸瘦、妊娠中毒等，还能抗菌消炎，对咽炎、结膜炎、口腔炎等也很有效。

胡萝卜

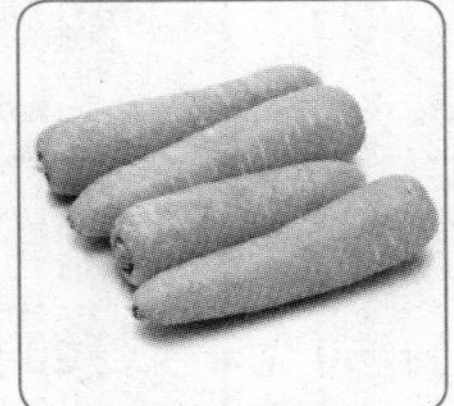

属性：味甘、性平

功效：健脾消食、润肠通便、杀虫、行气化滞、明目，主治食欲不振、腹胀、腹泻、咳喘痰多、视物不明。

黑木耳

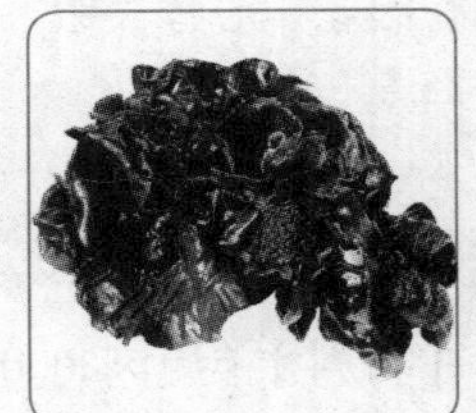

属性：味甘、性平

功效：主治气虚或血热导致的腹泻、崩漏、尿血、齿龈疼痛、脱肛、便血等病症。

生姜

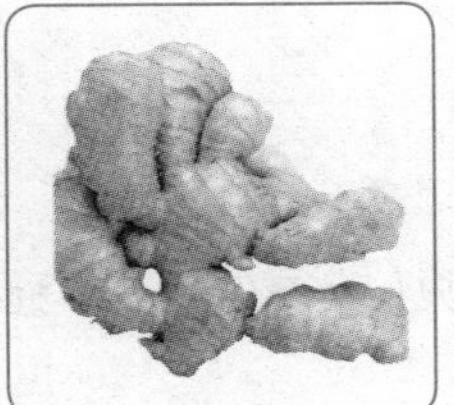

属性：味辛、性温

功效：散寒、止呕、开痰，可治痰饮、咳喘、胀满、腹泻，可解半夏、天南星及鱼蟹、鸟兽肉之毒。

枸杞

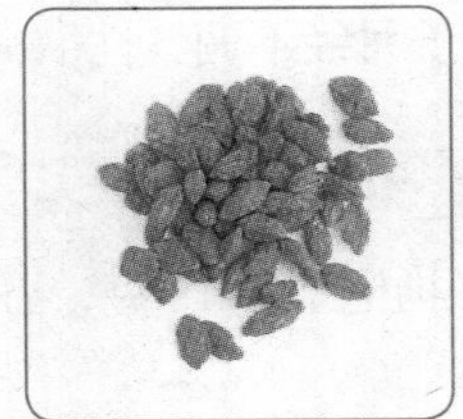

属性：味甘、性平

功效：滋肾、润肺、补肝、明目，可治肝肾阴亏、腰膝酸软、头晕、目眩、目昏多泪、遗精等症。

韭菜

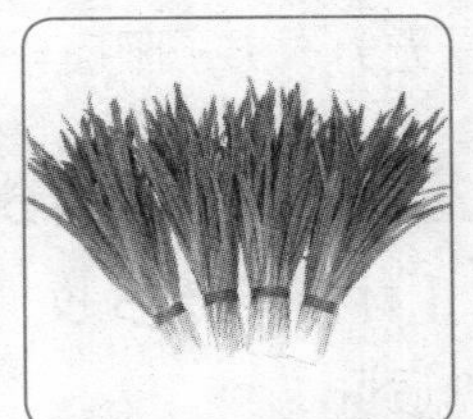

属性：味辛、性温

功效：温中开胃、行气活血、补肾助阳、散瘀，主治阳痿、早泄、遗精、腹中冷痛、闭经、白带、腰膝痛和产后出血等。

菟丝子

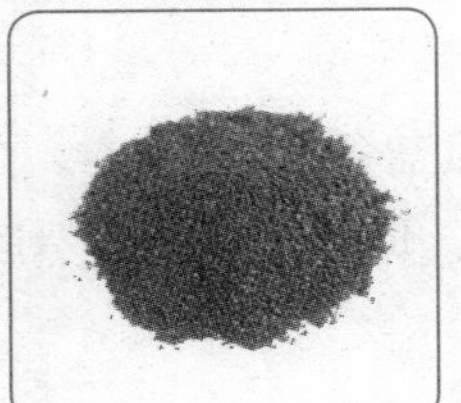

属性：味辛甘、性平

功效：补肝肾、益精髓、明目，可治腰膝酸痛、遗精、消渴、尿有余沥、目暗等症。

黑芝麻

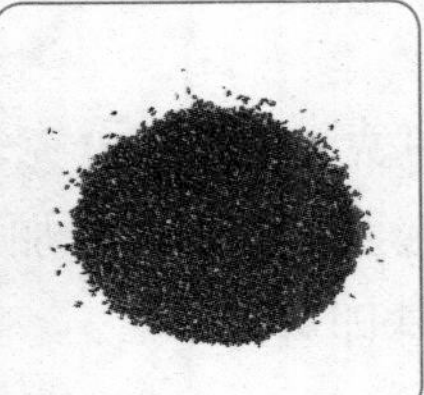

属性：味甘、性平

功效：补肝肾、益精血、润肠除热，可治头晕眼花、耳鸣耳聋、须发早白、病后脱发、肠燥便秘等症。

核桃仁

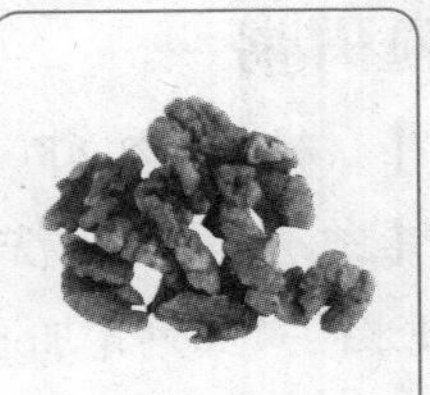

属性：味甘、性温

功效：补肾、温肺、润肠通便。核桃仁含有高浓缩的多种营养成分，具有较高的益智作用。

087 腰膝酸软的食疗方

中医认为腰膝酸软是由于阳虚，主要表现为畏寒喜暖、神疲乏力、面色苍白、头昏眼花、心悸失眠、四肢清冷、小便频数清长、腰膝酸软、遗精、阳痿、早泄、闭经等。

◉枸杞羊肉汤

【材料】羊瘦肉1000克，枸杞子50克，生姜20克，葱段、大蒜、料酒、食盐、味精各适量。

【做法】将羊肉洗净切块，生姜切片。先将生姜、大蒜放入锅中煸炒出味，然后再倒进羊肉，烹调时加入适量料酒，待炒透后，加适量水，将枸杞子、葱段、食盐等放入，用大火煮沸，再改用文火煨炖至熟烂，加入味精调匀即可。

【用法】佐餐食用，食肉、饮汤。每日2次，分2天食用。

【功效】温阳补肾、固精明目、强筋壮骨，适用于肾阳不足引起的腰膝酸软、筋骨无力、男子阳痿、早泄、女子月经不调、性欲减退等症。

◉龙眼枸杞煮鸽蛋

【材料】鸽蛋5枚，龙眼肉、枸杞子各15克，五味子10克(或冬虫夏草5克)，冰糖适量。

【做法】将鸽蛋煮熟、去壳，与龙眼肉、枸杞子、五味子、冰糖同时放入汤碗，加水适量，隔水蒸熟即可。

【用法】食鸽蛋、龙眼肉，饮汤。每日1剂。

【功效】补肾敛阴、益气强心，适用于肾虚或心肾不足引起的腰膝酸软、遗精、头晕、心悸、眼花、失眠等症。

◉狗肉粥

【材料】狗肉200克，生姜20克，粳米100克，料酒、食盐各适量。

【做法】将狗肉洗净切丁，生姜剁成碎末，加水和料酒，炖煮至半熟，然后放入粳米同煮成粥，加适量食盐调味即可。

【用法】温热食用，早、晚各1次。

【功效】祛寒壮阳、温肾补脾，适用于病后体虚或老人阳气不足、畏寒怕冷、四肢不温、腰膝酸软等症。需要注意的是，暑热天或患有热性病患者忌食。

药性药效

大葱

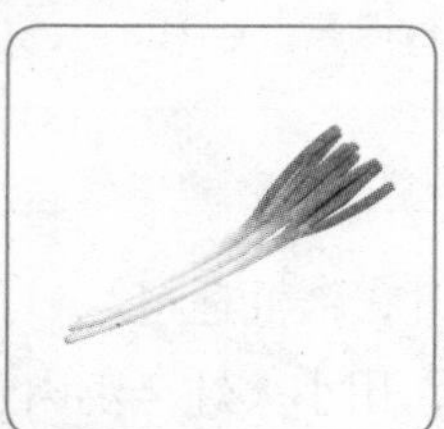

属性：味辛、性温

功效：利水、通阳、解毒，可治伤寒、热头痛、阴寒腹痛、虫积内阻、二便不通、痢疾、痈肿等症。

羊肉

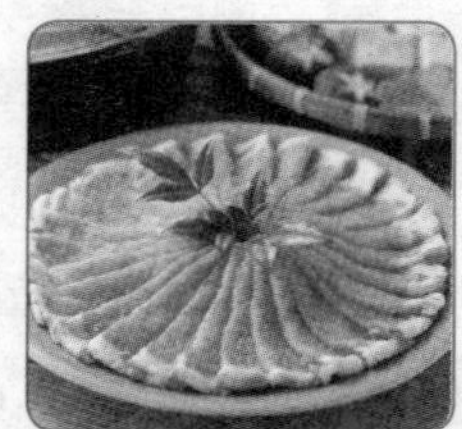

属性：味甘、性温

功效：补虚劳，祛寒冷；益肾气，补形衰，开胃健力；补益产妇，通乳治带；助元阳，益精血。

大蒜

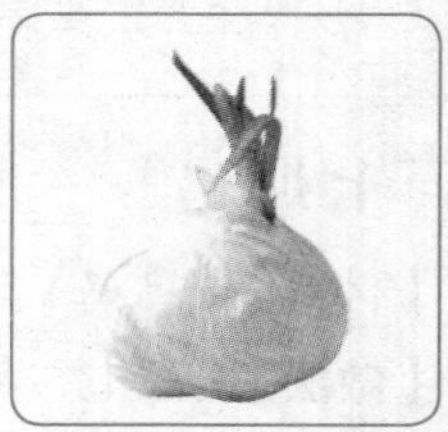

属性：味辛平、性温

功效：消除滞气、温暖脾胃、消解积症、解毒，可治痢疾、疟疾、脘腹冷痛、百日咳、蛇虫咬伤等症。

龙眼

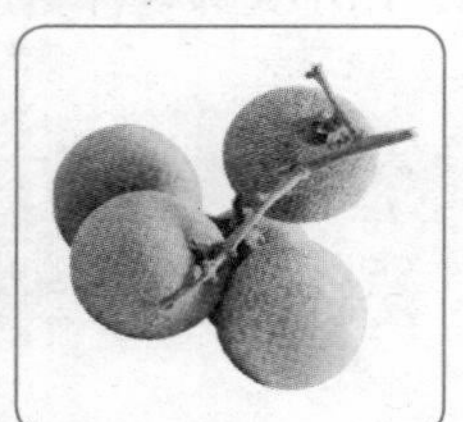

属性：味甘、性平

功效：可治虚劳羸弱、失眠健忘、惊悸、怔忡等症。支气管扩张患者应忌食。

鸽蛋

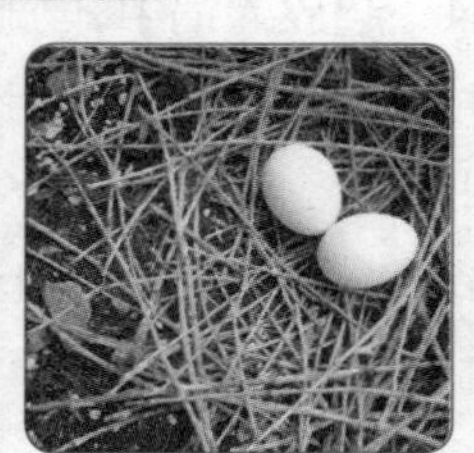

属性：味甘、咸、性平

功效：补肾益气、解毒，主治肾虚气虚、腰膝酸软、疲乏无力、心悸、头晕。

五味子

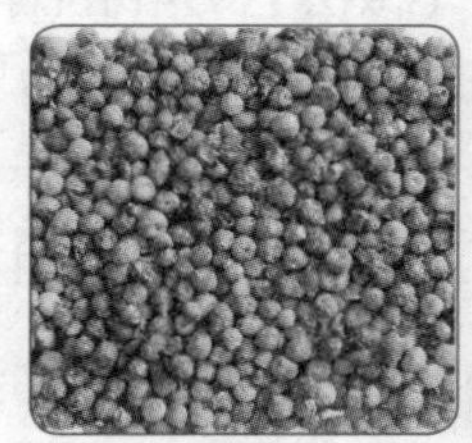

属性：味酸、性温

功效：用于久嗽虚喘、梦遗滑精、遗尿、尿频、久泻不止、自汗、盗汗、津伤口渴、短气脉虚、内热消渴、心悸失眠。

冬虫夏草

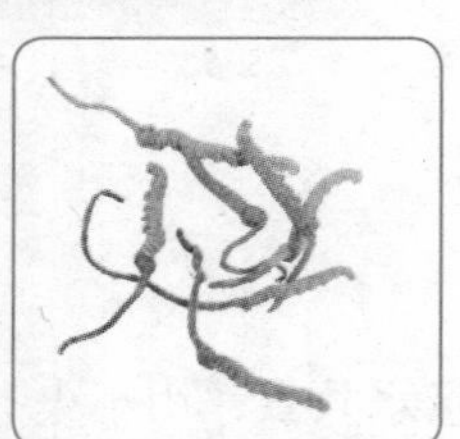

属性：味甘、性平

功效：用于肾虚阳痿、遗精、头昏、耳鸣、肺虚或肺肾两虚、咳喘短气，或咳血、体虚自汗、畏风。

狗肉

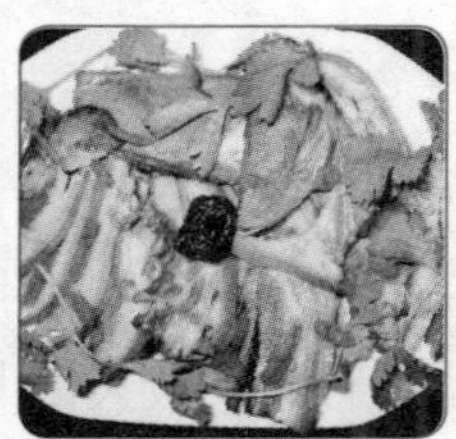

属性：味甘、性温、咸

功效：温肾壮阳、温补脾胃，用于肾阳虚所致的腰膝冷痛、小便频数、浮肿，脾胃阳气不足所致的脘腹胀满、腹部冷痛等。

粳米

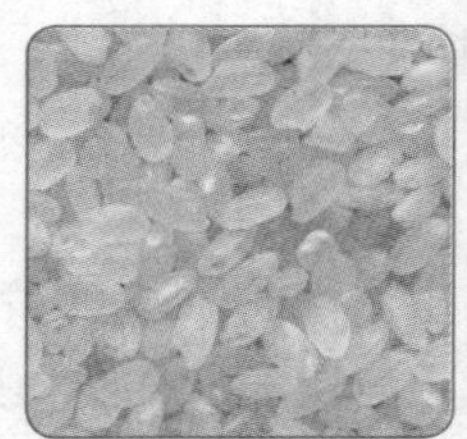

属性：味甘、性平

功效：可补脾胃、养五脏、壮气力，促进肠胃蠕动，预防糖尿病、脚气病、老年斑和便秘等。

088 膝关节骨关节炎的食疗方

膝关节骨关节炎是一种退行性关节炎和增生性关节炎，是以关节软骨的变形、破坏及骨质增生为主要特征的慢性关节病，可以通过食疗的方法进行改善。

●三七炖鸡

【材料】雄乌鸡1只，三七6克，黄芪10克，黄酒10毫升，酱油适量。

【做法】将三七、黄芪一起放入乌鸡腹内，加入黄酒和水，用小火炖至鸡肉熟。

【用法】两日1次，食用时可依据自己的口味用酱油蘸食。

【功效】温阳、益气、定痛，主治阳气不足引起的膝关节炎。

●防风粥

【材料】防风12克，粳米60克，葱白两根。

【做法】将葱白洗净，和防风一起放入锅中，加适量清水，用小火煎药汁备用；再取粳米60克煮粥，待粥将熟时加入药汁熬成稀粥即成。

【用法】每日1剂，作早餐用。

【功效】祛风湿，主治膝关节炎，主治风湿痹阻者。

●桃仁粥

【材料】桃仁10克，薏仁30克，粳米100克。

【做法】将桃仁洗净，捣烂如泥，加水研去渣，与薏仁、粳米一起放入锅中煮成粥。

【用法】每日3～4次。

【功效】益气活血、通利关节，主治气虚血瘀、阻滞关节引起的膝关节骨关节炎。

●冬瓜薏仁汤

【材料】冬瓜500克，薏仁50克，食盐适量。

【做法】将冬瓜连皮切片，与薏仁一起放入锅中，加适量水共煮，用小火煮至冬瓜烂熟。

【用法】每日3～4次。食用时可根据自己的口味酌加食盐调味。

【功效】健脾、清热利湿，主治湿热内蕴而湿邪偏盛引起的膝关节骨关节炎。

药性药效

乌鸡

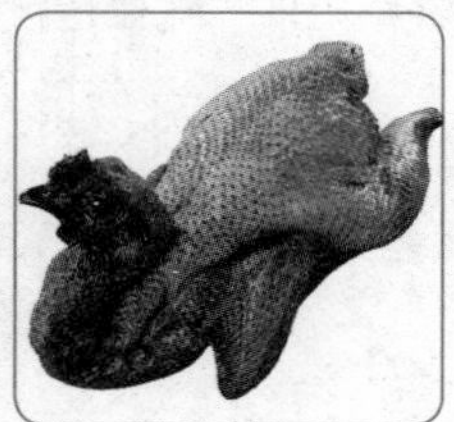

属性：味甘、性平

功效：提高生理机能、延缓衰老、强筋健骨，对防治骨质疏松、佝偻病、妇女缺铁性贫血症等有明显功效。

三七

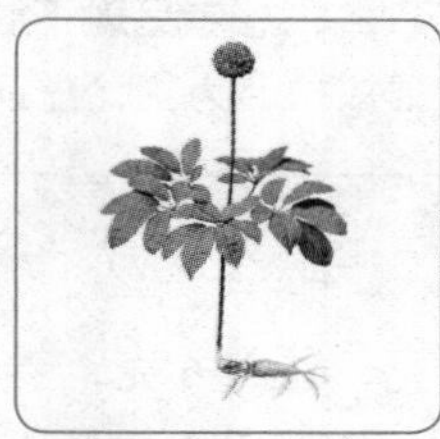

属性：味甘、性温、微苦

功效：散瘀止血、消肿定痛，用于各种内、外出血，胸腹刺痛，跌扑肿痛。

黄芪

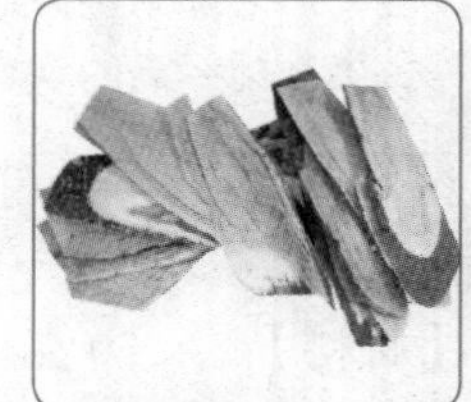

属性：味甘、微温

功效：治疗气虚乏力、中气下陷、便血崩漏、表虚自汗、痈疽难溃、内热消渴、慢性肾炎、蛋白尿、糖尿病等。

黄酒

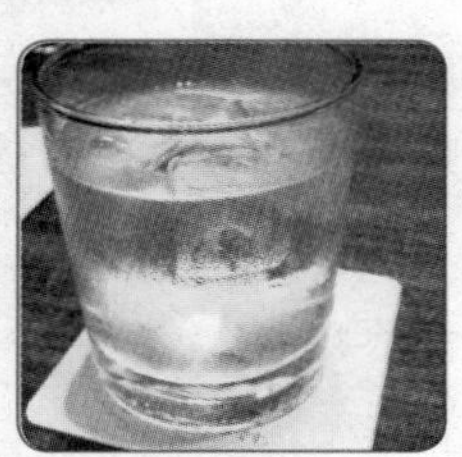

属性：味甘、性辛

功效：促进血液循环、新陈代谢，具有补血养颜、活血祛寒、通经活络的作用，能有效抵御寒冷刺激、预防感冒。

防风

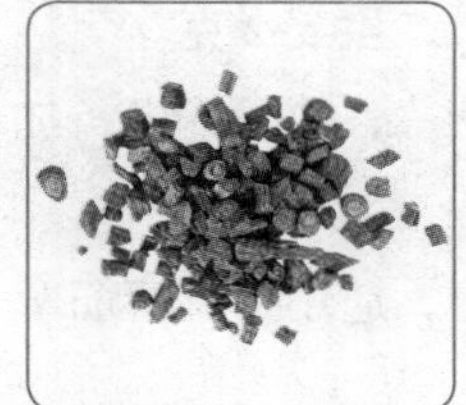

属性：味辛甘、性温

功效：驱风、除湿、止痛，可治头痛、目眩、项强、风寒湿痹、骨节酸痛、四肢挛急、破伤风等症。

桃仁

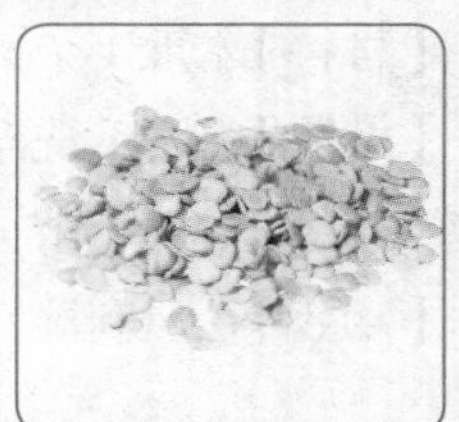

属性：味苦、性甘平

功效：破血行瘀、润燥滑肠，可治闭经、痛经、痞块、跌打损伤、肠燥便秘。

粳米

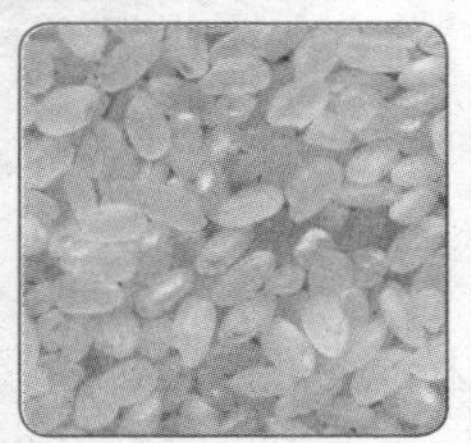

属性：味甘、性平

功效：可补脾胃、养五脏、壮气力，促进肠胃蠕动，预防糖尿病、脚气、老年斑和便秘等。

薏仁

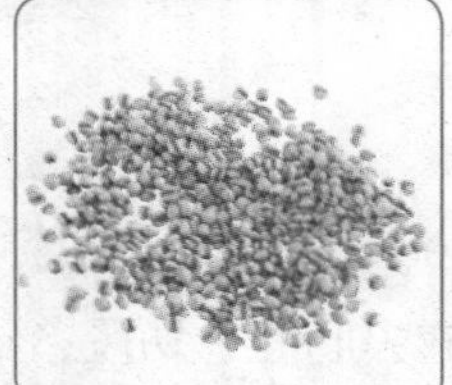

属性：味甘、性凉

功效：健脾渗湿、除痹止泻，用于治疗水肿、脚气、小便不利、湿痹拘挛、脾虚泄泻。

冬瓜

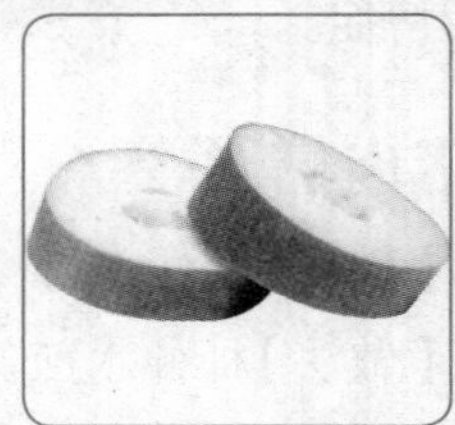

属性：味甘淡、性微寒

功效：清热解毒、利水消痰、除烦止渴、祛湿解暑，用于心胸烦热、小便不利、肺痈咳喘、肝硬化、腹水、高血压等。

089 坐骨神经痛的食疗方

中医学认为，坐骨神经痛的发病是以肝肾不足、气血两虚为内在因素，以风、寒、湿、热之邪入侵为外在因素导致的，患者呈现下肢腰腿痛、经络阻滞、气血运行不畅等。坐骨神经痛的饮食调补，实证以祛邪为主，虚证以补益为主。

◉乌头汤

【材料】香米 50 克，川乌 10 克，薏仁 6 克，姜汁、蜂蜜少许。

【做法】将香米、生川乌、薏仁放入锅中，加水 500 毫升，煮沸后放入姜汁、蜜 3 勺，改文火，煮至米烂。

【功效】温经散寒、除痹止痛，可用于寒痹邪实引起的筋骨剧痛、不得屈者。需要注意的是，此方不宜长期食用。

◉蜜汁木瓜

【材料】木瓜 1 个，蜂蜜适量，生姜 2 克。

【做法】将木瓜洗净，去皮切片，放入锅中，加水调适量蜂蜜至 300 毫升，放生姜煮开，微火煮约 10 分钟即可。

【功效】祛风利湿、舒筋止痛，适用于湿痹筋挛、手足关节疼痛者。

◉木瓜薏仁粥

【材料】木瓜 10 克，生薏仁 30 克，白糖适量。

【做法】将木瓜、生薏仁洗净后放入锅中，加水 200 毫升，用文火炖至薏仁熟烂，加白糖 1 匙，稍炖即可。

【功效】祛风利湿、舒筋利湿、止痛，用于手足痉挛、活动不利、不得屈伸的风湿痹症。

◉猪肉鳝鱼羹

【材料】杜仲 15 克，黄鳝 250 克，猪肉 100 克，葱、姜、料酒、香菜等适量。

【做法】杜仲水煎备用；黄鳝去肠肚、切段；猪肉剁成末，放油炒。加水及杜仲汁，放入鳝鱼、葱、姜、料酒，沸后改文火煮，加醋、胡椒粉起锅，撒上香菜。

【功效】补肝肾、益气血、祛风通络，适用于肝脾两虚的痹痛无力者。

药性药效

川乌

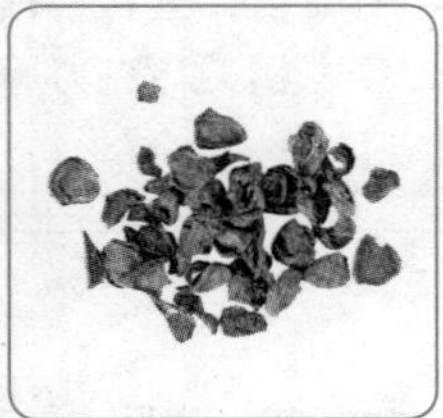

属性：味辛、苦、性热

功效：祛风除湿、温经止痛，用于风寒湿痹、关节疼痛、心腹冷痛、寒疝作痛。

生姜

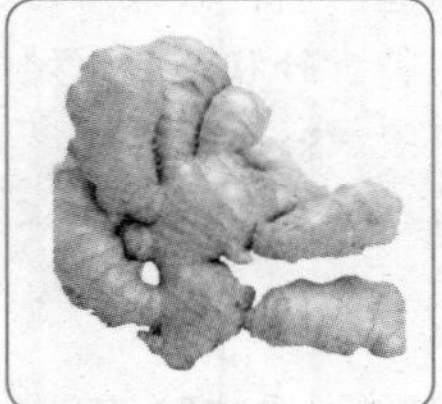

属性：味辛、性温

功效：散寒、止呕、开痰，可治痰饮、咳喘、胀满、腹泻，可解半夏、天南星及鱼蟹、鸟兽肉之毒。

蜂蜜

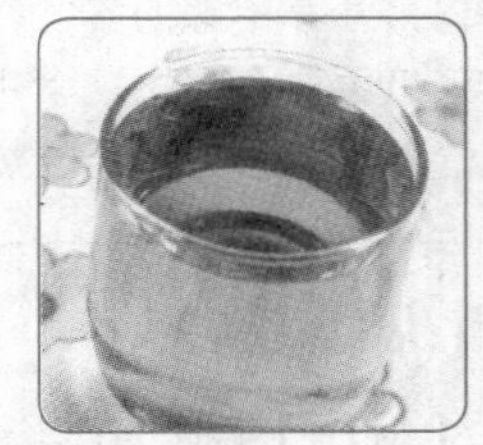

属性：味甘、性平

功效：用于脾胃虚弱、体倦少食、脘腹疼痛、肺燥咳嗽、痰少或干咳、肠燥津枯、大便秘结。

木瓜

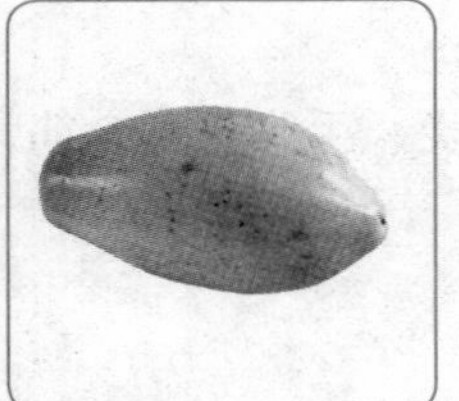

属性：味酸、性温

功效：对腰足无力、关节肿痛等症状疗效显著，可治脚气剧痒、呕逆、心嗝痰唾、心腹痛等。

薏仁

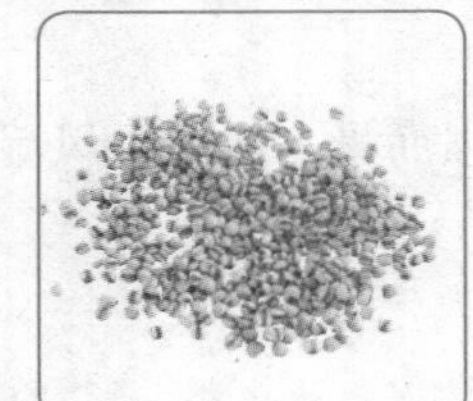

属性：味甘、性凉

功效：健脾渗湿、除痹止泻，用于治疗水肿、脚气、小便不利、湿痹拘挛、脾虚泄泻。

杜仲

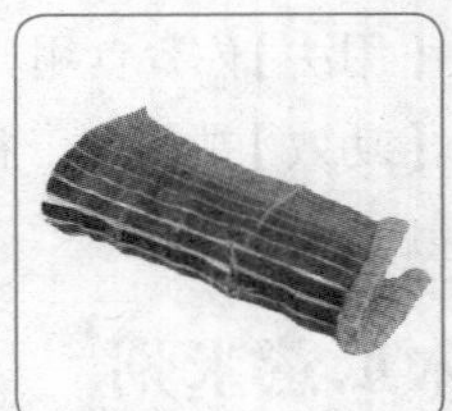

属性：味甘微辛、性温

功效：补肝肾、强筋骨、安胎，可治腰脊酸疼、足膝萎弱、小便余沥、胎漏欲坠、胎动不安、高血压。

黄鳝

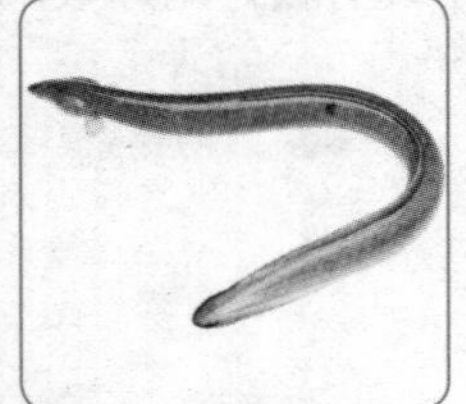

属性：味甘、性温

功效：益气血、补肝肾、强筋骨、祛风湿，主治虚劳、疳积、阳痿、腰痛、腰膝酸软、风寒温痹、产后淋漓、痔疮等。

猪肉

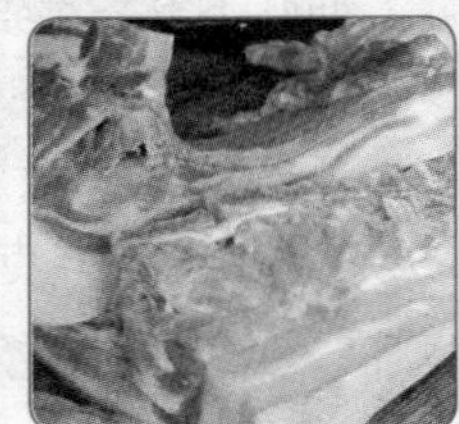

属性：味甘、咸、性微寒

功效：补肾养血、滋阴润燥，主治热病伤津、消渴羸瘦、肾虚体弱、产后血虚、燥咳、便秘等。

香菜

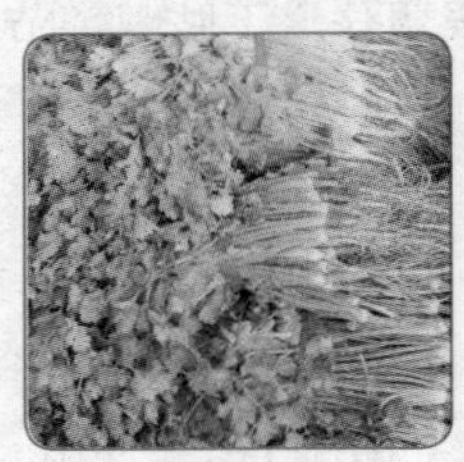

属性：味辛、性温

功效：用于脾胃不和、食欲不振、感冒风寒、发热无汗、麻疹透发不畅。

090 风湿性关节炎的食疗方

风湿性关节炎患者的饮食需要注意以下一些原则：饮食要节制，不可因担心体质虚弱、营养不够而暴饮暴食；饮食宜清淡，以保持良好的食欲；不可偏食，五谷杂粮、蔬菜瓜果要合理搭配食用；正确对待食补和药补，如牛奶、豆浆、麦乳精、巧克力等虽属营养佳品，但体内湿热或舌苔腻者最好不要食用。

◉牛膝蹄筋

【材料】牛膝20克，水发鹿蹄筋（或猪蹄筋）100克，鸡肉500克，火腿50克，水发香菇25克，胡椒粉、味精、料酒、生姜片、葱段、食盐各适量。

【做法】将牛膝洗净浸润后，切成斜片；蹄筋切段；火腿、香菇切丝；鸡肉剁成小块。将蹄筋、鸡肉放入蒸碗内，把牛膝片摆在鸡肉的上面，火腿丝和香菇丝撒在周围，放入姜片、葱段、料酒、食盐、胡椒粉、味精，上屉蒸约3小时，待蹄筋熟烂后，拣去牛膝、姜片、葱段即可。

【用法】佐餐食用。

【功效】祛风湿、补肝肾、强筋骨，适用于风湿性关节炎、手脚乏力、筋骨疼痛等病症。

◉木瓜薏米粥

【材料】木瓜10克，薏米30克，粳米30克。

【做法】将木瓜和薏米、粳米一起放入锅内，加冷水适量，武火煲沸后文火炖烂即可。

【用法】喜欢甜食者可加入白糖1匙，每1日或2日食用1次。

【功效】木瓜、薏米均有祛风湿、通经络、舒筋骨、止痹的功效，二药同用，效果更佳。下肢踝关节、膝关节痛，筋脉不舒，湿弊重者，常食有较好的疗效。

◉千斤拔骨头汤

【材料】千斤拔50克，狗脊50克，猪瘦肉80克。

【做法】将上述材料洗净，加调料，放在锅中煮熟。

【用法】佐餐食用，吃肉喝汤，每日1次。

【功效】补肝肾、强腰膝，对肥大性脊椎炎、风湿性关节炎、老年性类风湿脊椎炎、腰肌劳损、阳痿有疗效。

药性药效

牛膝

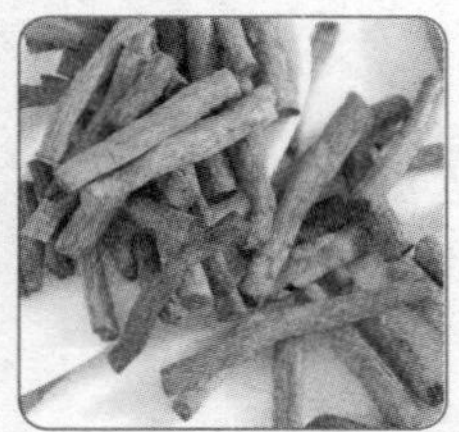

属性：味苦、酸，性平

功效：散瘀血、消痈肿，可治淋病、尿血、闭经、瘕症、难产、产后瘀血腹痛、喉痹、痈肿等病。

鹿蹄筋

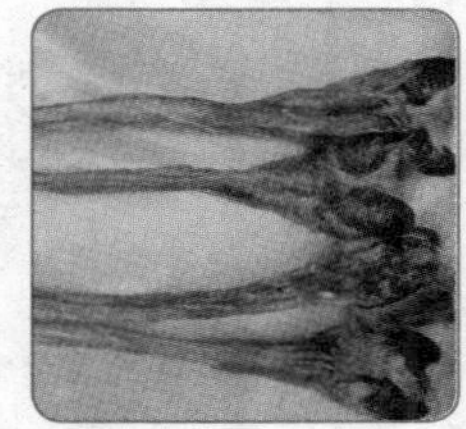

属性：性温

功效：强筋壮骨、生精益髓，用于肝肾虚亏、劳损绝伤、风寒痹痛、转筋、腰脊疼痛、筋骨疲乏或软弱无力等。

鸡肉

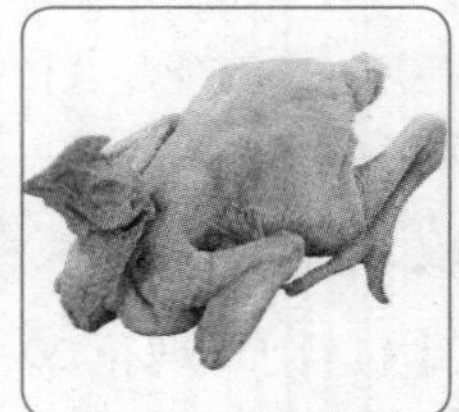

属性：味甘、性微温

功效：中补脾、益气养血、补肾益精，用于虚损羸瘦、病后体弱乏力、脾胃虚弱、食少反胃、气血不足、头晕心悸等。

香菇

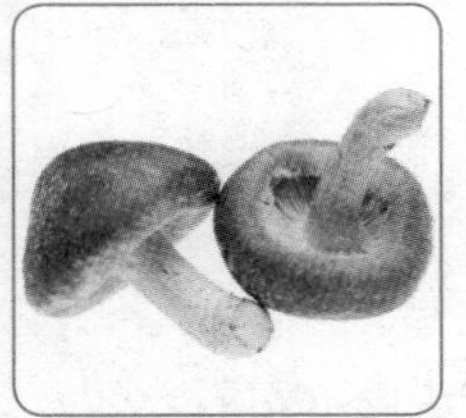

属性：味甘、性平、凉

功效：补肝肾、健脾胃、益气血、益智安神，主治食欲不振、身体虚弱、小便失禁、大便秘结、形体肥胖、肿瘤疮疡等。

胡椒

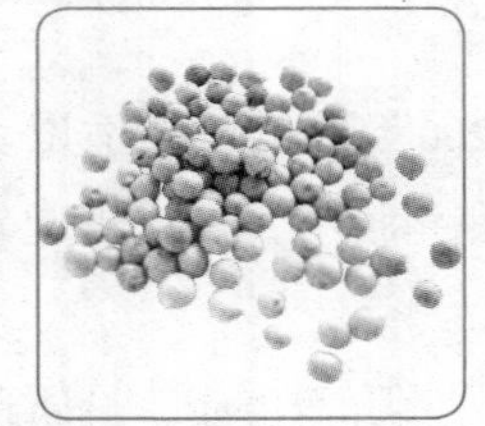

属性：味辛、性热

功效：温中散寒、下气、消痰，用于胃寒呕吐、腹痛泄泻、食欲不振、癫痫、痰多。

木瓜

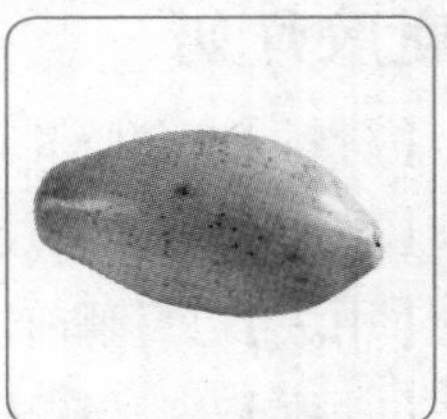

属性：味甘、性平、微寒

功效：消食、驱虫、清热、祛风，主治胃痛、消化不良、肺热干咳、乳汁不通、湿疹、寄生虫病、手脚痉挛疼痛等病症。

猪蹄

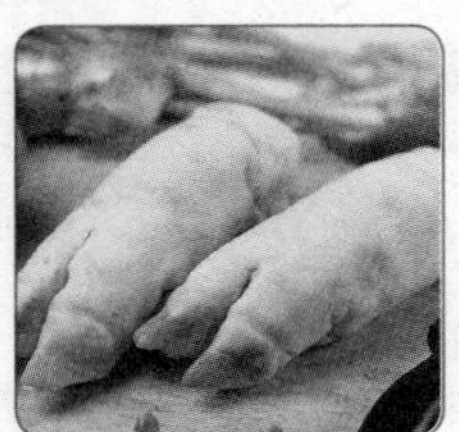

属性：味甘、咸、性平

功效：填肾精而健腰脚，滋胃液以滑皮肤，长肌肉可愈漏疡，助血脉能充乳汁，较肉尤补。

千斤拔

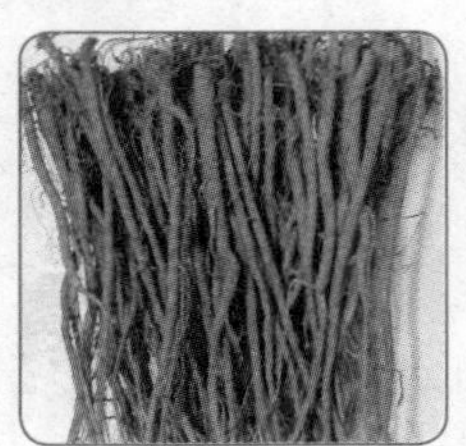

属性：味甘、微温平

功效：用于风湿性关节炎、腰腿痛、腰肌劳损、白带、跌打损伤。

狗肉

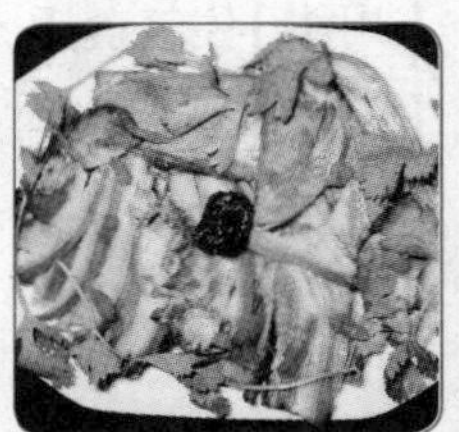

属性：味甘、性温

功效：温肾壮阳、温补脾胃，用于肾阳虚所致的腰膝冷痛、小便频数、浮肿和脾胃阳气不足所致的脘腹胀满、腹部冷痛等。

091 类风湿性关节炎的食疗方

类风湿的概念须与风湿的概念相区别，此病好发于关节，特点是晨僵、疼痛、肿胀。发病机理尚未明确，一般认为是由于受凉、潮湿、劳累、精神创伤、营养不良、外伤等所致，可能与遗传有关。对于类风湿性关节炎，可通过食疗改善。

◉玫瑰归红汤

【材料】玫瑰花 20 克，当归 15 克，红花 10 克。

【做法】将上述药材放入药罐，加水 300 毫升，煎煮半小时，将药汁沥出。再加水 300 毫升，煎煮半小时，将药汁沥出。两次药汁混合。

【用法】将上述药汁分 2 次趁热用黄酒冲服。

【功效】补血活血、通痹、理气散瘀，适用于急性风湿、慢性风湿、类风湿性关节炎。

◉鹿胶烊奶

【材料】鹿角胶 8 克，牛奶 200 毫升，蜂蜜适量。

【做法】将牛奶煮沸，加入鹿角胶中，加蜂蜜调匀即可。

【用法】每日睡前饮用。

【功效】对类风湿性关节炎、骨质增生症、骨质疏松、肾虚腰痛很有疗效。

◉乌豆汤

【材料】食油 500 克，白糖 500 克，黑豆 500 克，白米 1500 克。

【做法】先将黑豆泡开，再用食油炸透。把白米煮烂，放入黑豆，加白糖、生姜煮成汤。

【用法】佐餐食用。

【功效】主治类风湿性关节炎。

◉薏米干姜粥

【材料】薏米 150 克，干姜 9 克，白糖 5 克。

【做法】把薏米、干姜煮成粥，加白糖。

【用法】每天 1 次，连服 1 个月。

【功效】祛风湿，对类风湿性关节炎很有疗效。

药性药效

玫瑰花

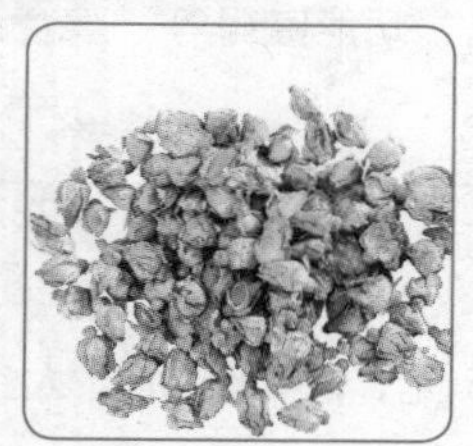

属性：味甘、微苦、性温

功效：行气解郁、和血、止痛，用于肝胃气痛、食少恶呕、月经不调、跌扑伤痛。

当归

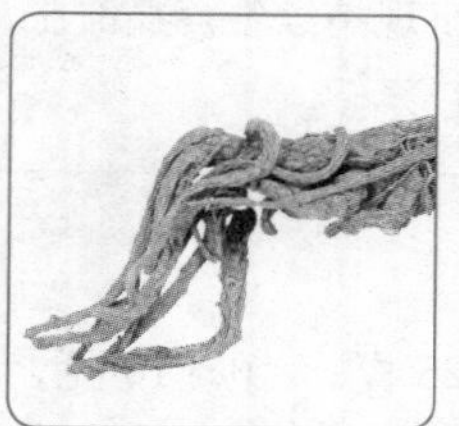

属性：味甘辛、性温

功效：补血活血、润肠通便，用于血虚萎黄、眩晕心悸、月经不顺、痛经、虚寒腹痛、跌打损伤等。

红花

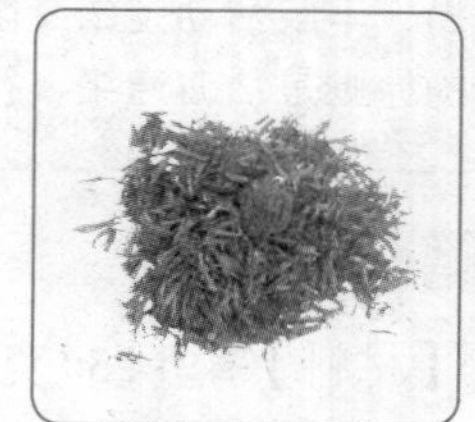

属性：味辛、性温

功效：活血通经、去瘀止痛，可治难产、死胎、产后恶露不已、瘀血作痛、痈肿、跌打损伤等症。

鹿角胶

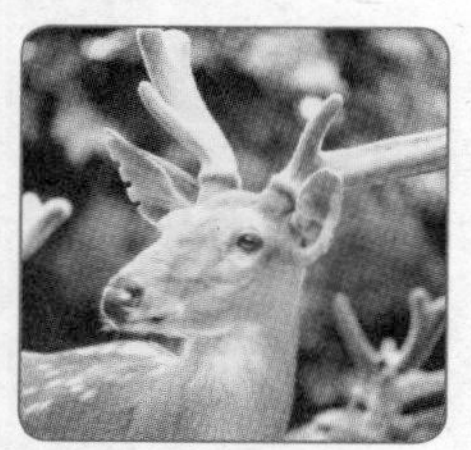

属性：味甘、咸、性温

功效：温补肝肾、益精血、止血，用于肾阳虚衰、精血不足、虚弱消瘦、虚寒性吐血、崩漏、尿血等。

牛奶

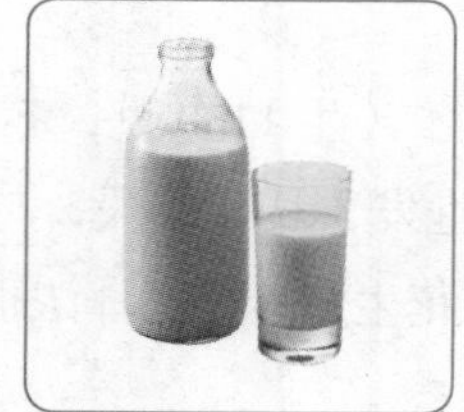

属性：味甘、性平

功效：补气血、益肺胃、生津润肠，用于久病体虚、气血不足、营养不良、噎膈反胃、胃及十二指肠溃疡、消渴、便秘。

蜂蜜

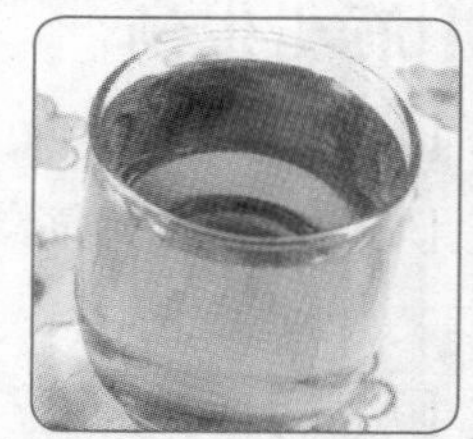

属性：味甘、性平

功效：用于脾胃虚弱、体倦少食、脘腹疼痛，或泻痢腹痛、肺燥咳嗽、痰少或干咳、肠燥津枯、大便秘结、疮疡热毒。

白糖

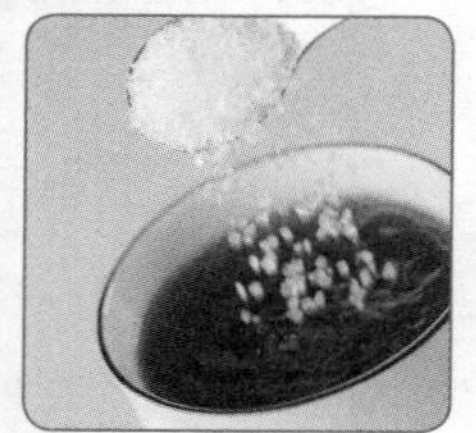

属性：味甘、性平

功效：润肺生津、补中缓急，用于肺燥咳嗽、津液不足、口干渴、脾虚腹痛，或饮酒过度、胃气不和。

黑豆

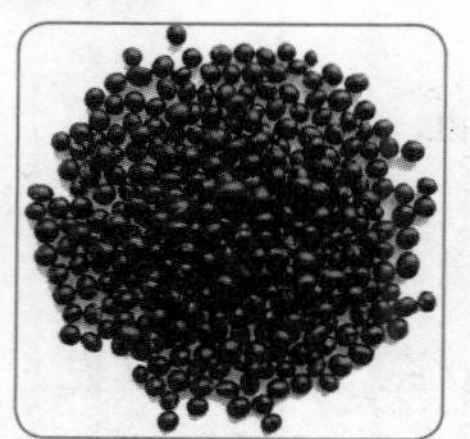

属性：味甘、性平

功效：补肾益阴、健脾利湿、除热解毒，主治肾虚阴亏、小便频数、头晕目眩、脚气水肿、腰痛等症。

干姜

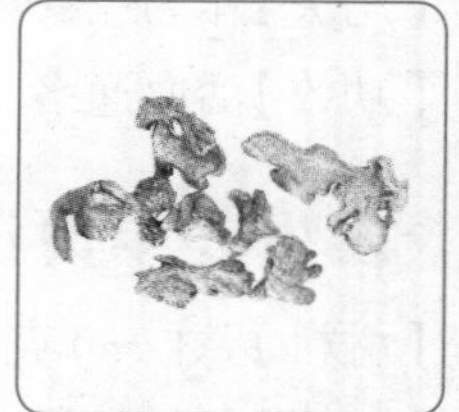

属性：味辛、性热

功效：温中驱寒、回阳通脉，可治心腹冷痛、吐泻、肢冷脉微、风寒湿痹、阳虚、吐衄、下血等症。

092 下肢肌肉劳损的食疗方

下肢肌肉劳损是一种反复积累的慢性损伤，主要表现为腿部肌肉酸痛无力、局部压痛、下肢活动范围受限，继而出现持续性疼痛酸胀、肌肉硬结、功能障碍等。膳食疗法的原则是活血通络、行气止痛。

◉鳝鱼强筋汤

【材料】鳝鱼250克，党参25克，当归10克，牛蹄筋15克，料酒5克，大葱5克，姜5克，植物油10克，盐3克。

【做法】牛蹄筋泡发，去筋膜切长段；党参、当归切片装袋扎口；鳝鱼入油锅炸至金黄。锅中加汤煮沸，把材料同时入锅煮至熟烂，拣去药包即可。

【用法】佐餐食用。

【功效】补中益血、通经活络、行气止痛、强筋健骨。

◉牛筋花生汤

【材料】牛蹄筋100克，花生仁（生）150克，赤砂糖5克。

【做法】将牛蹄筋浸入温水泡发，切成小段，与洗净的花生米一起放入砂锅加水，文火炖煮2小时，至牛筋与花生熟烂、汤汁浓稠时，加入红糖，搅匀即可。

【用法】佐餐食用。

【功效】活血通络、祛湿止痛、强筋健骨。

◉良姜猪脊骨粥

【材料】高良姜10克，薏仁30克，生姜10片，杜仲10克，寄生20克。

【做法】将上述食材水煎去渣，加入猪脊骨250克，大米120克，加水焖煮。

【用法】作为主食食用。

【功效】活血通络、止痛强筋，有助劳损恢复。

◉薏仁生姜羊肉汤

【材料】薏仁50克，生姜20克，羊肉250克。

【做法】以上材料加入适量水后，文火煮煲，调味。

【用法】佐膳食用。

【功效】温中活血、通络强筋，有助劳损恢复。

药性药效

黄鳝

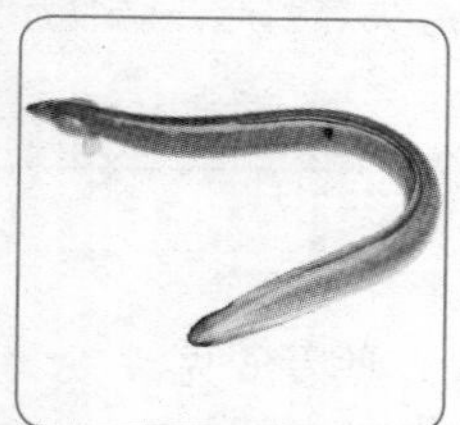

属性：味甘、性温

功效：益气血、补肝肾、强筋骨、祛风湿，主治虚劳、疳积、阳痿、腰痛、腰膝酸软、风寒温痹、产后淋漓、痔瘘等。

党参

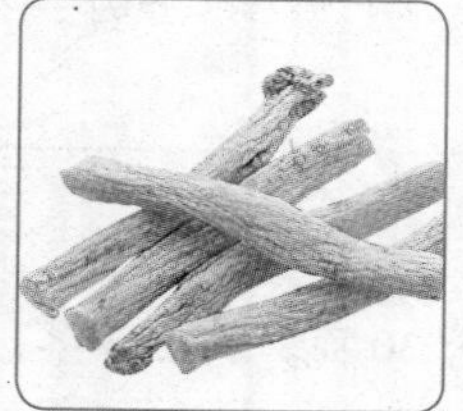

属性：味甘、微酸、性平

功效：补中益气、健脾益肺，用于脾肺虚弱、气短心悸、食少便溏、虚喘咳嗽、内热消渴等。

当归

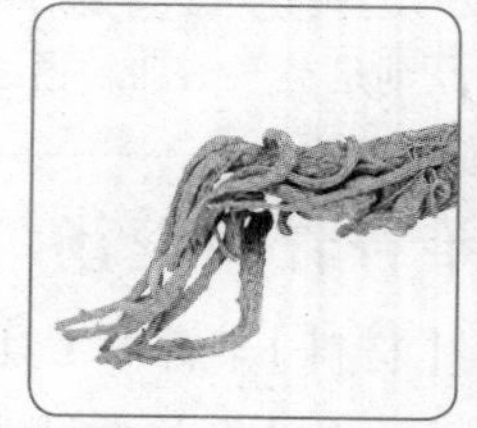

属性：味甘辛、性温

功效：补血活血、润肠通便，用于血虚萎黄、眩晕心悸、月经不顺、痛经、虚寒腹痛、跌打损伤等。

牛蹄筋

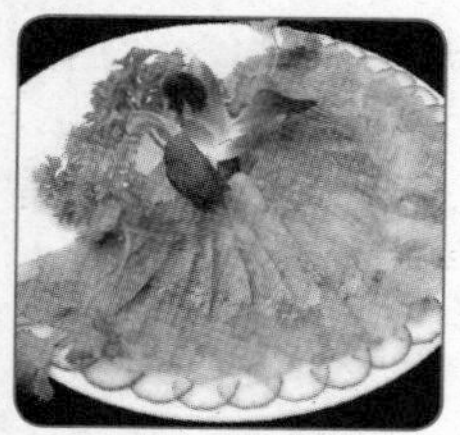

属性：味甘、性温

功效：益气补虚、温中暖中，可治疗虚劳羸瘦、腰膝酸软、产后虚冷、腹痛寒疝、中虚反胃。

花生

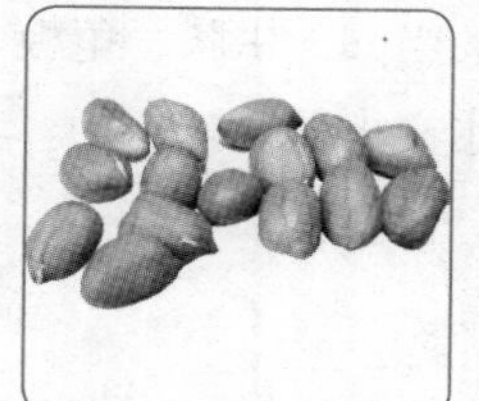

属性：味甘、性平

功效：健脾和胃、利肾去水、理气通乳，用于脾虚少食、消瘦乏力或小儿营养不良、产后缺乳而气血不足、脾气虚弱、脚气。

高良姜

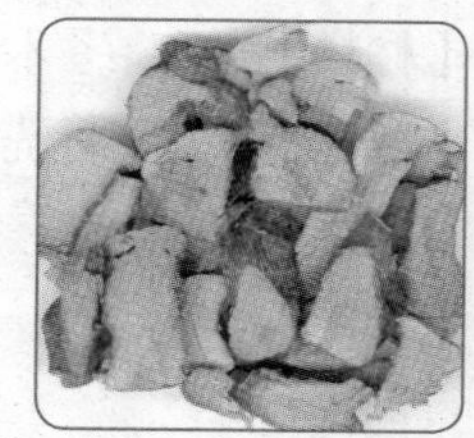

属性：味辛、性热

功效：温胃散寒、消食止痛，用于脘腹冷痛、胃寒呕吐、嗳气吞酸。

杜仲

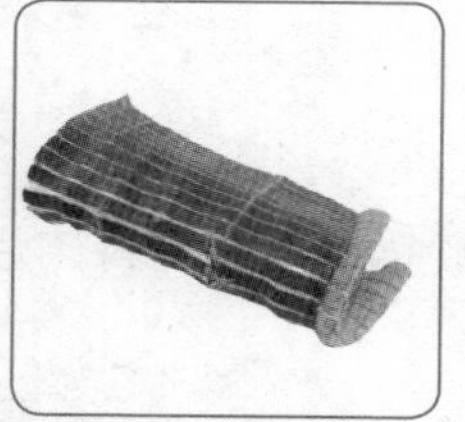

属性：味甘微辛、性温

功效：补肝肾、强筋骨、安胎，可治腰脊酸疼、足膝萎弱、小便余沥、胎漏欲坠、胎动不安、高血压。

薏仁

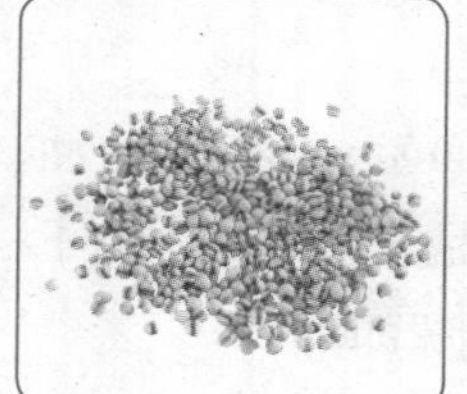

属性：味甘、性凉

功效：健脾渗湿、除痹止泻，用于治疗水肿、脚气、小便不利、湿痹拘挛、脾虚泄泻。

羊肉

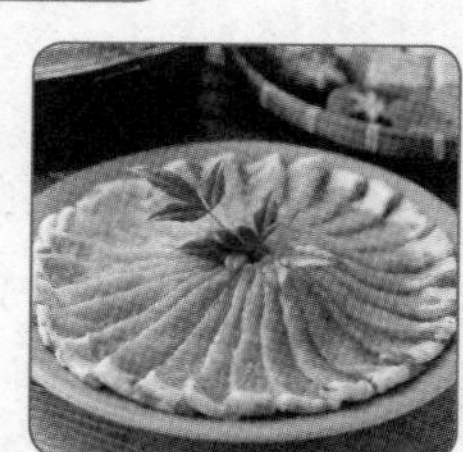

属性：性甘、性温、无毒

功效：补虚劳、祛寒冷、益肾气、补形衰、开胃健力、补益产妇、通乳治带、助元阳、益精血。

093 下肢肌肉萎缩的食疗方

下肢肌肉萎缩是一种由于下肢部位横纹肌营养不良所致的肌肉体积比正常体积缩小、肌纤维变细甚至消失的病症。中医认为此病由气血不足、筋脉失养引起。膳食疗法的原则是益气活血、通络强筋。

◉羊脊骨面羹汤

【材料】羊脊骨1具，肉苁蓉30克，葱白3茎，草果3个，荜茇6克。

【做法】将羊脊骨洗净、捶碎，加入肉苁蓉、草果、荜茇，文火熬汁，加入葱白，取熬出的汁汤与适量面粉调制成面羹食，可根据口味加适量精盐或白糖调味。

【用法】每日食用。

【功效】益气活血、通络强筋。

◉活血通络水

【材料】黄柏、苍术、防己、当归、牛膝、龟板、赤芍、丹参、桃仁、红花。

【做法】以上药材洗净，加水文火熬煮。

【用法】每日1次，7日为1个疗程。

【功效】益气活血、通络强筋。

◉苏子粥

【材料】苏子6克，伏龙肝10克，粳米50克。

【做法】苏子、伏龙肝煎熬，去渣取汁，与粳米煮粥。

【用法】每日食用。

【功效】益气活血、调养筋脉。

◉牛肉粥

【材料】牛肉50克，糯米100克，姜、葱、油、盐等。

【做法】将牛肉切成肉丁，糯米洗净，同肉丁一起放入砂锅内焖煮，待肉烂粥熟后，加入姜、葱、油、盐等调味即可。

【用法】每日食用。

【功效】益气活血、调养筋脉。

药性药效

肉苁蓉

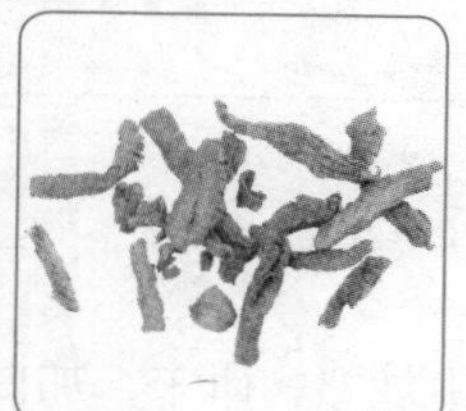

属性：味甘、咸，性温

功效：补肾阳、益精血、润肠通便，用于阳痿、不孕、腰膝酸软、筋骨无力、肠燥便秘。

草果

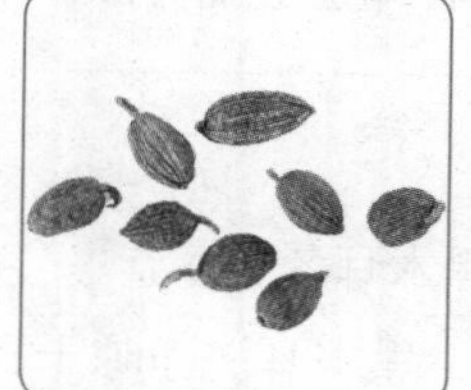

属性：味辛、性温

功效：燥湿除寒、祛痰截疟、消食化痰，主治疟疾、痰饮痞满、脘腹冷痛、反胃、呕吐、泻痢、食积。

荜茇

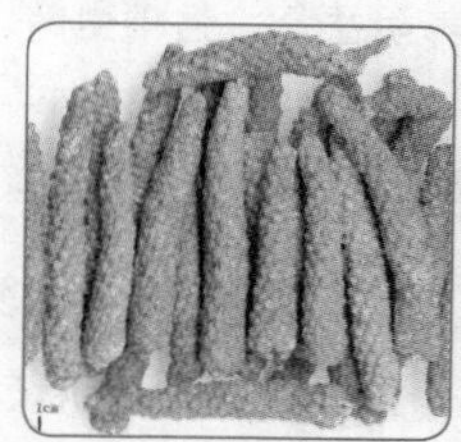

属性：味辛、性热

功效：主治心腹冷痛、呕吐吞酸、肠鸣泄泻、冷痢、阴疝、头痛、鼻渊、齿痛。外敷可治牙痛。

黄柏

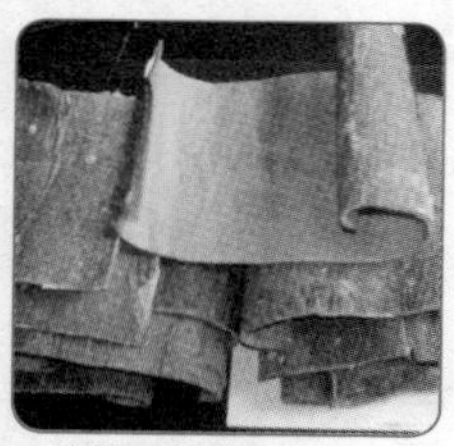

属性：味苦、性寒

功效：用于湿热泻痢、黄疸、带下、热淋、脚气、痿辟、骨蒸劳热、盗汗、遗精、疮疡肿毒、湿疹瘙痒。

苍术

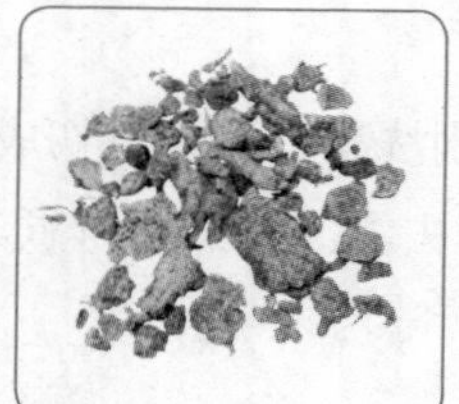

属性：味辛、苦，性温

功效：燥湿健脾、祛风散寒、明目，用于脘腹胀满、泄泻水肿、脚气痿躄、风湿痹痛、风寒感冒、夜盲。

防己

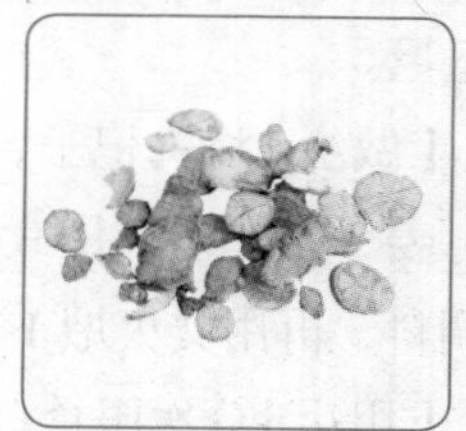

属性：味辛、性寒

功效：主治水肿、脚气、小便不利、湿疹疮毒、风湿痹痛、高血压等。

赤芍

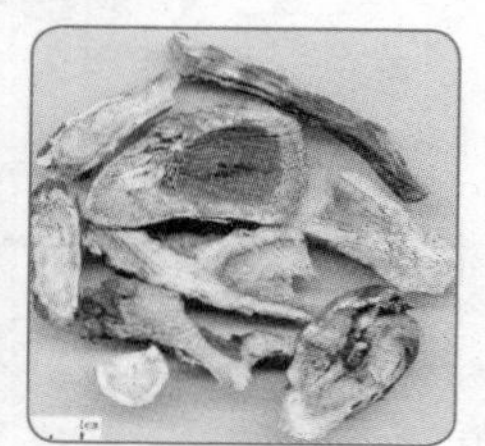

属性：味苦、性微寒

功效：清热凉血、散瘀止痛，用于温毒发斑、吐血衄血、目赤肿痛、肝郁胁痛、经闭痛经、症瘕腹痛、跌扑损伤、痈肿疮疡。

丹参

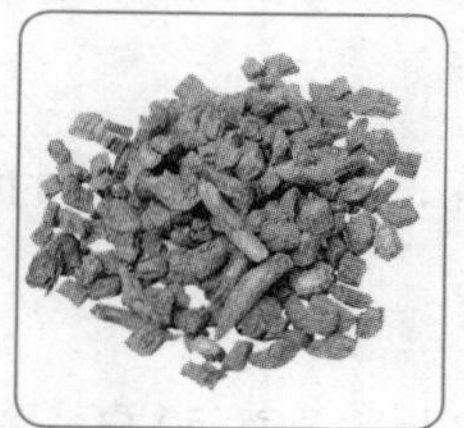

属性：味苦、性微寒

功效：活血调经、祛瘀止痛、养血安神，主治月经不调、胸腹刺痛、热痹疼痛、疮疡肿痛、心烦不眠、肝脾肿大、心绞痛。

牛肉

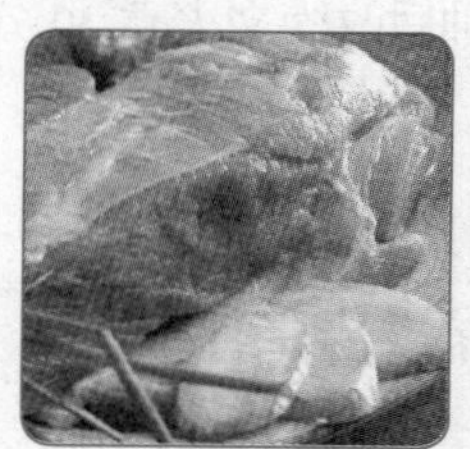

属性：味甘、性平

功效：补脾胃、益气血、强筋骨，可治疗虚损羸瘦、消渴、脾弱不运、痞积、水肿、腰膝酸软。

094 足跟痛的食疗方

足跟痛在中医中属于痹症，多由于肝肾阴虚、精髓不足而引起，所以在食疗上应以养阴益肾、强精生髓、通经活血、化瘀止痛为目的。

◉跟痛平

【材料】黑芝麻、核桃仁、黑木耳各500克。

【做法】将黑芝麻、核桃仁、黑木耳洗净晾干，在热锅中炒熟，研末，加白糖拌匀。

【用法】分次服用。

【功效】滋肾、养阴、除烦，用于肾虚型足跟痛。

◉三色龙骨汤

【材料】枸杞子20克，首乌20克，猪脊骨500克，姜、葱、黄酒、食盐等调料各适量。

【做法】将枸杞子、首乌分别洗净，猪脊骨切成块，放入锅内，加清水1000毫升，姜、葱和入，用武火煮开，去浮沫，然后再煮3分钟，在锅中加入黄酒、食盐等调料，再用文火煨1小时。

【用法】分次服食。

【功效】补肝肾、强筋骨，用于肝肾亏损型足跟痛中后期。

◉肉桂米粥

【材料】肉桂20克，粳米50克。

【做法】将肉桂洗净，粳米淘净，放入锅中，加清水1000毫升，用武火煮开，5分钟后改为文火煮30分钟。

【用法】分次服用。

【功效】温中助阳、散寒止痛，适用于足跟痛的中后期。

◉益精壮骨粥

【材料】黄豆100克，猪蹄2只，粳米50克，姜、葱、黄酒适量。

【做法】将黄豆洗净泡开，将上述原料加水同煮，粥成后加姜、葱、黄酒即可。

【用法】分次服用，连用7日。

【功效】益精血、壮筋骨，适用于足跟痛的中后期。

药性药效

黑芝麻

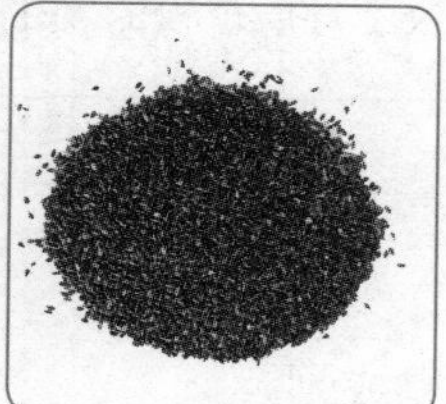

属性：味甘、性平

功效：补肝肾、益精血、润肠除热，可治头晕眼花、耳鸣耳聋、须发早白、病后脱发、肠燥便秘等症。

核桃仁

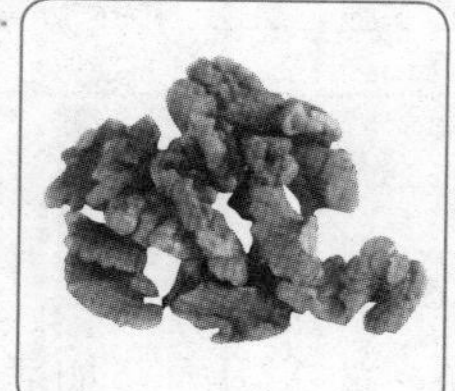

属性：味甘、性温

功效：补肾固精、温肺定喘、润肠通便，用于肾虚、腰酸足软、阳痿遗精、虚寒咳喘、肺虚久咳、肠燥便秘等症。

黑木耳

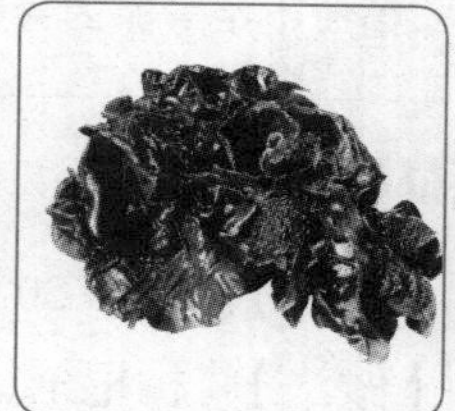

属性：味甘、性平

功效：主治气虚或血热所致的腹泻、崩漏、尿血、齿龈疼痛、脱肛、便血等病症。

枸杞

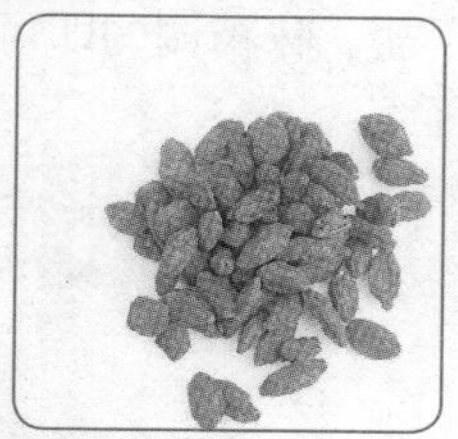

属性：味甘、性平

功效：滋肾、润肺、补肝、明目，可治肝肾阴亏、腰膝酸软、头晕、目眩、目昏多泪、遗精等症。

首乌

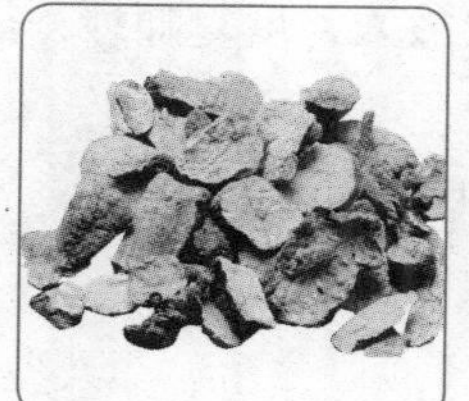

属性：味甘、苦、性平

功效：补肾益精、生发乌发，对血气不足引起的毛发脱落、小便频数、女子月经不调均有疗效。

猪脊骨

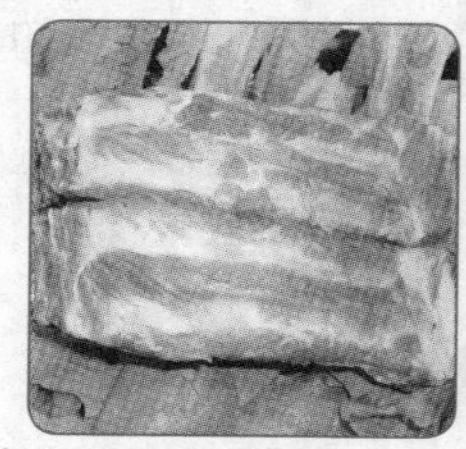

属性：味甘、性微温

功效：滋补肾阴、填补精髓，用于肾虚耳鸣、腰膝酸软、阳痿、遗精、烦热、贫血等。

肉桂

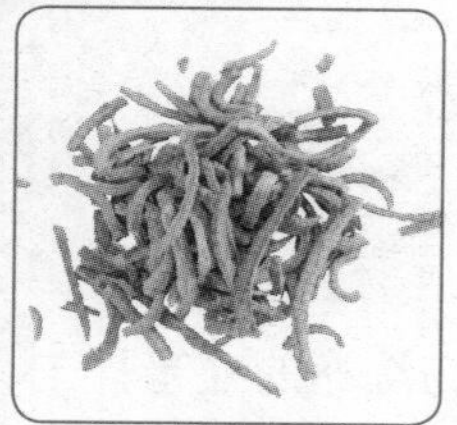

属性：味辛甘、性热

功效：补元阳、暖脾胃、除积冷、通血脉，可治肢冷脉微、腹痛腹泻、腰膝冷痛、虚阳浮越、上热下寒。

粳米

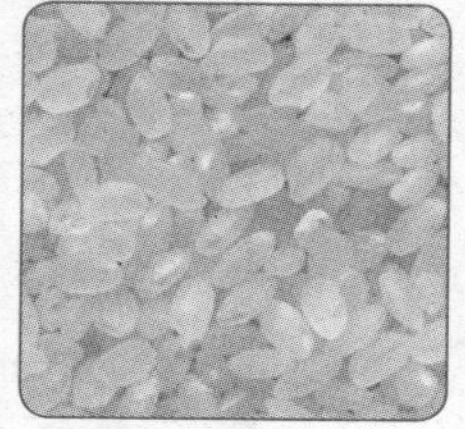

属性：味甘、性平

功效：可补脾胃、养五脏、壮气力，促进肠胃蠕动，预防糖尿病、脚气、老年斑和便秘等。

大豆

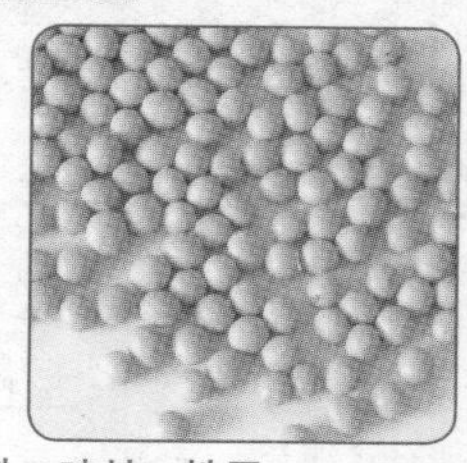

属性：味甘、性平

功效：主治疳积泻痢、腹胀羸瘦、妊娠中毒、疮痈肿毒等，还能抗菌消炎，对咽炎、结膜炎、口腔炎、肠炎等也很有效。

095 骨质增生的食疗方

骨质增生常发生在颈、腰、髋、膝、肘、踝等关节部位，由于中老年人肾气衰弱、精血不足等原因导致肾气精血亏虚，无法荣养筋骨，从而导致了骨质疏松的发生。

◉枸杞粥

【材料】枸杞子 30 克，粳米 60 克。

【做法】将枸杞子、粳米洗净，放入锅内，加适量水，煎煮成粥。

【用法】分早晚 2 次服用。

【功效】滋阴补肾，用于肾阴虚型骨质增生。

◉韭菜炒鲜虾

【材料】韭菜 150 克，鲜虾 240 克，菜籽油、味精、食盐适量。

【做法】将韭菜洗净，切成寸段；将鲜虾去壳备用。锅热后放入菜籽油，再放入鲜虾，快熟时再将切好的韭菜放入，反复翻炒，最后放入食盐、味精调匀即可。

【用法】佐餐食用。

【功效】温肾补阳，用于肾虚型骨质增生。

◉枸杞肉丝

【材料】枸杞子100克，猪瘦肉500克，青笋100克，猪油100克，食盐、白糖、料酒、味精、香油、酱油各适量。

【做法】猪肉、青笋切丝，油锅热后，放入肉丝和青笋丝急炒，将料酒及其他作料放入，调匀，再放入枸杞子，翻炒几下，淋上香油，再翻炒几下即可。

【用法】佐餐食用。

【功效】滋肝补肾，用于肝肾阴虚型骨质增生。

◉莲栗糕

【材料】莲子 60 克，栗子 60 克，糯米 500 克，白糖适量。

【做法】将莲子去心后与栗子一起煮熟，捣碎成泥，再与洗净的糯米拌匀，放入瓷盘，加水适量，放入锅内蒸熟，冷后切块。

【用法】佐餐食用，可根据自己的口味放入适量白糖。

【功效】补益脾肾，用于脾肾俱虚型骨质增生。

药性药效

韭菜

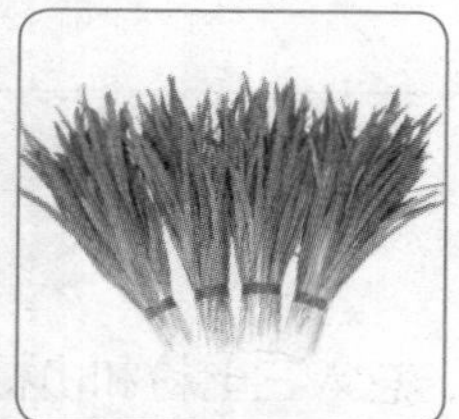

属性：味甘、辛、性温

功效：温中开胃、行气活血、补肾助阳、散瘀，主治阳痿、早泄、遗精、多尿、腹中冷痛、闭经、白带、腰膝痛和产后出血等。

鲜虾

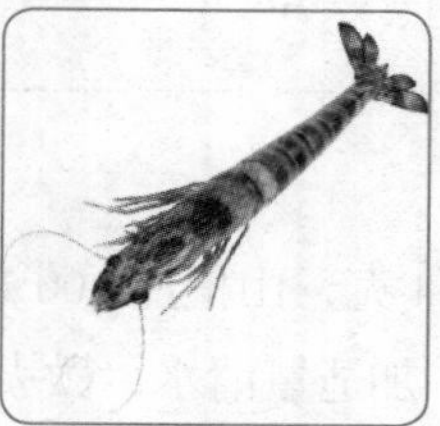

属性：味甘、性温、微温

功效：用于肾虚阳痿、遗精早泄、乳汁不通、筋骨疼痛、手足抽搐、全身瘙痒、皮肤溃疡、身体虚弱和神经衰弱等。

菜籽油

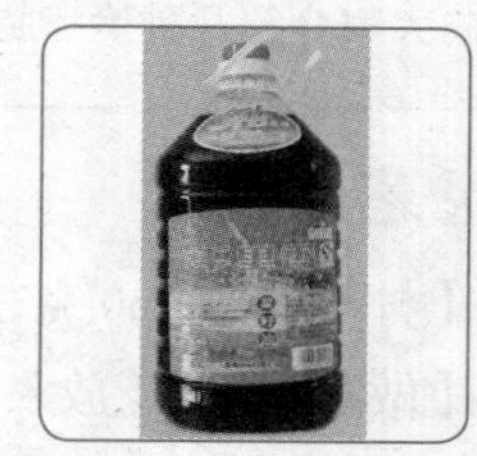

属性：味甘、辛、性温

功效：可润燥杀虫、散火丹、消肿毒。

枸杞

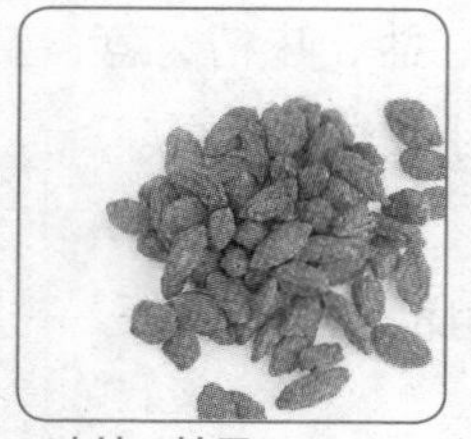

属性：味甘、性平

功效：滋肾、润肺、补肝、明目，可治肝肾阴亏、腰膝酸软、头晕目眩、目昏多泪、遗精等症。

香油

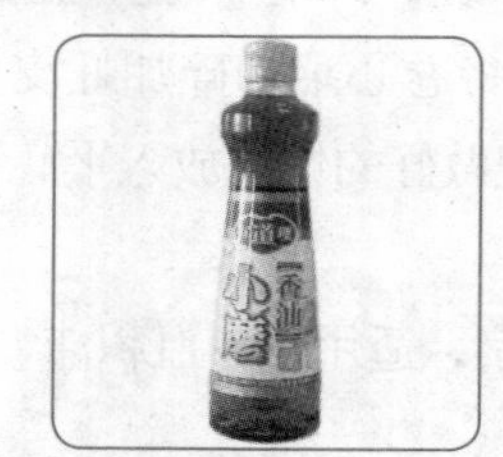

属性：味甘、性温

功效：延缓衰老、保护血管、软畅通便、保护嗓子、治疗鼻炎。

青笋

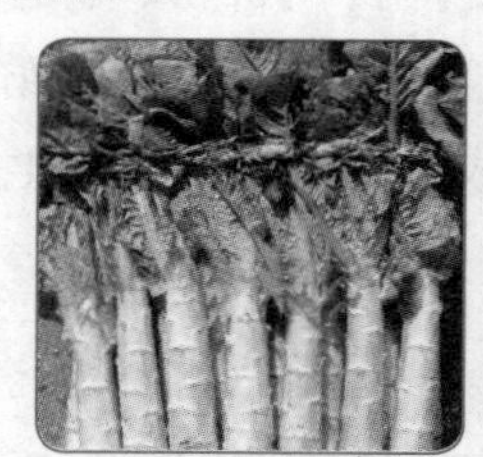

属性：味甘、性凉、苦

功效：利五脏、通经脉、清胃热、清热利尿，用于小便不利、尿血、乳汁不通等症。

莲子

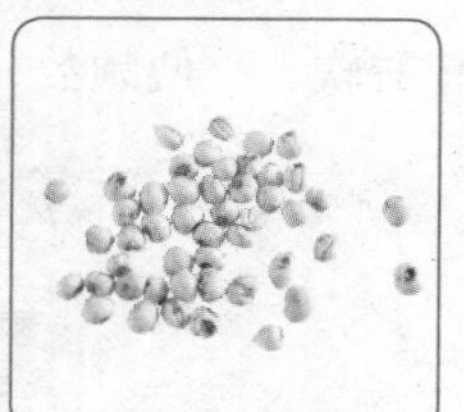

属性：鲜者味甘、涩、性平；干者味甘、涩、温

功效：清心醒脾、养心安神、明目、补中养神、止泻固精，主治心烦失眠、脾虚久泻、大便溏泄、久痢、腰疼、男子遗精。

栗子

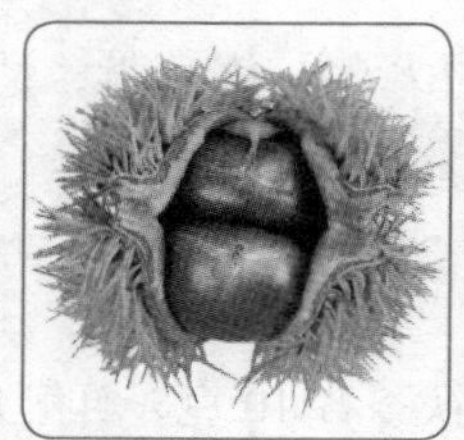

属性：味甘、性温、无毒

功效：益气血、养胃、补肾、健肝脾，生食还有治疗腰腿酸疼、舒筋活络的功效。

糯米

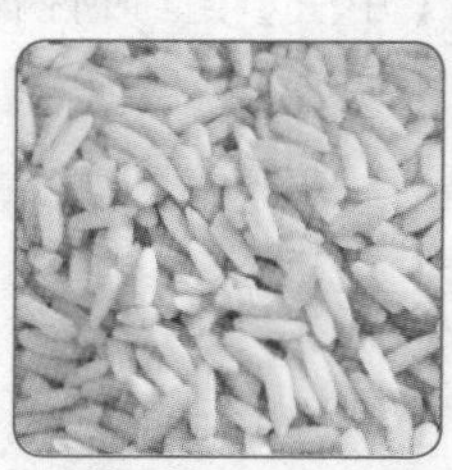

属性：味甘、性温

功效：补虚、补血、健脾暖胃、止汗，可治反胃、食欲减少、泄泻、汗虚、气短无力、妊娠腹坠等症。

096 腿脚肿痛的食疗方

中医认为，腿脚肿痛是由于筋脉不通所致，治疗原则是活血化瘀、消肿止痛，下面向大家介绍几种治疗腿脚肿痛的食疗方。

◉灵芝山楂饮

【材料】灵芝 30 克，三七粉 4 克，山楂汁 200 毫升。

【做法】将灵芝放入砂锅中，加适量清水，微火熬 1 小时，总入三七粉和山楂汁即成。

【用法】每日 1 剂，早、晚各 1 次，服前摇匀。

【功效】通气活血、通脉止痛，适用于跌打损伤、筋骨肿痛等。

◉卷心菜馅饼

【材料】面粉、卷心菜各 500 克，虾皮 30 克，花椒、盐、葱、姜各适量。

【做法】将面粉和好备用。将卷心菜切碎加虾皮、花椒、盐、味精、葱、姜拌匀成馅。平底锅烧热植物油，把做好的馅饼放入平底锅，用小火烙熟即可。

【用法】佐餐食用。

【功效】降火宽心、活血化瘀，适用于瘀血积滞、筋骨肿痛。

◉栗子粳米粥

【材料】栗子、粳米各 100 克，冰糖 50 克。

【做法】将栗子去皮，切碎。把粳米洗净，和栗子一起放入锅中，加水适量煮烂，待熟时加入冰糖即可。

【用法】早、晚佐餐食用。

【功效】益气血、厚肠胃、补肾气、强筋骨，适用于腰膝酸软、小便频数、慢性胃炎、咳嗽气喘、跌打损伤、筋骨肿痛等症。

◉天麻炖鲤鱼

【材料】天麻 25 克，川芎、茯苓各 10 克，鲜鲤鱼 1 尾。

【做法】川芎、茯苓与天麻浸泡 4 ~ 6 小时，然后放入洗净的鱼腹中，加姜、葱蒸 30 分钟，按常规制作调味羹汤，浇于鱼上即成。

【用法】佐餐食用。

【功效】平肝宁神、活血止痛，适用于跌打损伤、筋骨肿痛等症。

药性药效

灵芝

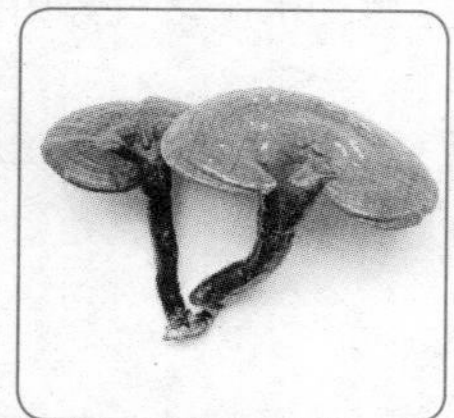

属性：味甘、性平

功效：补气养血、养心安神、止咳平咳，用于体虚乏力、食欲不振、心脾两虚、失眠健忘、咳喘短气、高血压等。

山楂

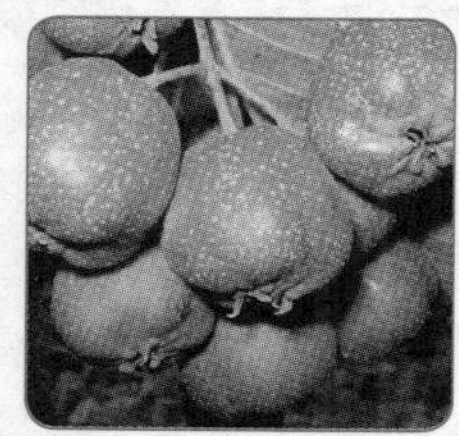

属性：味酸、甘、性微温

功效：开胃消食、化滞消积、活血散瘀、化痰行气，用于肉食滞积、症瘕积聚、腹胀痞满、瘀阻腹痛、痰饮、泄泻、肠风下血等。

卷心菜

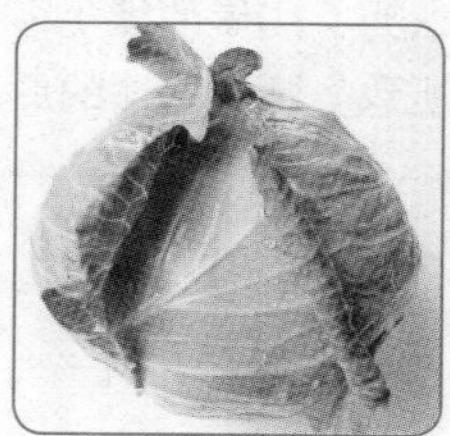

属性：味甘、性平

功效：可补骨髓、润脏腑、益心力、壮筋骨，主治睡眠不佳、多梦易睡、耳目不聪、关节屈伸不利、胃脘疼痛等病症。

虾皮

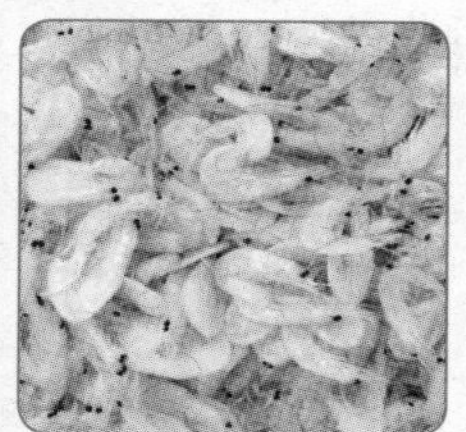

属性：味甘、咸、性温

功效：补肾壮阳、理气开胃，老年人、孕妇、心血管病患者、肾虚阳痿、男性不育症、腰脚无力之人适用。

栗子

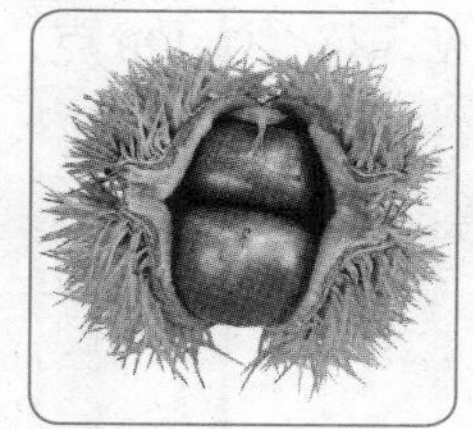

属性：味甘、性温、无毒

功效：益气血、养胃、补肾、健肝脾，生食还有治疗腰腿酸疼、舒筋活络的功效。

天麻

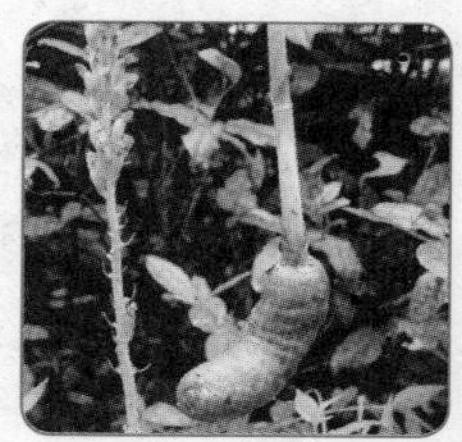

属性：味甘、性平

功效：平肝熄风、止痉，用于治疗头痛眩晕、肢体麻木、小儿惊风、癫痫抽搐、破伤风等。

川芎

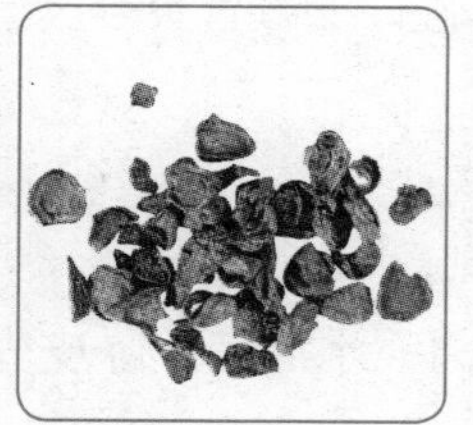

属性：味辛、性温

功效：活血行气、祛风止痛，用于安抚神经、头风头痛、症瘕腹痛、胸胁刺痛、跌扑肿痛、风湿痹痛。

茯苓

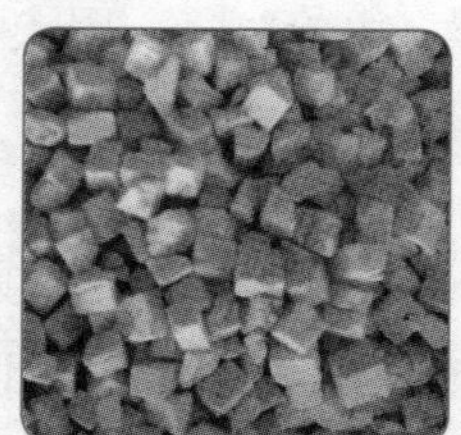

属性：味甘、淡，性平

功效：渗湿利水、健脾和胃、宁心安神，主治小便不利、水肿胀满、痰饮咳逆、呕吐、脾虚食少、心悸不安、失眠健忘等。

鲤鱼

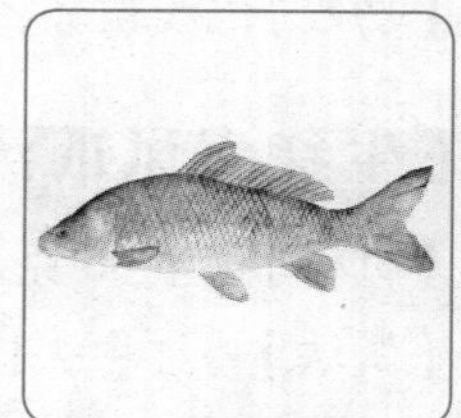

属性：味甘、性平

功效：补脾健胃、利水消肿、通乳、清热解毒、止嗽下气，主治各种水肿、浮肿、腹胀、少尿、黄疸、乳汁不通等。

097 脚气的食疗方

脚气是一种浅部霉菌感染所致的常见皮肤病，特点是奇痒，好发于春夏季节。中医认为，脚气的发生多是由于饮食失调、脾胃受伤，或肾精亏虚、感受水湿之气等内外因所致。膳食疗法的原则是培补脾肾、祛邪利湿。

◉冬瓜赤小豆

【材料】冬瓜 1 个，赤小豆 130 克。

【做法】将冬瓜切盖去内瓤，装入赤小豆，放入锅中蒸熟。或将冬瓜切块，和赤小豆一起放入锅中加水煮至烂熟。

【用法】每日 2 ~ 3 次，连服 3 ~ 5 天。

【功效】利水除湿、消肿解毒，主治脚气、痈肿等。

◉红枣陈皮赤豆汤

【材料】陈皮 4 克，赤豆 70 克，花生仁 120 克，红枣 10 枚。

【做法】将上述材料用水煎煮，煮熟备用。

【用法】每日 2 ~ 3 次，连服 3 ~ 5 天。

【功效】主治脚气、肿痛。

◉紫菜瘦肉汤

【材料】紫菜(干)15 克，猪瘦肉 100 克，生姜丝少许。

【做法】先把紫菜用清水浸泡片刻；猪瘦肉切片。与生姜丝一起放入锅内，加清水滚沸后，煲半小时，调入适量食盐和少许生油或麻油便可，此量可供 2 人用。

【用法】饮汤并进食紫菜和猪瘦肉片。

【功效】化痰软坚、滋阴润燥，主治脚气、甲状腺肿大、慢性支气管炎等。

◉花生红枣凤爪汤

【材料】花生 90 克，红枣 10 粒，鸡爪 10 只，瘦肉 120 克，陈皮 1/4 个。

【做法】将红枣去核，其他材料洗净；再将鸡爪连同瘦肉飞水冲净。陈皮先煲沸，加入各材料煲 2 ~ 3 小时。

【用法】佐餐食，可根据自己的口味放入白糖调食。

【功效】祛风解毒、滋阴调气，主治脚气。

药性药效

冬瓜

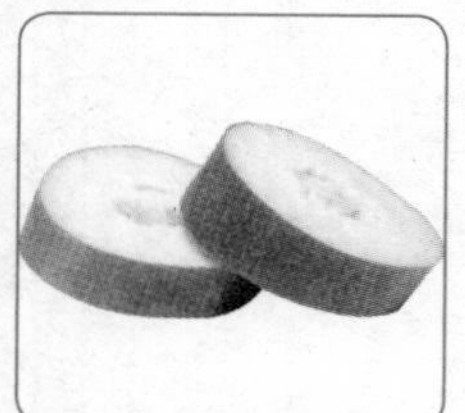

属性：味甘淡、性微寒

功效：清热解毒、利水消痰、除烦止渴、祛湿解暑，用于心胸烦热、小便不利、肺痈咳喘、肝硬化、腹水、高血压等。

赤小豆

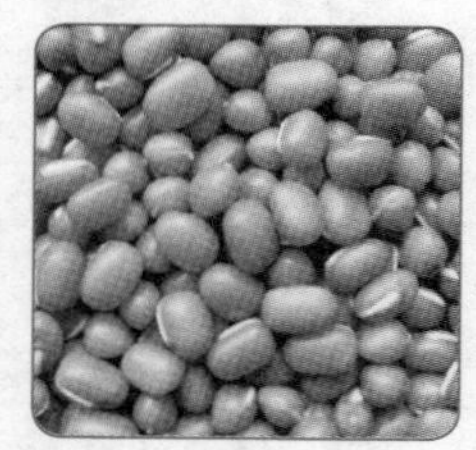

属性：味甘、酸、性平

功效：利水消肿、解毒排脓，用于水肿胀满、脚气浮肿、黄疸尿赤、风湿热痹、痈肿疮毒、肠痈腹痛。

陈皮

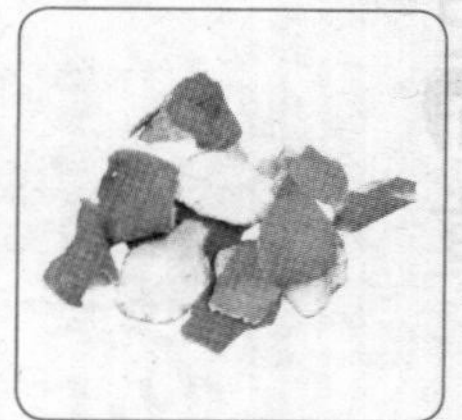

属性：味辛、苦

功效：理气健脾、调中、燥湿、化痰，主治脾胃气滞引起的脘腹胀满或疼痛、消化不良和痰湿壅肺引起的咳嗽气喘。

花生

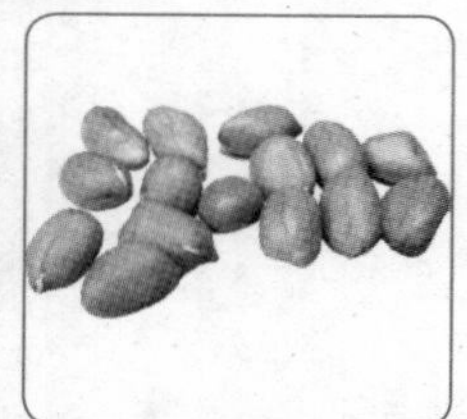

属性：味甘、性平

功效：健脾和胃、利肾去水、理气通乳，用于脾虚少食、消瘦乏力或小儿营养不良、产后缺乳而气血不足、脾气虚弱、脚气。

红枣

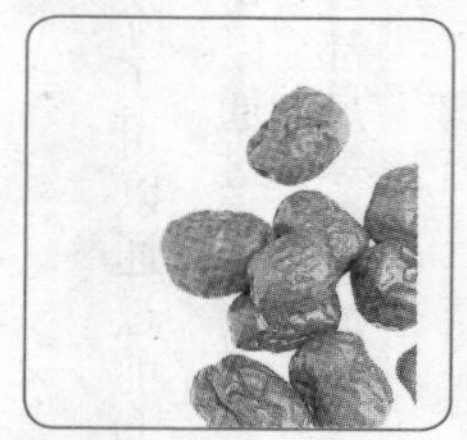

属性：味甘、性温

功效：益气养肾、补血养颜、补肝降压、安神壮阳、治虚劳损，还具有健脾、抗衰老、护肝、抗癌的功效。

紫菜

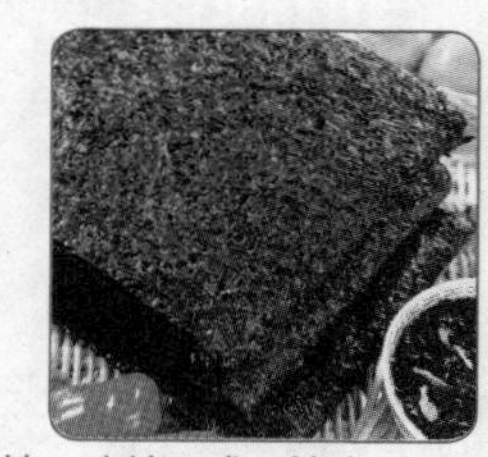

属性：味甘、咸、性凉

功效：软坚散结、清热化痰、利尿，用于瘿瘤、瘰疬、咳嗽痰稠、饮酒过多、烦热不安、脚气、水肿、小便不利。

生姜

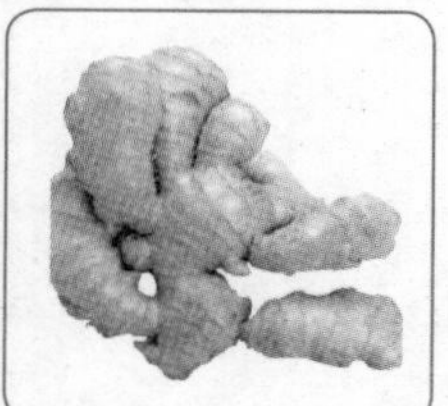

属性：味辛、性温

功效：散寒、止呕开痰，可治感冒风寒、呕吐、胀满、腹泻，可解半夏、天南星及鱼蟹、鸟兽肉之毒。

鸡脚

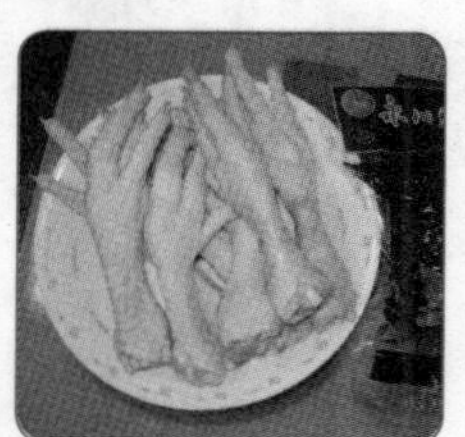

属性：味甘、性平

功效：软化血管、美容，还具有帮助产妇下奶的功效。

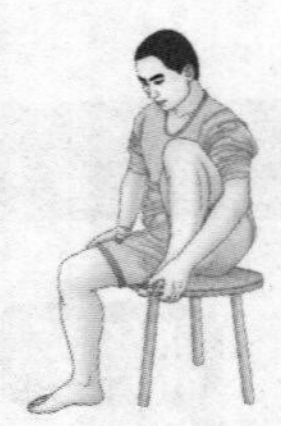

DIWUZHANG

第五章

其他疗法

对于下肢出现的症状，除了可以通过前面一章提到的中医疗法来治疗和缓解外，我们还可以通过其他方法，如运动疗法、温冷疗法、森林疗法来缓解，这些都是绿色环保的治病方式。

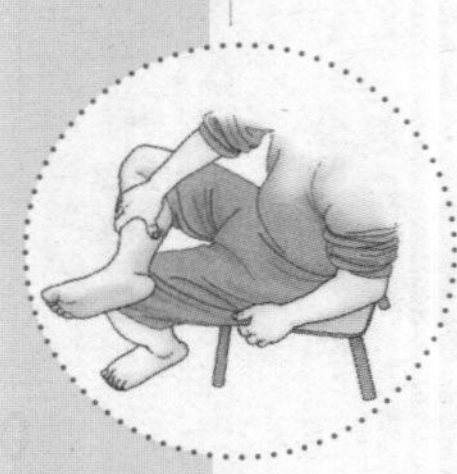

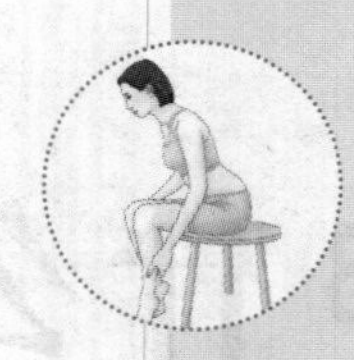

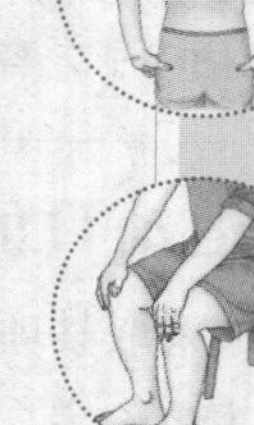

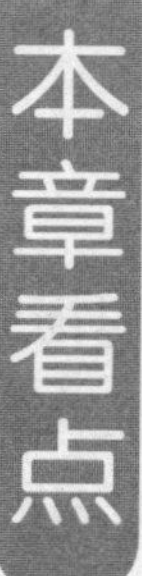

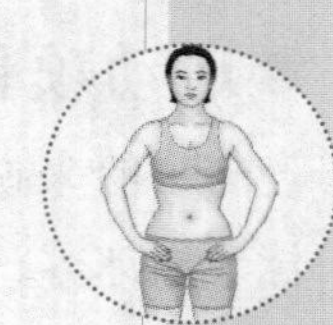

- **什么是运动疗法**

  用图解诠释运动疗法，让你在运动中治疗下肢疾病

- **温冷疗法的原理**

  用图解诠释温冷疗法，让你用热敷和冷敷治疗下肢疾病

- **肌内效贴布是怎么回事**

  用图解诠释贴布疗法，让你用肌内效贴布治疗下肢疾病

- **睡眠疗法：使身心得到彻底放松**

  用图解诠释睡眠疗法，让你在睡眠中治疗下肢疾病

- **环境疗法：从视觉到嗅觉使身心得到放松**

  用图解诠释环境疗法，让你利用环境治疗下肢疾病

- **营养疗法：用热牛奶治疗下肢疼痛**

  用图解诠释营养疗法，让你用热牛奶治疗下肢疾病

- **森林疗法：用五种感官吸收森林的精华**

  用图解诠释森林疗法，让你在森林里治疗下肢疾病

098 什么是运动疗法

运动疗法是指人体通过运动达到健身和治病目的的治疗方法，也称医疗体育疗法，简称体疗，包括步行、跑步、跳跃、游泳、体操和武术等。一份完整的运动处方应包括以下内容：

◉运动目的

采取某项运动是为了达到某种目的，本书所涉及的运动处方主要是通过运动达到防病治病、提高健康水平的目的。

◉运动项目

一般来说，运动项目包括五大类：以增强耐力为主的运动项目，如跑步、游泳、滑冰等；以增强体力为主的运动项目，如哑铃、俯卧撑等；以改善机体柔韧性为主的项目，如健身操、太极拳等；以社区健身器械为主的室外健身项目，如扭腰器、健腹器、踏步机等；以竞赛为主的运动项目，如乒乓球和艺术体操等。

◉适宜人群

每种运动项目所针对的人群各异：高血压、糖尿病及心脑血管疾病的中老年人，一般不宜选择以力量为主的运动项目，而应选择以提高机体的耐力、柔韧性和放松为主的项目；年轻人可选择以力量和竞赛为主的运动项目；女性及儿童则应该选择第二类和第三类的运动项目。

◉运动强度

运动强度直接影响治疗的效果和病人自身的安全，因此，肢体疼痛的病人须在自己能够承受的范围内进行运动治疗。

◉运动所需时间

运动所需时间与运动强度密切相关。一般来说，中老年患者应选择持续时间长、强度低的运动方式，年轻患者可选择持续时间较短、强度大的运动方式，健康的中年人可选择较长时间、中等强度的运动方式，体质虚弱的人可选择强度小的运动方式。

◉运动频率

选择小运动量的患者或年老体弱者，一般每日运动 1 次。如果每次运动的间隔时间超过 3 ~ 4 天，就达不到理想效果。

如何确定运动强度

采取运动疗法治病时，运动强度的把握很重要。但是，如何确定运动强度呢？下面向大家介绍几种方法：

正常运动适当心率数值

运动适当心率数值（次/分）= 170 －年龄（岁）

例如：某患者年龄 50 岁，其运动适当心率为：170 － 50（岁）= 120（次/分）。

按年龄计算最高心率数值

最高心率数值（次/分）= 220 －年龄（岁）

例如：某患者年龄 50 岁，最高心率数值为：220 － 50（岁）= 170（次/分）。

实际运动适当心率数值

运动适当心率（次/分）=〔安静心率 +（按年龄预计最高心率数值 – 安静心率）〕×60%

例如：某患者年龄为 50 岁，安静心率为 80 次/分，最高心率数值应为 170 次/分（220 － 50 = 170）。运动适当心率数值为 102 次/分左右，计算方法是：〔80 +（170 － 80）〕×60% = 102（次/分）。

说明：对于年老体弱和心肺功能不全的患者，在计算运动适当心率时，可将公式中的 60% 改为 50% 或 40%。

心率计算法

将患者按体质强、中、弱分开，分别控制运动强度，此方法适用于患有心血管疾病、高血压、肺源性心脏病和肺气肿等疾病的中老年人，其方法是：运动后心率（次/分）－ 安静时心率（次/分）。

20 次/分	40 次/分	60 次/分
强壮体质	中等体质	弱体质

运动强度百分比分组法

此方法适用于高血压、冠心病及年老体弱者，其方法是：（运动后心率 – 运动前心率）/运动前心率 ×100%。

	运动后增加心率数值在 51%	运动后增加心率数值在 71%
小运动强度	中等运动强度	大运动强度

099 治疗梨状肌综合征的运动

对于早期梨状肌综合征可通过保守治疗使其得到缓解，而运动疗法就是治疗梨状肌综合征很有效的一种方法。通过运动疗法，可有效缓解梨状肌综合征引起的下肢疼痛。可治疗梨状肌综合征的运动方法很多，下面向大家介绍几种：

◉压腿侧腰运动

患者站立，双臂向两侧伸直，双腿分开超过肩部。屈左膝，并向后伸直右腿，臀部向身体左下方移动，上身向右前方侧屈，弹动2～3次后还原身体。两下肢交替进行，各重复2～5次，每日2～3次。

◉旋腰运动

患者坐位，双腿伸直成V字形，做腰部旋转运动，先顺时针旋转，再改为逆时针，各旋转10～20圈，交替进行，并逐渐增大旋转的幅度，每日2～3次。

◉摇椅运动

患者仰卧，双手抱膝，前后摇动身体，每次1～3分钟，每日3～4次，可逐渐增加摇动的幅度和速度。

◉后伸运动

患者俯卧，双手抱头，将头颈部、胸部抬起并尽量后伸，使其离开床面，稍停片刻后放松。再将双下肢及腰部尽量后伸，使其离开床面，稍停片刻后放松。最后将头颈部、胸部、双下肢及腰部同时离开床面，仅留腹部与床面接触，让身体呈“飞燕”状，停留片刻后恢复原位，重复5～10次，每日4～5次。

◉后伸腰运动

患者可通过以下两种方式锻炼梨状肌：（1）患者站立，双手扶墙或床头，仰头，双目上视，将腰部尽量后伸至极限，停留1～2秒后恢复原位，重复5～15次，每日2～3次。可逐渐增加腰部后伸的幅度。（2）患者双手叉腰，坐在椅子前部，挺胸抬头，使腰背部略后倾，双目上视，颈部尽量后伸，停留片刻后恢复原位，重复10～15次，每日2～3次。

锻炼梨状肌的运动方法

运动治疗梨状肌综合征的方法有：压腿侧腰运动、旋腰运动、摇椅运动、后伸运动、后伸腰运动。

压腿侧腰运动

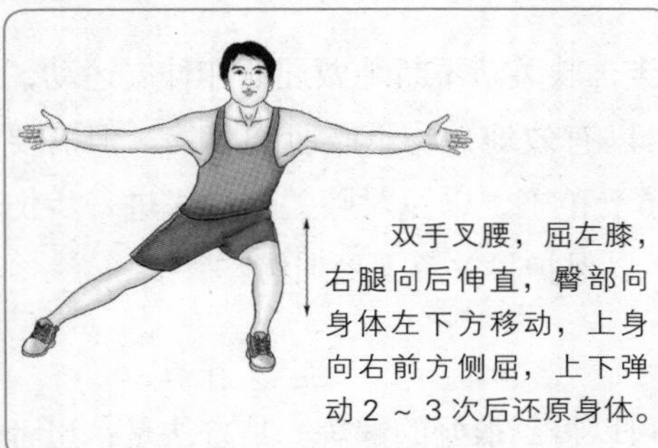

双手叉腰，屈左膝，右腿向后伸直，臀部向身体左下方移动，上身向右前方侧屈，上下弹动 2 ~ 3 次后还原身体。

旋腰运动

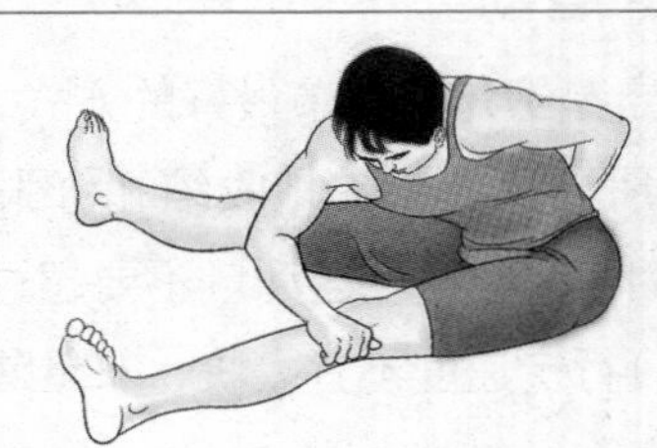

坐位，双腿伸直成 V 字形，左手背伸向右侧臀下，右手扶握左膝，做腰部旋转运动，先顺时针，再逆时针，并逐渐增大旋转的幅度。

摇椅运动

仰卧，双手抱膝，前后摇动身体，并逐渐增加摇动的幅度和速度。

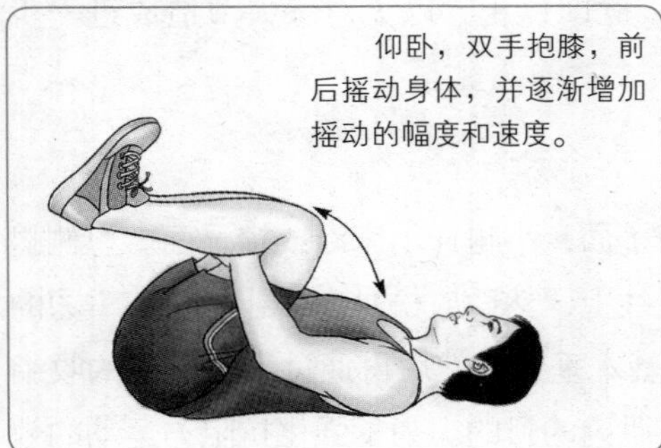

后伸运动

俯卧，双手抱头，将头颈部、胸部、双下肢及腰部同时离开床面，仅留腹部与床面接触，让身体呈“飞燕”状。

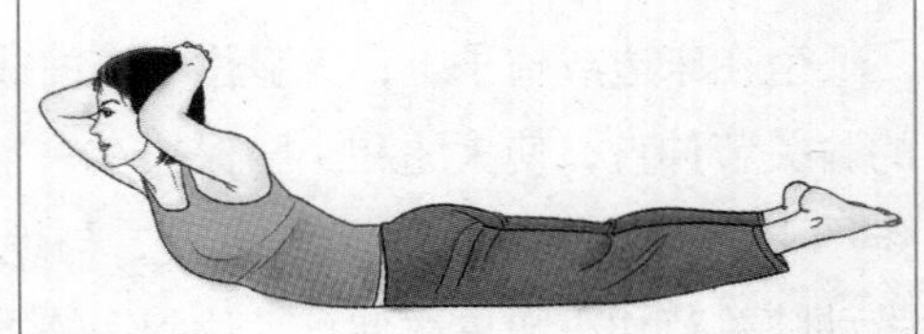

后伸腰运动

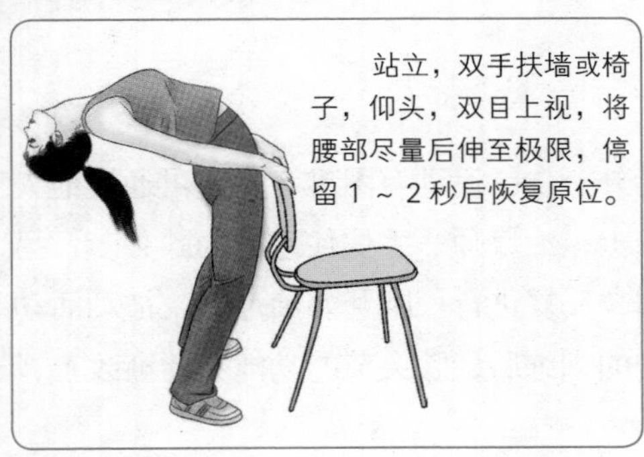

站立，双手扶墙或椅子，仰头，双目上视，将腰部尽量后伸至极限，停留 1 ~ 2 秒后恢复原位。

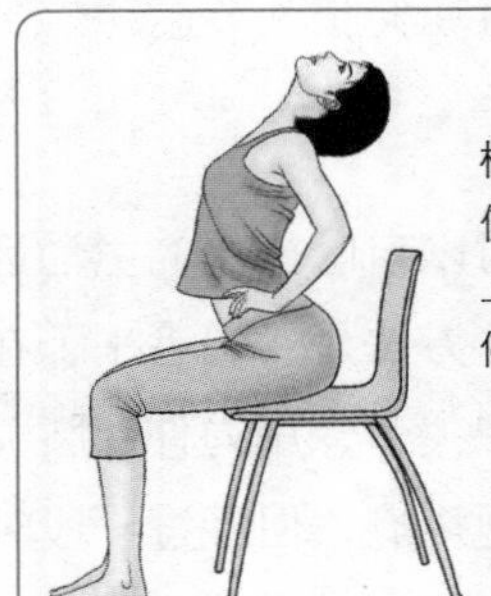

双手叉腰，坐在椅子前部，挺胸抬头，使腰背部略后倾，双目上视，颈部尽量后伸，停留片刻后恢复原位。

100 预防膝关节肌肉萎缩的运动

膝关节是人体下肢最重要的关节，疼痛时常给患者的生活带来极大的不便，甚至造成下肢肌肉萎缩。为预防下肢肌肉萎缩的发生，我们可以经常做下列运动：

◉行走运动

行走是锻炼膝关节最好的方式，通过行走，膝关节不断地做屈曲和伸展运动，下肢的肌肉也在不停地收缩和舒张，进而可以有效地预防下肢肌肉萎缩。但需要注意以下问题：（1）运动量不要超过自身的承受范围，以免对膝关节造成进一步伤害。（2）行走速度不宜太快，双足踏地要轻，以保护膝关节不受损伤。

◉下蹲运动

人体在下蹲和起立的过程中，下肢肌肉可以得到很好的锻炼。其方法是：患者手扶家具、墙壁等，双膝缓慢做下蹲运动，直达双膝屈曲的极限位，然后再慢慢起立，直至双膝完全伸直，反复进行，每日 2 ～ 3 次。需要注意的是，患者在下蹲的过程中，如出现明显的膝关节疼痛感，应立即停止，以免对膝关节造成进一步损伤。

◉抗阻力运动

坐在床边或椅子上，大腿位于床面或椅子面，小腿伸出床沿或椅子面。患侧腿的膝关节伸直，使大腿和小腿保持在一条直线上，然后放松肌肉，让小腿在重力的作用下使膝关节逐渐屈曲至 90 度，与地面基本垂直。然后再通过大腿肌肉的收缩带动膝关节和小腿再次伸直，达到锻炼下肢肌肉的目的。为了强化抗阻力运动的效果，可在上述运动的基础上，在患侧肢体上捆绑 2 ～ 4 千克的沙袋或重物，再令患侧下肢“负重”做伸直抗阻力运动。还可将健侧肢体放在患侧肢体上，以增加肌肉收缩的阻力，再进行屈伸膝关节运动。

◉被动运动

除了上述几种可以自己操作的主动运动外，自己运动有困难者，还可通过他人帮忙进行被动运动。方法是：患者平卧在床上，治疗师一手扶住患者的膝关节，另一只手握住患者的踝关节，用力伸屈膝关节，反复进行。刚开始治疗时，被动活动的膝关节可能会出现疼痛，但经过一段时间的训练后，膝关节的功能会逐渐改善，疼痛也会逐渐缓解。

治疗膝关节肌肉萎缩的运动方法

治疗膝关节肌肉萎缩的运动方法有主动运动和被动运动两种，主动运动适用于自己行动方便者，被动运动适用于自己运动有困难者。

下蹲运动

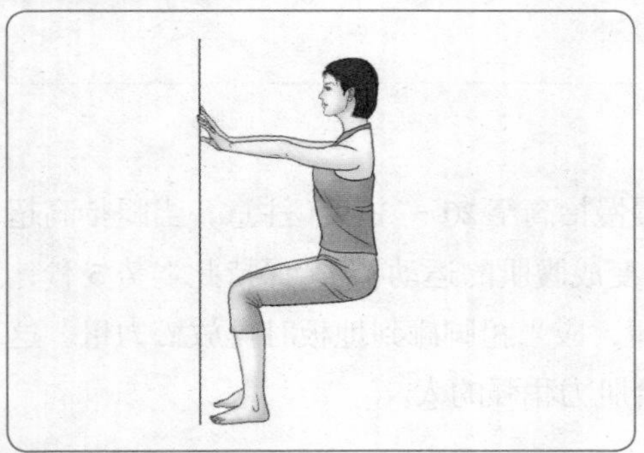

手扶墙壁，两脚分开，与肩同宽，双膝缓慢下蹲，直到双膝屈曲到极限位，再慢慢起立，直至双膝完全伸直，反复进行。

抗阻力运动

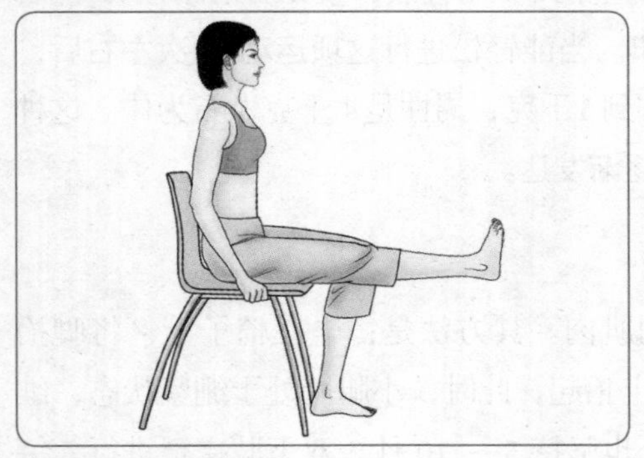

坐在椅子上，让患侧腿的膝关节伸直，使大腿和小腿保持在一条直线上，也可在患侧肢体上捆绑 2 ~ 4 千克的沙袋或重物以增强效果。

被动运动

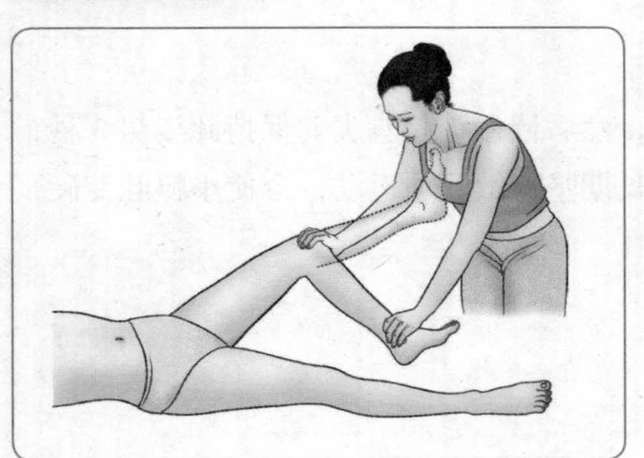

患者仰卧，治疗者一手扶住患者的膝关节，另一只手握住患者的踝关节，用力伸屈膝关节，反复进行。

101 缓和膝盖疼痛的运动

膝盖的活动与股四头肌、腿后腱肌、下腿三头肌的三块肌肉有关。其中，股四头肌是膝盖进行伸直动作时的粗大肌肉，当膝盖疼痛使膝盖活动受限时，股四头肌就会变得细瘦；腿后腱肌是弯曲膝盖的肌肉，具有强大的肌力；仅次于股四头肌容易衰弱的是小腿肚的肌肉，即下腿三头肌。所以，对于膝盖的疼痛，要从强化股四头肌（大腿前面的肌肉）和小腿肚的肌肉（下腿三头肌）着手。

◉仰卧抬腿运动

患者仰卧，伸直双腿，将疼痛侧的腿慢慢抬高至 20 ~ 30 度（注意，当腿抬高超过 30 度时，就不再是股四头肌的运动，而变成腹肌的运动了），保持此姿势 5 秒，然后慢慢放下。注意，不要一下子就放下腿，应当腿脚碰到地板时再放松力量。这是锻炼股四头肌的运动，运动量较大，适合肌力稍强的人。

◉负重抬腿运动

坐在椅子上，在脚踝绑上 1 千克左右的重物（如重锤袋，或穿着滑冰鞋），然后慢慢将脚伸直，静止 5 秒后，再慢慢放下脚。当能轻松进行这项运动 20 次左右后，就每次再增加 0.5 千克的重物。女性以增加到 3 千克，男性是 4 千克左右为佳。这种使腿在阻力下进行的运动，可使腿部肌肉逐渐发达。

◉踝关节上下翻运动

通过踝关节上下翻，可强化小腿肚的肌肉。其方法是：坐在椅子上，将脚抬起，足底与地面平行，然后将脚尖尽量向上抬起，此时，小腿肚处于绷紧状态，维持 5 ~ 10 秒，再改为脚尖尽量向下绷紧，也坚持 5 ~ 10 秒。双下肢交替进行，每日 3 ~ 5 次。

◉踮脚尖运动

手轻轻扶在桌沿上，使身体保持平衡，然后慢慢踮起脚尖。保持此姿势 3 秒，再慢慢放下脚跟，每日进行 10 ~ 20 次。长期坚持做此项运动，会使小腿肚变硬，可在泡澡时加以按摩来排除疲劳。

膝关节疼痛的运动方法

膝关节疼痛时，可通过下列运动来治疗，包括仰卧抬腿运动、负重抬腿运动、踝关节上下翻运动、踮脚尖运动等。

仰卧抬腿运动

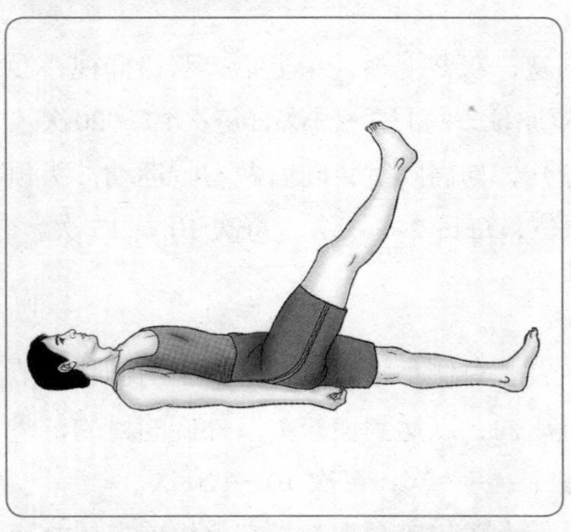

仰卧，双腿伸直，将疼痛侧的腿慢慢抬高至 20 ~ 30 度，保持此姿势 5 秒，然后慢慢放下。

负重抬腿运动

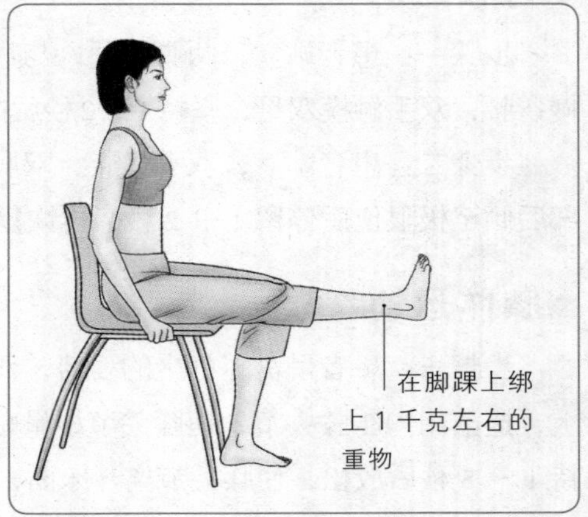

坐在椅子上，在脚踝绑上 1 千克左右的重物，然后慢慢将腿伸直，静止 5 秒后，再慢慢放下脚。

踝关节上下翻运动

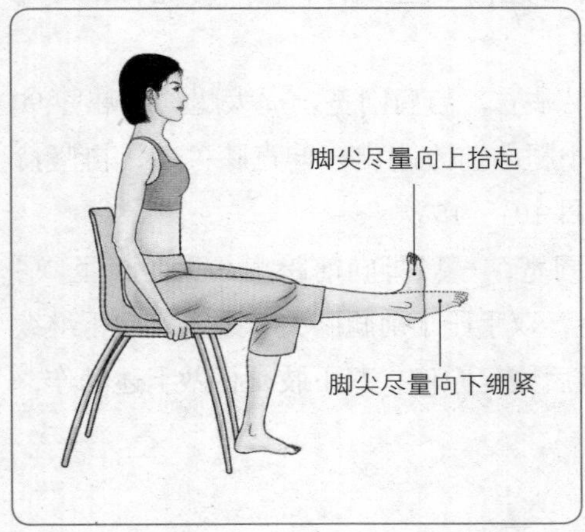

坐在椅子上，将脚抬起，足底与地面平行，然后将脚尖尽量向上抬起，维持 5 ~ 10 秒，再改为脚尖尽量向下绷紧。双下肢交替进行。

踮脚尖运动

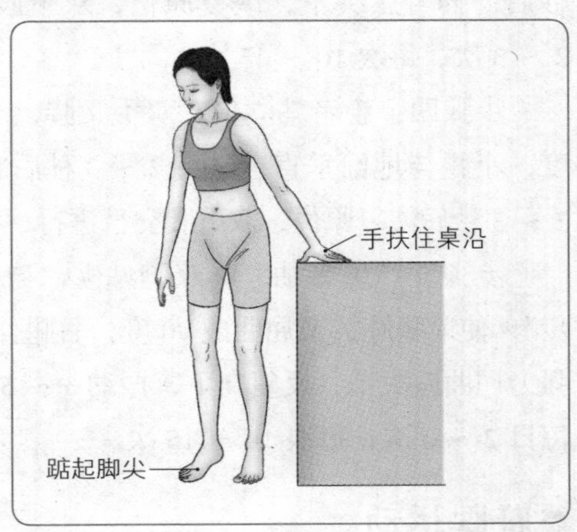

手轻轻扶在桌沿上，使身体保持平衡，然后慢慢踮起脚尖。保持此姿势 3 秒，再慢慢放下脚跟。

102 类风湿性关节炎的运动

类风湿性关节炎是一种全身性的慢性结缔组织疾病，常造成患者关节疼痛、畸形等后果。类风湿性关节炎可通过下列运动疗法进行治疗和缓解。

◉弯腰运动

步骤一：患者站立，两脚分开，与肩同宽，双臂上举，头上抬，双目仰视，慢慢弯腰，双手触摸双足，坚持1～2秒后恢复原位，每日2～3次，每次10～20次。

步骤二：患者站立，双手叉腰，双脚分开，与肩同宽，向后做弯腰运动，头颈部后倾至极限位后停留1～2秒，再恢复原位，每日2～3次，每次10～15次。

◉膝髋运动

步骤一：患者呈盘腿打坐的姿势，双足置于对侧小腿下，双手置于两侧膝关节上，逐渐用力压膝关节，使膝关节尽量贴近床面，以达到使髋关节外旋的目的，坚持1～5秒后放松，使膝关节离开床面，每日2～3次，每次10～20次。

步骤二：患者仰卧，将一侧下肢抬起，使大腿与床面垂直，在此位置上屈曲膝关节，使小腿与床面平行，坚持2～3秒后，伸直膝关节，并放平该下肢，双下肢交替进行，每日2～3次，每次各10～15次。

步骤三：患者俯卧，屈曲一侧膝关节成90度，即小腿与床面垂直，坚持3～5秒后，伸直膝关节，恢复原位，双下肢交替进行，也可双下肢同时进行，每日2～3次，每次10～15次。

步骤四：患者站立位，双手叉腰，双足站立，与肩同宽，提大腿同时屈膝90度，小腿与地面垂直，坚持2～3秒后将小腿向前方踢出，伸直膝关节，再坚持2～3秒后恢复原位，双下肢交替进行，每日10～15次。

步骤五：患者站立，双脚站立，与肩同宽，一只脚向前跨出一大步，呈“弓步”，使前腿膝关节屈曲成90度，后腿伸直，双手压于前腿膝关节之上，向下继续强力屈曲膝关节，反复向下，振动3～5次后恢复原位，双下肢交替做上述动作，每日2～3次，每次10～15次。

◉趾踝运动

坐在椅子上，双下肢伸直，做踝关节旋转运动，先顺时针旋转10～15圈，再逆时针旋转10～15圈。双踝关节交替进行，每日2～3次。

类风湿性关节炎的运动方法

类风湿性关节炎可通过运动治疗，方法有弯腰运动、膝髋运动、趾踝运动等。

向前做弯腰运动

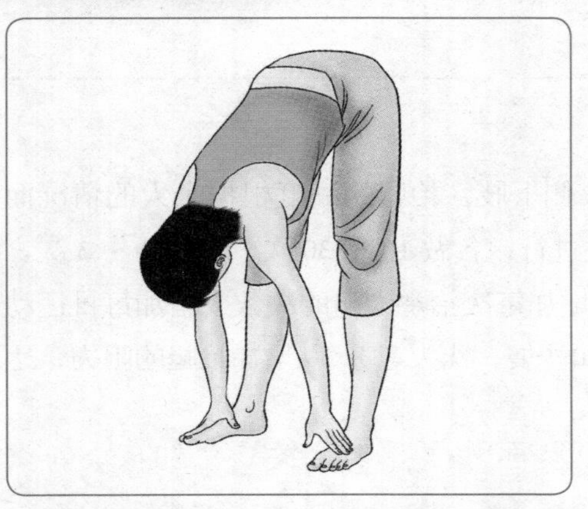

两脚分开，与肩同宽，双臂上举，头上抬，双目仰视，慢慢弯腰，双手触摸双足，坚持1～2秒后恢复原位。

向后做弯腰运动

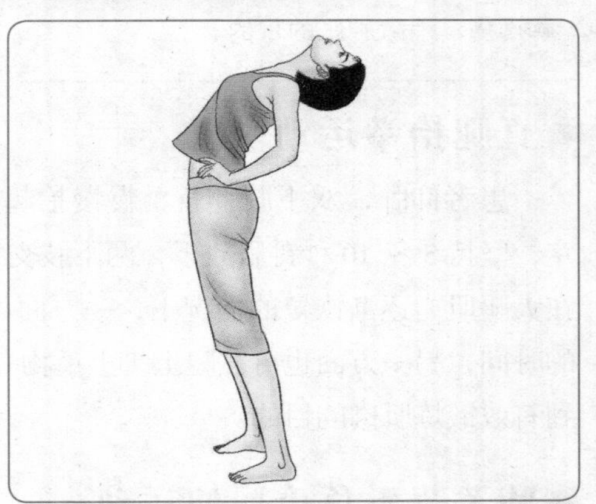

站立，双手叉腰，双脚分开与肩同宽，向后做弯腰运动，头颈部后倾至极限位后停留1～2秒，恢复原位。

膝髋运动

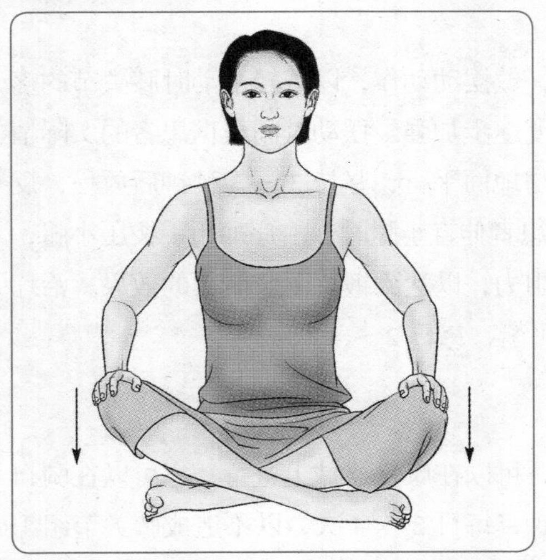

呈盘腿打坐的姿势，双足置于对侧小腿下，双手置于两侧膝关节上，逐渐用力压膝关节，使其尽量贴近床面，坚持1～5秒后放松。

趾踝运动

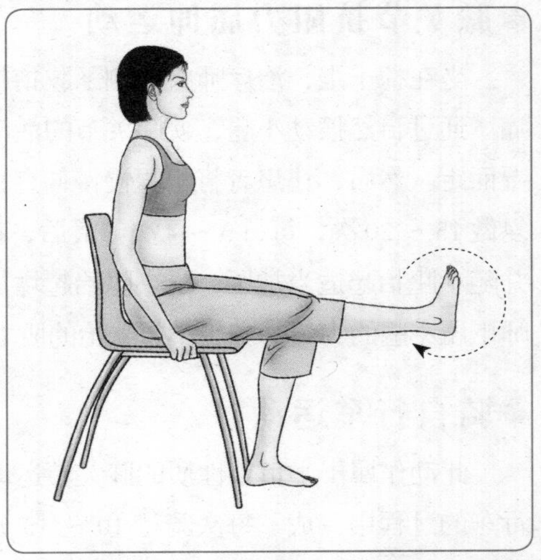

坐在椅子上，双下肢伸直，做踝关节旋转运动，先顺时针旋转10～15圈，再逆时针旋转10～15圈，反复进行。双踝关节交替进行，每日2～3次。

103 减少膝关节积液的运动

膝关节出现积液会导致关节疼痛、肿胀、活动受限等。如果是疾病引起的积液，应先治疗原发疾病。如果是创伤引起的积液，应避免膝关节的反复撞击、过度运动和超负荷运动。如果是关节退行性改变引起的积液，应注意休息，减轻关节磨损，以达到缓解疼痛、消除肿胀的目的。

◉直腿抬举运动

患者仰卧，双下肢伸直，慢慢抬起一侧下肢，抬腿的高度根据个人的情况而定，坚持 5 ~ 10 秒钟后放下，两下肢交替进行，各做 10 ~ 30 次，每日 2 ~ 3 次。在大腿肌力逐渐恢复的情况下，一方面可增加每次抬举大腿的次数或增加每日运动的时间，另一方面也可在腿上绑上重物（如沙袋、枕头等），以增加抬腿的阻力，达到有效锻炼肌肉的目的。

◉膝关节不负重屈伸运动

患者仰卧，双臂伸直，抬起大腿，使之与床面垂直，在此基础上，屈伸膝关节，运动小腿 10 ~ 30 次，或连续运动 5 ~ 10 分钟，每日 2 ~ 3 次。此动作有利于积液的吸收和肿胀的消退。

◉膝关节抗阻力屈伸运动

坐在椅子上，治疗师将患侧下肢抬起，做摆动动作，以减轻运动时膝关节的疼痛。通过自然摆动小腿，使膝关节的活动度逐步加强。摆动时间根据患者的实际情况而定。然后，让患者将小腿慢慢伸直，与地面平行，坚持 3 ~ 5 秒钟后放松，反复做 15 ~ 20 次，每日 3 ~ 4 次。最后，在患者伸直小腿时，治疗师用手按压小腿，并随小腿抬起适当加压，给小腿抬起增加阻力，以达到锻炼下肢肌力的效果。治疗师下压小腿的力量基本与小腿上抬的肌力平衡，每日 2 ~ 4 次。

◉骑自行车运动

此动作属于半负重性质的膝关节运动，可以在康复器械上进行，也可以在骑自行车的过程中完成。每次骑行 10 ~ 15 分钟，每日 2 ~ 4 次，以不造成膝关节组织肿胀为标准，运动量也可因人而定。

膝关节积液的运动方法

膝关节出现积液时，可通过运动治疗，运动方法有：直腿抬举运动、膝关节不负重屈伸运动、膝关节抗阻力屈伸运动、骑自行车运动。

直腿抬举运动

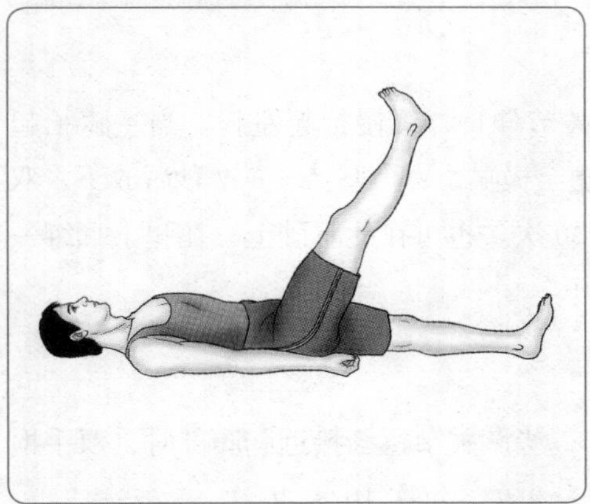

仰卧，双下肢伸直，慢慢抬起一侧下肢，坚持 5 ~ 10 秒钟后放下，两下肢交替进行。也可在腿上绑上重物（如沙袋、枕头等），以增强肌肉的锻炼。

膝关节不负重屈伸运动

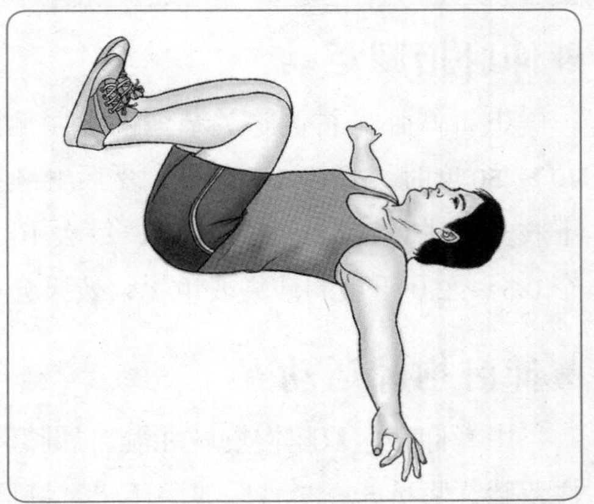

仰卧，双臂伸直，抬起大腿，使之与床面垂直，在此基础上，屈伸膝关节，运动小腿 10 ~ 30 次，也可在小腿上绑上重物，以提高治疗效果。

膝关节抗阻力屈伸运动

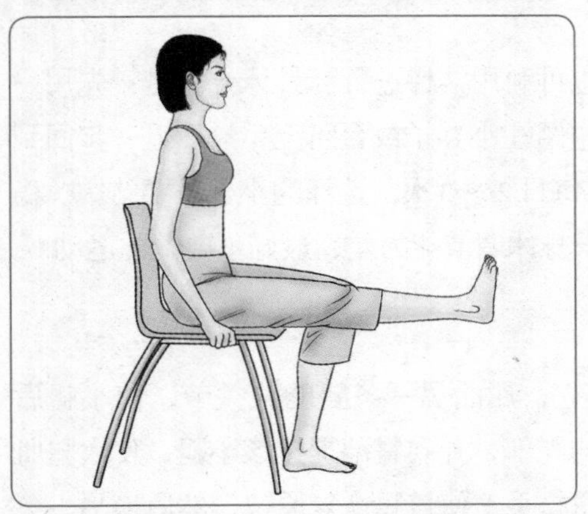

坐在椅子上，伸直小腿，与地面平行，坚持 3 ~ 5 秒钟后放松，反复做 15 ~ 20 次。治疗师可在患者每次伸直小腿时逐渐施加压力。

骑自行车运动

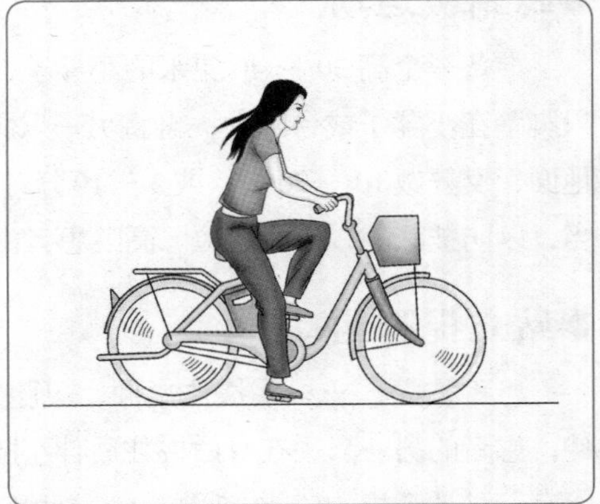

患者每次骑 10 ~ 15 分钟自行车，每日 2 ~ 4 次，以不造成膝关节组织肿胀为标准，运动量可因人而定，也可在康复器械上进行。

104 预防和治疗膝关节滑膜炎的运动

膝关节滑膜炎往往会造成关节肿胀、疼痛和关节腔积液，使患者的关节屈曲不灵活，同时有疼痛感。出现膝关节滑膜炎时，一方面要对症治疗，另一方面还要配合运动疗法，来缓解疼痛、消除肿胀、吸收积液，达到治疗的目的。

●仰卧抬腿运动

患者仰卧，右侧膝关节弯曲，左侧膝关节伸直，缓慢抬起左腿。当左腿抬起40～50度时，坚持5～7秒，然后继续抬腿至极限位，再坚持5～7秒后放下，双下肢交替进行，每日2～3次，每次10～30次。也可在此基础上，在腿上捆绑一个0.5～2.0千克的沙袋或重物，效果会更好。

●仰卧抱膝运动

患者仰卧，双腿慢慢做屈髋、屈膝动作，当膝关节逐渐接近胸腹部时，双手抱住双膝，坚持5～7秒后放手还原，每日2～4次，每次10～30次。

●俯卧屈膝后抬小腿运动

患者俯卧，缓慢屈曲一侧膝关节，将小腿抬起，使脚跟尽可能接近臀部，坚持3～5秒后，放下抬起的小腿，恢复原位，换另一侧小腿。双小腿交替进行，每日2～4次，各做10～30次。

●踩踏板运动

准备一个高30～40厘米的小凳子，也可利用楼梯进行。具体方法是：先用一只脚踏在小凳子或台阶上，再将另一只脚也踏在小凳子或台阶上，最后退一步回到地面，反复做10～20次，或3～10分钟，每日2～3次。选择的小凳子要结实、稳当，以防被踩翻，造成危险。高龄患者由于身体调节能力差，最好不要做此运动。

●站立提腿运动

患者站立，一只手扶住桌面，单腿站立，屈曲另一条腿的膝关节，使小腿后伸，患者的另一只手在身后握住后伸小腿的踝部，并向臀部提拉该小腿，使大腿肌肉有一种被牵拉的感觉，坚持3～5秒钟后松手，使该腿恢复原位，然后换另一条腿。双腿交替进行，每日2～4次，各提拉10～20次。

膝关节滑膜炎的运动方法

膝关节滑膜炎的患者可通过以下运动进行治疗：仰卧抱膝运动、俯卧屈膝后抬小腿运动、踩踏板运动、站立提腿运动等。

仰卧运动

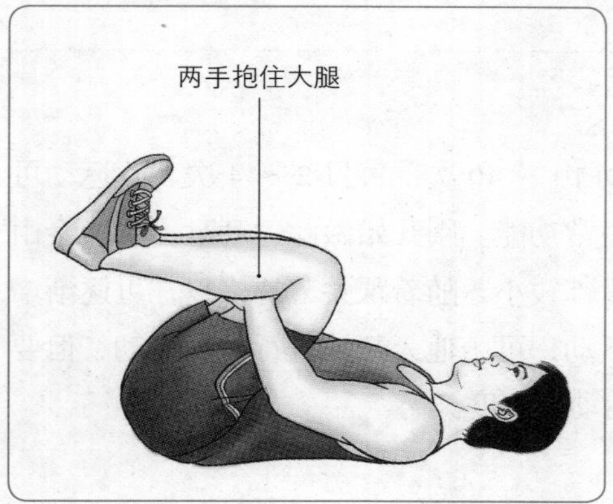

仰卧，双腿慢慢做屈髋、屈膝动作，当膝关节逐渐接近胸腹部时，双手抱住双膝或大腿，坚持5～7秒后放手。

俯卧屈膝后抬小腿运动

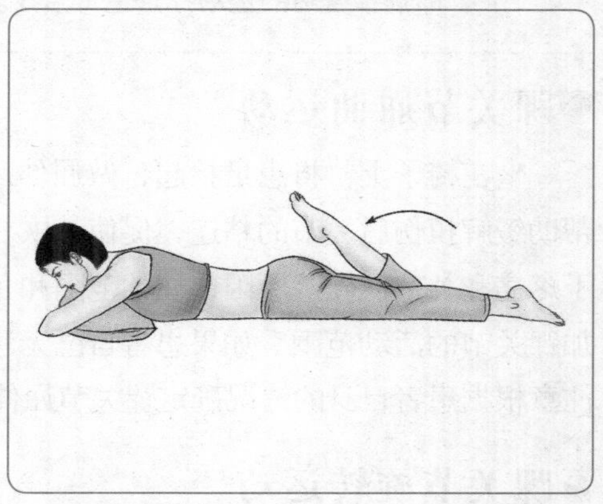

俯卧，缓慢屈曲一侧膝关节，将小腿抬起，使脚跟尽可能接近臀部，坚持3～5秒后放松。两腿交替进行。

踩踏板运动

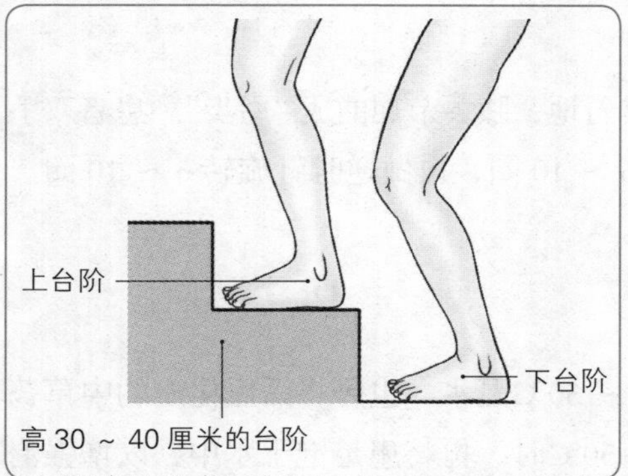

找一个30～40厘米高的台阶或结实的小凳子，先用一只脚踏上，再将另一只脚也踏上去，最后退一步回到地面，反复做10～20次，每日2～3次。

站立提腿运动

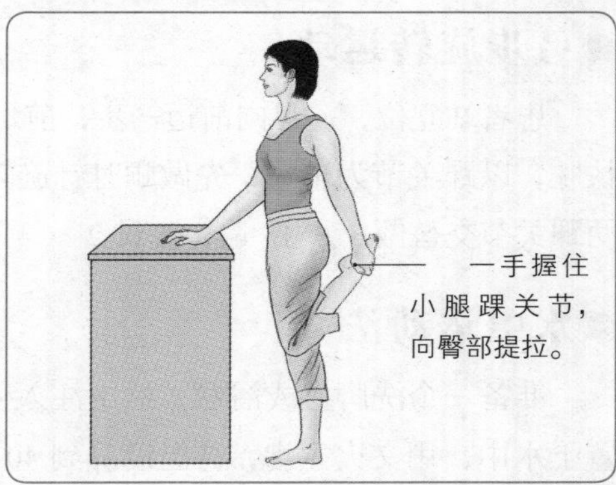

单腿站立，一手扶住桌面，另一手在身后握住后伸小腿的踝部，向臀部提拉，使大腿肌肉有一种被牵拉的感觉，坚持3～5秒钟后放松，两腿交替进行。

105 踝关节扭伤的运动

踝关节扭伤会使局部组织出现明显肿胀、疼痛和活动受限等，治疗时应局部冷敷，或使用绷带、小夹板等进行固定，使损伤的组织处于相对静止状态，以利于尽快康复。在踝关节扭伤的中、晚期，疼痛、肿胀的现象已明显缓解，治疗原则应由“静”转为“动”，即选择合适的运动疗法进行治疗。

◉踝关节屈曲运动

坐在椅子上，将患足抬起，做屈伸运动 10 ～ 40 次，每日 2 ～ 4 次。此运动可帮助缓解扭伤后关节的粘连，促使其恢复正常功能。刚开始做此运动时，可能会由于疼痛和关节僵硬等原因，屈伸范围和角度都较小，随着踝关节的恢复，可逐渐增加踝关节的活动范围。如果患者自己无法活动，可由他人帮忙进行被动运动，但要注意根据患者自身的情况确定踝关节屈伸运动的幅度。

◉踝关节旋转运动

患者坐在椅子上，将患足抬起，先顺时针旋转踝关节，再逆时针旋转踝关节，各进行 20 ～ 30 次，每日 2 ～ 3 次。患者也可坐在椅子上，双足夹住一篮球或足球，用双脚反复转动该球，达到运动踝关节的目的。通过踝关节的旋转运动，可以减轻踝关节的肌肉萎缩程度，帮助恢复踝关节的功能，防止因卧床而引起下肢静脉血栓。

◉弓步旋转运动

患者站立位，一足向前迈一步，前足掌着地，膝关节屈曲成“弓步”。患者双手扶膝，以踝关节为轴心，先做顺时针旋转 5 ～ 10 圈，再做逆时针旋转 5 ～ 10 圈。两踝关节交替做 5 ～ 15 遍，每日 2 ～ 4 次。

◉水中运动法

准备一个洗脚盆或浴盆，盆中注入 40 ～ 50℃温水，也可将活血化瘀的中草药置于水中，用文火煮沸，待温度降到 40 ～ 50℃时，再将患足泡于水中，以增强治疗效果。通过水的传导作用，踝关节的血液循环会逐渐通畅，达到舒经、活血、止痛的效果。患足在水中还可进行踝关节屈伸、内外翻和旋转动作。每日泡足和运动踝关节 10 ～ 20 分钟，每日 2 ～ 3 次。在此基础上，还可以配合水中按摩，强化治疗效果。

踝关节扭伤的运动方法

运动疗法对治疗踝关节扭伤非常有效，通过踝关节的屈曲、旋转，以及利用药物和水的温度，可以达到舒经、活血、止痛的目的。

踝关节屈曲运动

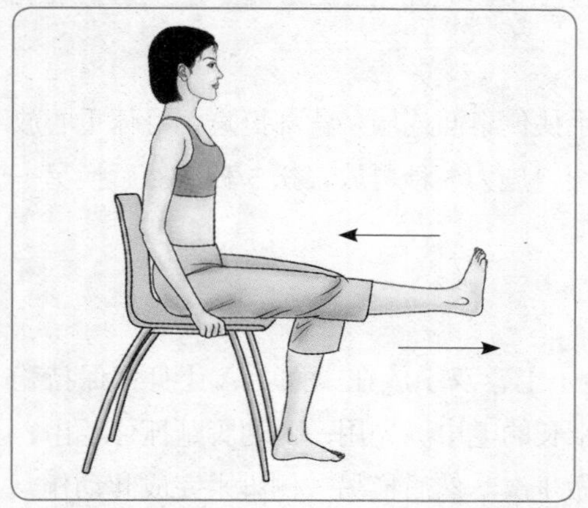

坐在椅子上，将患足抬起，做屈伸运动。随着踝关节的恢复，可逐渐增加踝关节的活动范围。

踝关节旋转运动

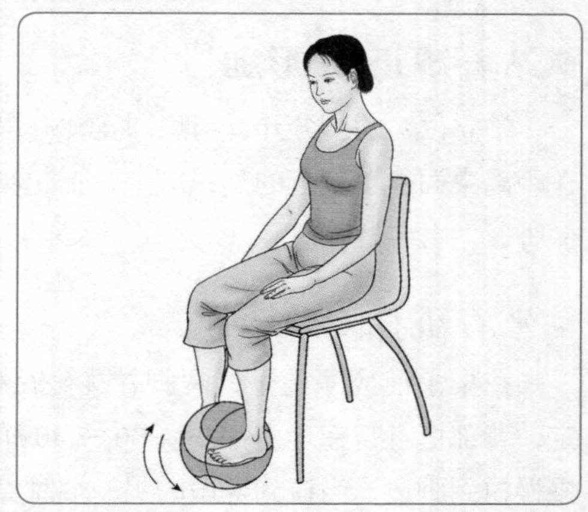

坐在椅子上，双脚夹住一篮球或足球，用双脚反复顺时针和逆时针转动该球，可帮助恢复踝关节的功能。

弓步旋转运动

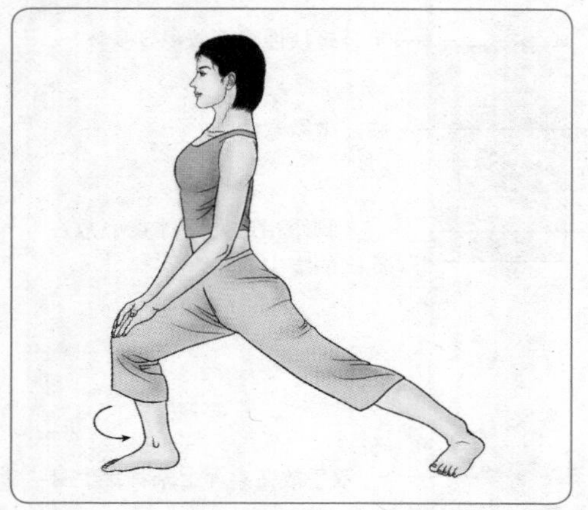

站立，一足向前迈一步，使膝关节屈曲成“弓步”。双手扶膝，以踝关节为轴心，先做顺时针旋转，再做逆时针旋转。

106 O 形腿的矫正运动

正常人的下肢看起来应该是直的，即当两侧踝关节内侧并拢时，双侧膝盖也应该能够靠拢。而当双侧膝盖之间的距离在 2 厘米以上时，就称为 O 形腿，又叫膝内翻，民间俗称罗圈腿。O 形腿可通过下列运动来矫正：

◉站着矫正 O 形腿

站立位，两脚分开，与肩同宽，一只手扶住桌面或墙。背部挺直，身体重心放在距离桌面或墙较远的那只脚上，抬起脚跟，施力 5 秒再放轻松 5 秒，然后换另一侧脚，左右各做 5 次。

◉坐着矫正 O 形腿

在桌子前放一椅子，两脚并拢坐在椅子上，双手放在桌面上，让身体保持稳定，背部挺直，在地上铺一块 30 ~ 40 厘米长的毛巾。先用一侧的脚趾抓住毛巾，慢慢拉到脚边，当拉到毛巾的另一端时算做 1 次。然后换另一侧脚来完成此动作，左右各做 3 ~ 5 次。

站着矫正 O 形腿

此动作取站立位，经常坚持，可有效帮助患者矫正 O 形腿。做此运动时，意识要集中在脚踝的上方和小腿部的肌肉。

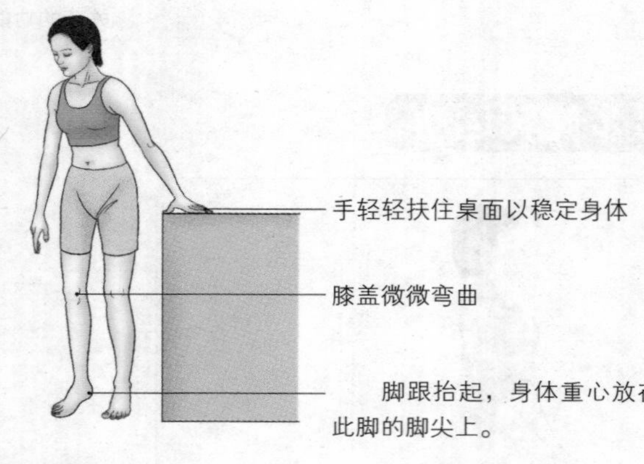

坐着矫正 O 形腿

此运动不仅可以矫正 O 形腿，对于矫正脚趾外翻也很有效，但必须长期坚持才可。

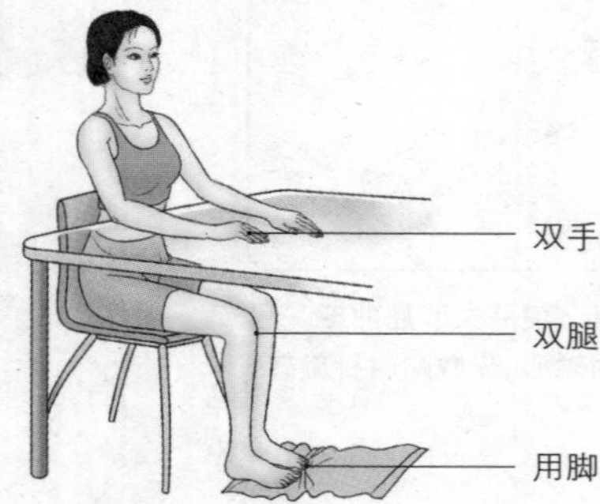

舒缓小腿肌肉的运动 107

当小腿肚僵硬和疲劳时，可通过下面的运动来舒缓小腿的肌肉。下面三个动作为一组，这些动作每做一次就应变换一次前后脚的组合，左右各做 8 次。此动作对矫正 O 形腿也有很好的效果。

◉准备动作

取站立位，双手置于腰部，背部挺直。两脚前后交叉，脚尖朝向身体外侧。

◉呼气时的运动

先吸一大口气，然后一边慢慢吐气，一边弯曲膝盖，同时身体重心下移。在感觉快没有气之前停止动作，再把剩下的气全部吐出。

◉吸气时的运动

以弯曲膝盖的状态吸气之后，再慢慢吐气，双膝逐渐回到原来的姿势。

准备运动

运动开始前，要先保持站立位，做好运动的准备。

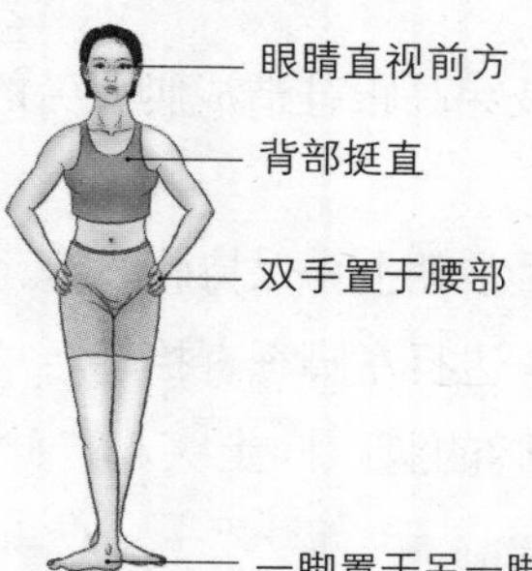

呼吸时的运动

这项运动最重要的是要配合呼吸进行，呼气时身体重心下降，吸气时身体重心上移。

边呼气身体重心边往下降
边吸气边使身体慢慢回复到原来位置

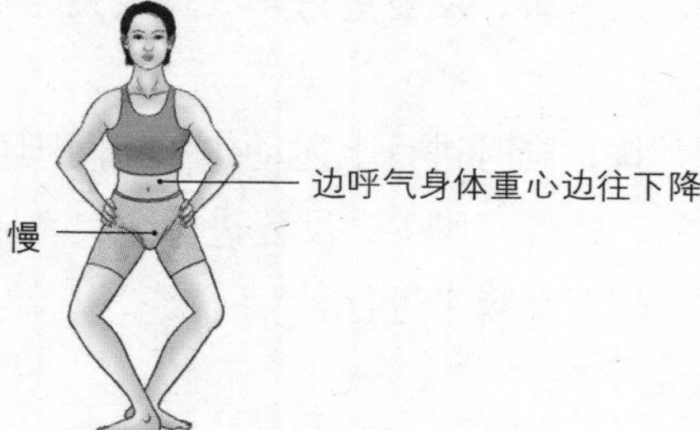

108 消除脚部浮肿的运动

脚部浮肿、僵硬等症状的出现多是由于血液循环不畅，这时，通过伸缩小腿肚的肌肉，可以促进腿部血液的流通，同时松开僵硬的肌肉，消除脚部疲劳。运动过程中要配合呼吸，并慢慢活动脚部。此动作完成后，会使你的脚感到轻松舒适，并助你轻松入眠。

◉利用毛巾伸展腿后的肌肉

长时间站立工作而出现脚部疲劳、浮肿的人，可借助毛巾来调整运动的强度。

具体方法是：

1. 患者闭目仰卧，深呼吸。

2. 一边用鼻子吸气，一边抬高一条腿，用毛巾从脚心套住这只脚，两手抓住毛巾的两端，然后以上身向下的重量来拉毛巾。脚在被拉向胸部方向时，即可伸展腿后侧的肌肉。

3. 最后，一边吐气，一边放松身体，弯曲膝盖，放下脚，左右脚交替进行 2 次。身体柔软的人，可握短毛巾，或直接用手勾住脚底。

◉仰卧运动脚踝

对于整天坐着工作的人，或穿高跟鞋造成脚疲劳的人，可通过运动脚踝来消除脚部的浮肿。具体方法是：

1. 患者仰卧，双脚并拢，手掌朝上。保持此姿势，从口中慢慢将气吐出。

2. 然后一边用鼻子吸气，一边将左脚垂直抬起。

3. 再一边吐气，一边将左脚的脚跟向上突起，此动作可伸直脚踝部的阿基里斯腱。

4. 接着，边吸气，边伸直脚尖，配合呼吸慢慢各进行 4 次。

5. 边吐气，边将左脚慢慢放下。

6. 左脚结束后，换右脚，反复进行 4 次脚跟突起和脚尖伸直的动作，左右脚交替进行 2 次。

7. 然后，两脚并拢，同时进行上述动作。将两脚垂直抬高，配合呼气，慢慢抬起脚跟，然后边吸气，边伸直脚尖，反复进行 4 次。最后，慢慢将脚放下。

以上动作，都要配合呼吸来进行。

脚部浮肿的运动方法

运动疗法对缓解脚部浮肿很有效，主要是通过伸展腿后的肌肉和运动踝关节来缓解。

利用毛巾伸展腿后的肌肉

此动作主要通过牵拉脚部和腿后的肌肉，达到消除脚部浮肿的目的。

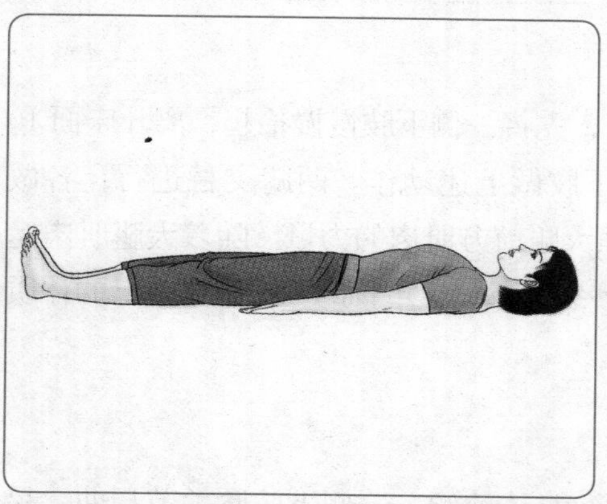

双脚并拢，闭目仰卧，两上肢自然放在身体两侧，进行深呼吸。

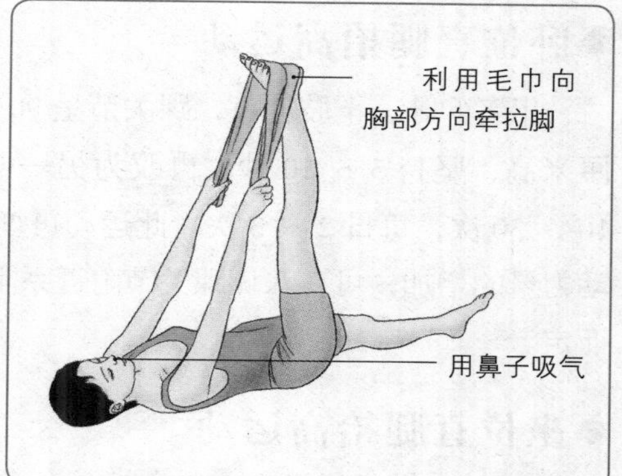

边用鼻子吸气，边抬高一条腿，用毛巾从脚心套住这只脚，两手抓住毛巾的两端，向胸部方向拉毛巾，保持 15 秒，直到腿的后侧稍感疼痛，两下肢交替进行。

仰卧运动脚踝

患者仰卧，双脚并拢，手掌向上，从口中慢慢吐气。然后按照下述步骤进行运动：

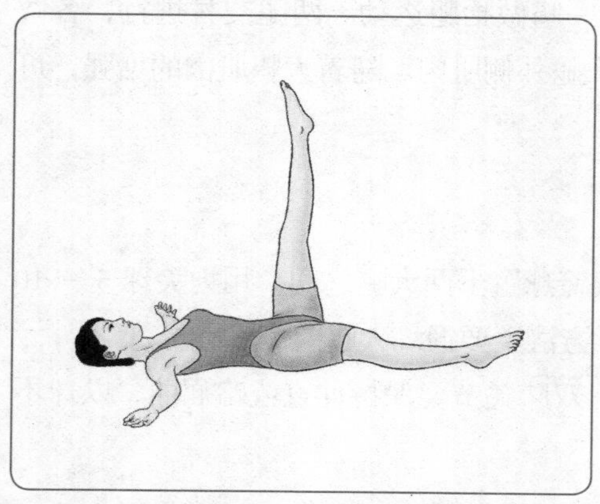

一边用鼻子吸气，一边将左脚垂直抬起，使脚尖向上。

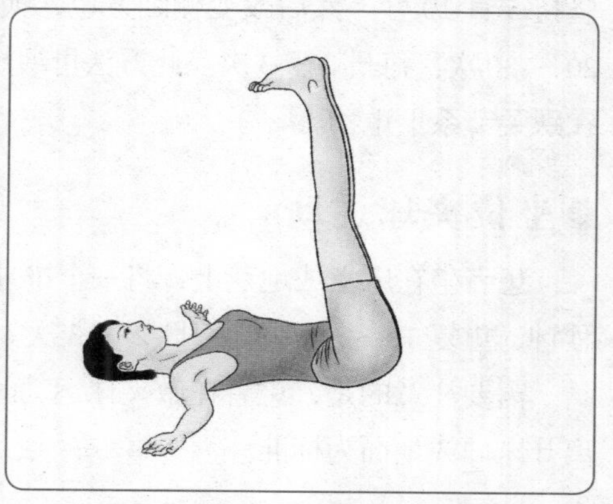

一边吐气，一边将左脚的脚跟向上突起，即脚尖向下勾，两下肢交替进行。

109 膝关节骨关节炎的运动

膝关节骨关节炎是一种常见的、慢性的关节病变，主要发病人群为50岁以上的中老年人，表现为关节疼痛、肿胀、运动受限等症状。发病原因是膝关节的软骨、软骨下骨及关节边缘受损、破坏、增生，引起膝关节疼痛、肿胀、活动受限等。膝关节骨关节炎患者可通过以下运动来改善。

◉卧位直腿抬高运动

患者仰卧，下肢伸直，踝关节呈90度，先将一侧下肢慢慢抬起，离开床面10厘米高，坚持5～10秒，再改为另一侧下肢做上述动作。两腿交替进行，各做10～30次，每日2～3次。此运动可增强大腿前方肌肉的力量。随着大腿肌肉运动力量的增加，可在双侧踝关节附近系上沙袋等重物，重物的重量根据自己的体质而定。

◉坐位直腿抬高运动

患者坐于椅子的前部，双手扶椅子面，身体前倾，一侧下肢膝关节屈曲，另一侧下肢伸直，踝关节呈90度。将伸直的下肢慢慢抬起，离开地面10～20厘米高时，坚持5～10秒，再改用另一侧下肢做上述运动。两下肢交替进行，各做10～30次，每日2～3次。

◉下肢外展运动

患者侧卧，两下肢并拢，将上面的腿慢慢抬起，离开床面10～20厘米高，坚持5～10秒。然后改变侧卧方位，换另一腿做抬腿运动。两腿交替进行，各做20～30次，每日2～3次。此方法可锻炼大腿外侧肌肉。随着大腿肌肉的增强，可在踝关节系上重物。

◉坐位夹球运动

患者坐在床上或地毯上，将一个排球或篮球置于两大腿之间，用力夹球5～10秒钟，重复10～30次，每日2～3次。此方法主要锻炼大腿内侧肌肉。

需要注意的是，患者在做夹球运动时，双膝关节要保持伸直或略屈曲，以球不离开床面或地面为标准。

膝关节骨关节炎的运动方法

膝关节骨关节炎可以通过运动来缓解，运动方法有：卧位直腿抬高运动、坐位直腿抬高运动、下肢外展运动、坐位夹球运动。

卧位直腿抬高运动

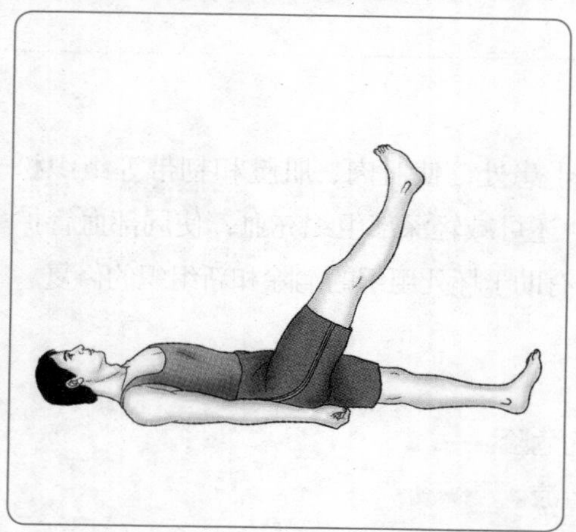

仰卧，下肢伸直，将一侧下肢慢慢抬起，离开床面，坚持5～10秒，两下肢交替进行。

坐位直腿抬高运动

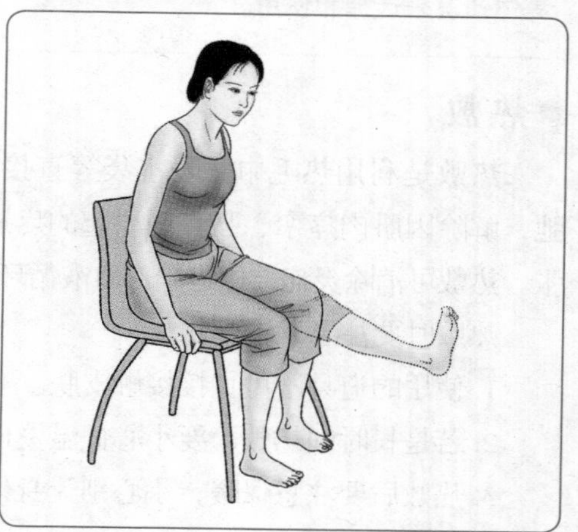

坐于椅子前部，双手扶椅面，身体前倾，一侧下肢膝关节屈曲，另一侧下肢伸直，踝关节呈90度，慢慢抬起10～20厘米，坚持5～10秒。两下肢交替进行。

下肢外展运动

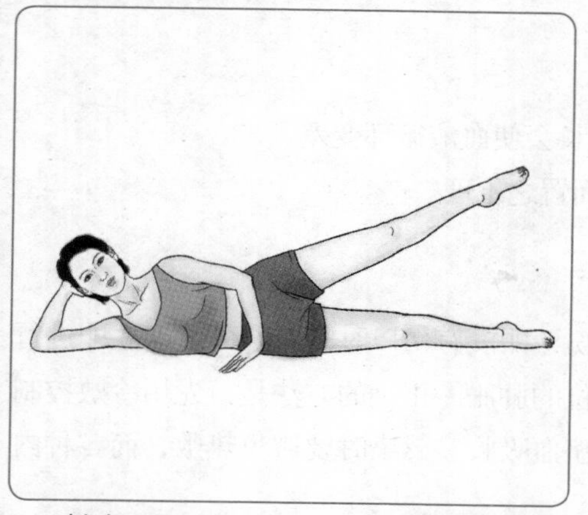

侧卧，两下肢并拢，将上面的腿慢慢抬起，离开床面10～20厘米，坚持5～10秒。然后改变侧卧方位，换另一腿做抬腿运动。

坐位夹球运动

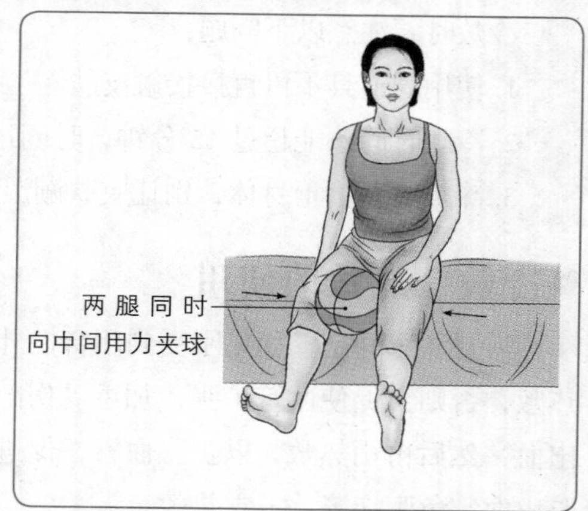

坐在床上或地毯上，将一个排球或篮球置于两大腿之间，用力夹球5～10秒钟，反复做10～30次，每日2～3次。

110 温冷疗法的原理

温冷疗法是用冷敷或热敷的方式，通过给疼痛局部或疼痛周围加热或冷却，以调节体内血液循环，改善肌肉疲劳的状况，最终达到缓解疼痛的目的。这种方法操作简单，比较适合家庭中使用。然而，冷敷和热敷一冷一热，各有千秋，功效不同，须结合具体情况来选择和使用。

◉热敷

热敷是利用热毛巾、暖水袋等直接敷于患处，使肌肉、肌腱和韧带等组织松弛，解除因肌肉痉挛、强直而引起的疼痛，还可减轻深部组织充血，使局部血管扩张。热敷可消除炎症，促进局部血液循环，有助于坏死组织的消除和新组织的修复。

热敷时要注意以下问题：

1. 使用的道具不可直接接触皮肤。
2. 若是长时间热敷，要小心低温烫伤的危险。
3. 热敷后要注意保暖，小心别让身体着凉。

◉冷敷

冷敷疗法是用冷毛巾或冰袋等物体放置在人体的病变部位上，使局部的毛细血管收缩，起到散热、降温、止血、止痛及防止肿胀等作用的一种方法。冷敷适用于扁桃体摘除术后、鼻出血、早期局部软组织损伤、高热病人、中暑者、牙痛及脑外伤病人。

冷敷时要注意以下问题：

1. 使用的道具不可直接接触皮肤。
2. 冷敷时间不能超过 15 分钟，时间过长会使血液循环变差。
3. 冷敷后要擦干身体，别让肌肤潮湿而置之不理。

◉冷敷、热敷的使用

需要注意的是，如果刚受到闭合性外伤，即没有伤口时的受伤，不能立即进行热敷，否则会促使血管扩张，加重受伤部位的肿胀。正确的方法是：先用冷敷控制出血，然后再用热敷，以扩张血管，促进瘀血吸收。感染时要避免热敷，而各种内脏出血、急腹症等，不宜热敷。

温冷疗法

温冷疗法都可以用来治疗疾病，但是它们的原理却截然相反，相应地，应用范围也有所区别。

热敷治疗疾病的原理

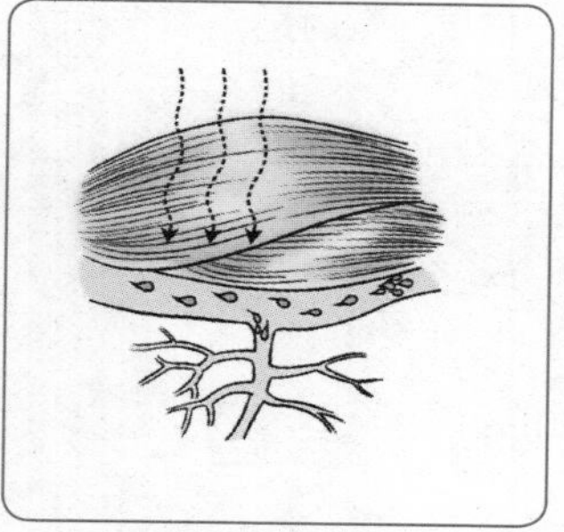

低温收缩的血管在温度提高时开始扩张。

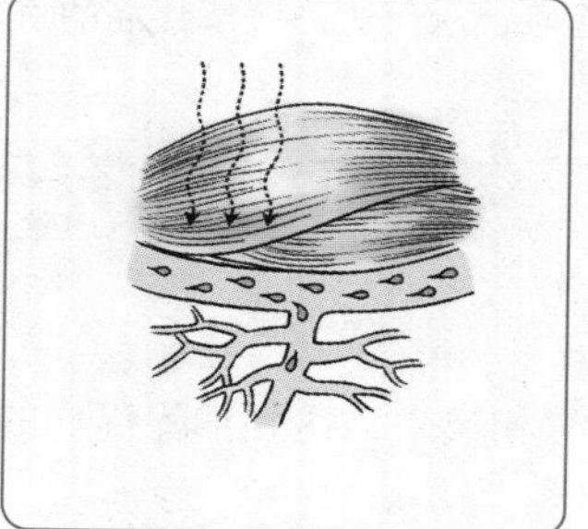

血液流通至身体末端和毛细血管。

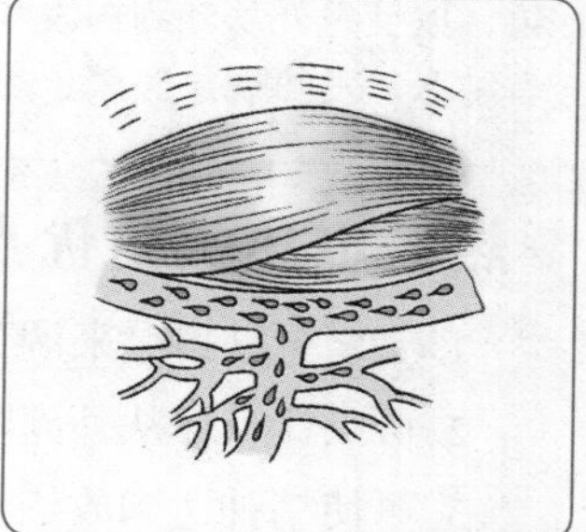

血液在体内自由循环，使肌肉得以松弛。

冷敷治疗疾病的原理

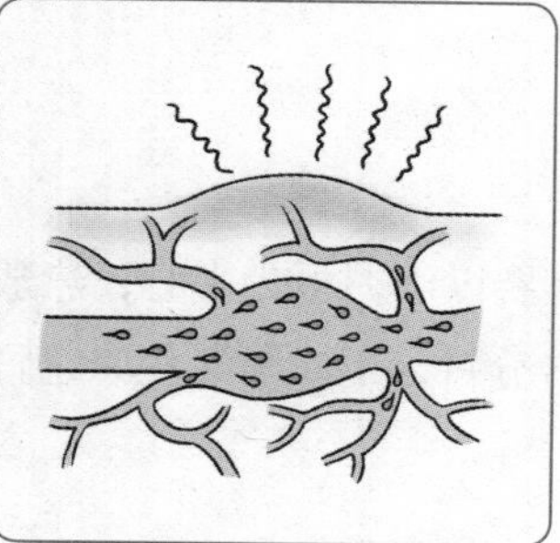

患部因发炎而发热。

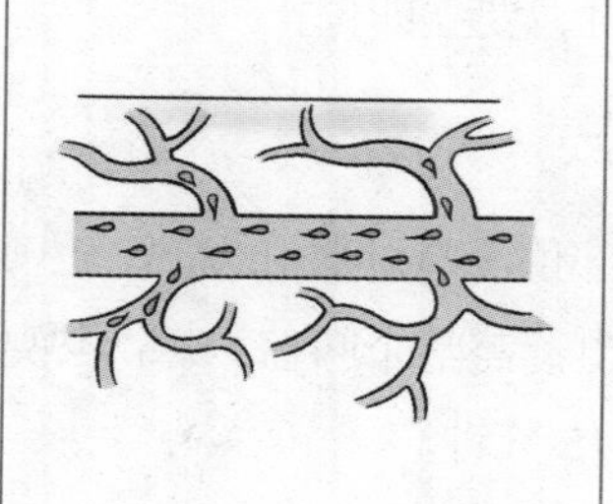

冷敷使血管收缩，从而达到消除肿胀的目的。

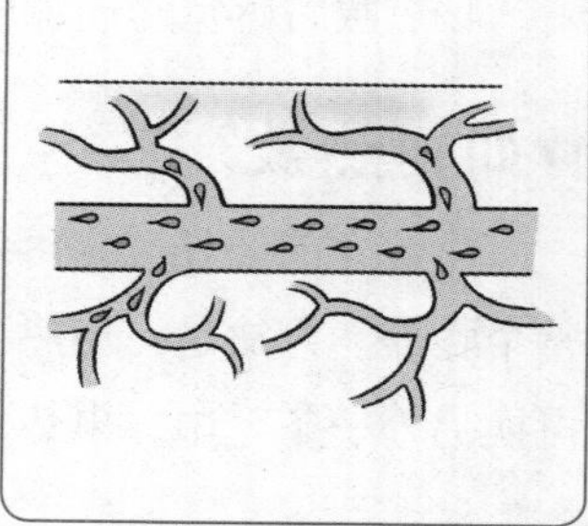

恢复正常温度的血管扩展为正常状态。

冷敷、热敷的应用

方法	作用	原理
热敷	消除疲劳、防止肌肉痉挛	促进局部血液循环
冷敷	消肿止痛、散热降温、止血	促进局部毛细血管收缩

111 膝关节疼痛、神经痛和风湿痛：自制热毛巾

当有膝关节疼痛、神经痛和风湿痛等症状时，可以通过自制的热毛巾热敷疼痛部位，以使患处从外到内暖和起来，从而达到缓解疼痛的目的。需要注意的是，关节部位有肿胀、发热现象时禁止热敷。

◉热毛巾热敷的优点

1. 温度可以自己来调节。
2. 可以让身体从外到内暖和起来，达到消除疼痛的目的。
3. 可使精神达到放松。

◉注意事项

1. 不能直接接触患部。
2. 毛巾的湿度要把握好，不可拧得太干。
3. 不要封住塑料袋的口。
4. 热敷后感觉疼痛加剧时，要立即停止。

◉如何热敷？

热敷之前要先确定疼痛部位没有肿胀和发热，热敷时要以半月板为中心，热敷整个膝盖。方法是：用热毛巾覆盖整个膝盖，每次热敷15分钟，毛巾渐渐变凉之后再换另外一条毛巾，再热敷15分钟。

自制热毛巾

自制热毛巾时，毛巾的湿度和温度一定要把握好。具体制作方法为：

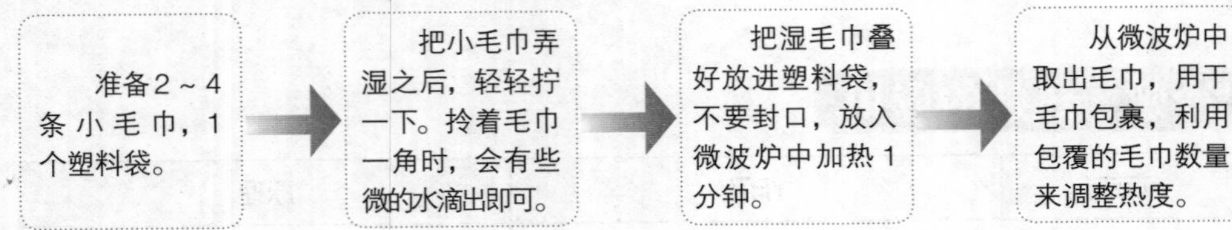

慢性疼痛和寒冷引起的下肢疼痛：用姜热敷 112

对于慢性疼痛和寒冷引起的膝盖疼痛，可以用姜热敷疼痛部位。在这个过程中，姜的药效起了很重要的作用。有些人由于自身体质的原因，不适用此种疗法，所以在用姜热敷患部之前，应先试放在手臂内侧，确认是否过敏。

◉用姜热敷的优点

1. 可以有效促进新陈代谢。
2. 可以一次热敷大范围，因此只要知道穴位大概的位置即可。
3. 不必高温热敷，就有良好的功效。

◉注意事项

1. 不要直接接触患部，必须用纱布包起来。
2. 不能重复使用，最多只能用 2 次。
3. 如果皮肤有肿胀现象就不能使用。

◉如何热敷？

首先，用手心触摸患部，确认是否发热，还要确认疼痛的部位是否肿胀，当疼痛部位没有发热或肿胀时，才可用姜热敷。方法是：把用纱布包裹的热姜放在疼痛部位，热敷 10 ~ 15 分钟。

如何热敷

把做好的热姜用纱布包好，放在下肢疼痛部位，热敷 10 ~ 15 分钟。

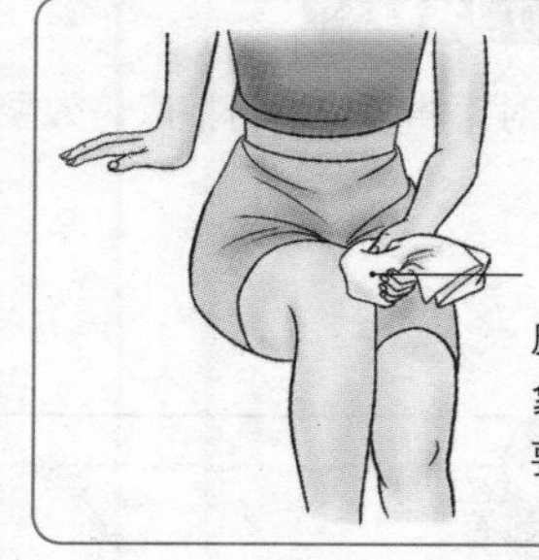

如果热敷 5 分钟后，皮肤有变红或发痒的现象，说明皮肤对姜过敏，要立即停止。

113 慢性疼痛或疲劳引起的下肢疼痛：用泡澡温和患部

对于下肢慢性疼痛或由于疲劳而引起的疼痛，可通过泡澡来温和患部，如果能在泡澡过程中配合使用入浴剂，并结合按摩，效果会更好。

◉泡澡的优点

1. 配合使用入浴剂，能收到意想不到的效果。
2. 可以让身体长时间保持暖和。
3. 结合伸展操和按摩，效果会更好。

◉注意事项

1. 浴室和换衣服的地方，温度要大致相同。
2. 泡澡次数并不是越多越好，一天泡澡 3 次以上，反而会更疲劳。
3. 下肢突然疼痛时，不要立即泡澡。

◉如何温和患部？

在浴盆中注入约 40℃的温水，稍微弯曲膝盖浸泡在热水中。在这个过程中，可轻轻按摩疼痛部位，能有效舒缓腿部不适。浸泡 10 分钟后，从浴缸中出来，用 20℃左右的冷水淋浴约 1 分钟，并用冷水集中冲洗疼痛部位。然后再泡澡 5 分钟，重复以上动作 4 ~ 5 次。

泡澡过程中结合按摩

在泡澡过程中如果能对疼痛部位进行按摩，效果会更好。

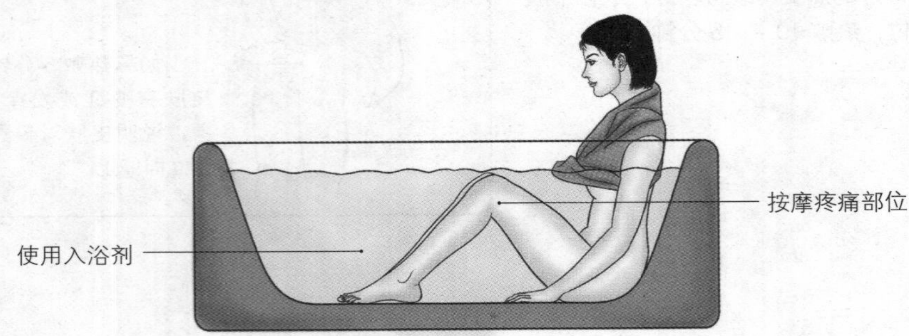

突发性疼痛:用冰块或冰袋冷敷 114

在下肢刚刚开始疼痛的时候，用冰块或冰袋进行冷敷，可以遏制突发性的疼痛，并有效抑制因发热而引起的肿胀。

◉冷敷的优点

1. 可以遏制突发性疼痛。
2. 可以抑制发热引起的肿胀。
3. 身体局部舒缓之后，精神也会稳定下来。

◉注意事项

1. 对患部进行冷敷后如果仍然疼痛，要立即停止。
2. 冷敷时要随时注意自己的感觉，不可过度冷敷。
3. 一天冷敷的时间总计不能超过 1 个小时。

◉如何冷敷?

把冰块放入塑料袋中，在塑料袋中洒一些盐巴，以延长冷敷的时间。然后封口，再用毛巾包起来，敷在患部。冷敷 15 分钟之后，休息 5 分钟，重复此动作 2 ~ 3 次。另外，可用手帕等把罐装冷饮包起来，放在患部进行冷敷，还可使用冷却型贴布进行冷敷。注意，一天冷敷的时间总计不得超过 1 个小时。

可做冷敷的物品

我们身边的许多东西都可用作冷敷，可用作冷敷的物品及其使用方法分别是：

可做冷敷的物品	使用方法
冰块或冰袋	用塑料袋和毛巾包裹后冷敷患部
冷冻饮料	用手帕等包裹后冷敷患部
阴凉处或小溪中的小石头	用手帕等包裹后冷敷患部
冷却型贴布	直接贴在疼痛部位

115 肌内效贴布是怎么回事

肌内效贴布是一种有着伸缩性的特殊贴布，由透气的棉质制作而成，它不含乳胶及药性，一般不会引起皮肤过敏，也不会遇水而脱落，可连续贴上三四天，而且撕去贴布后也不会在皮肤上留下残留物。这种方法是由一位日本医生于1973年发明的，后来广泛应用于支撑软组织、消肿及缓解疼痛，从而促进身体的自然康复。

◉肌内效贴布的原理

肌内效贴布可增加皮肤与肌肉之间的间隙，促进淋巴及血液循环，减少引发疼痛的刺激物质，进而减轻肌肉紧张及疲劳，支撑软弱的肌肉组织。加配合正确的部位和贴法使用，便可达到缓解疼痛、促进康复机能及增进运动表现等效果。

◉肌内效贴布的四大功效

1. 恢复肌肉正常机能：使异常紧张的肌肉恢复正常，强化较弱的肌肉。

2. 促进血液循环：血液循环减弱，身体特定部位就容易产生瘀血，也会压迫到神经。

3. 抑制疼痛：贴布可刺激皮肤和肌肉，达到止痛的效果。

4. 矫正错位的关节：肌肉的异常紧张会拉扯骨头，使关节产生错位，而贴布可让筋膜、肌肉的功能恢复正常，矫正错位的关节。

◉如何使肌内效贴布达到最佳功效？

要使肌内效贴布达到最佳功效，使用者必须正确诊断身体受伤部位，并且掌握良好的贴布操控技巧和身体不同部位的贴法。

◉使用肌内效贴布时的注意事项

1. 如果一下子撕掉贴布背面的纸，贴布就会纠结成一团而难以贴牢，所以要慢慢地撕去贴布背面的纸。

2. 要贴贴布的皮肤部位必须擦拭干净，也不要涂抹化妆水或乳液等。

3. 贴在皮肤后如果有拉扯感就表示贴得太紧了，此时应揭开贴布，重新贴松一点。

4. 贴布虽然有抗水性，但洗澡后最好仔细擦干。

贴布的 4 种基本类型

肌内效贴布有 4 种基本类型，可根据关节运动方向、肌肉走向与粘贴的部位而有不同的贴法。它们的制作方法如下图所示：

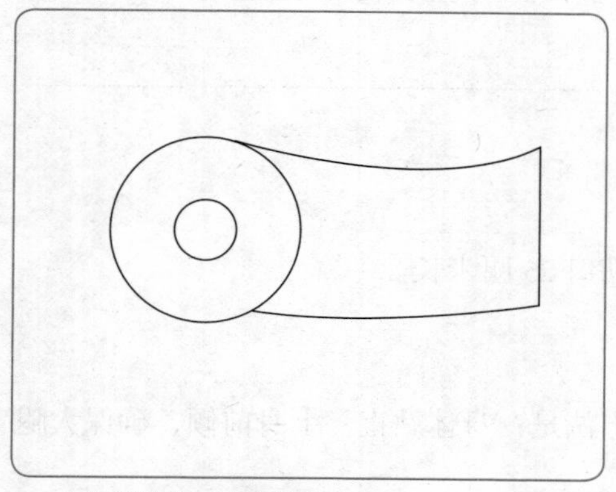

I 字形贴布：可直接使用。

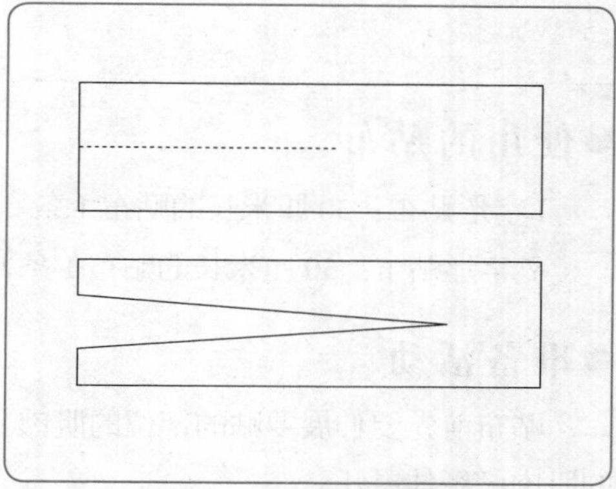

Y 字形贴布：用剪刀纵向剪一刀后使用。

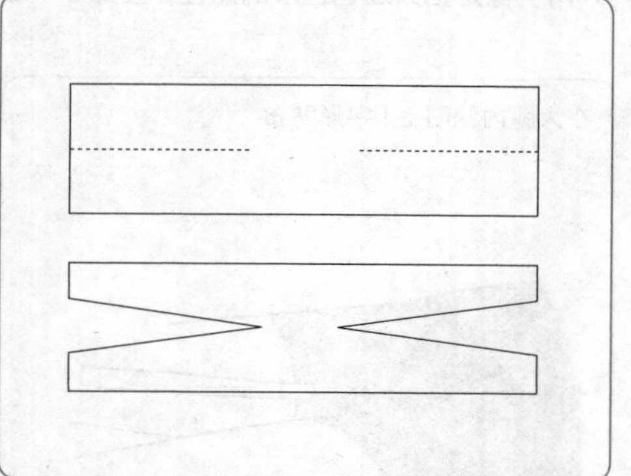

X 字形贴布：从贴布两端用剪刀各纵向剪一刀。

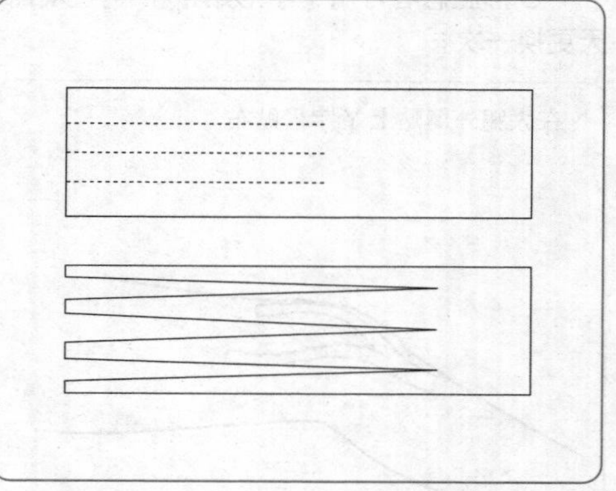

熊掌状贴布：从同一个方样用剪刀纵向剪 3 ~ 4 刀。

116 改善 O 形腿的贴法

O 形腿常常给患者造成疼痛，这是由于大腿骨和胫骨之间的软骨或半月板磨损之后，关节内的空间变小，在这种情况下弯曲膝盖时，两个关节骨会相互摩擦而引起疼痛。此时，患者可以使用肌内效贴布来改善疼痛，长时间坚持使用还会逐渐改善 O 形腿的状况。

●使用的贴布

I 字形贴布：30 厘米长的贴布 1 条。

Y 字形贴布：30 厘米长的贴布 1 条，切口 25 厘米长。

●准备活动

贴布前先要伸展要贴的部位的肌肉。方法是：身体站直，上身前倾，确保大腿的肌肉已经伸展开。

改善 O 形腿的贴法

O 形腿患者可用 Y 字形贴布和 I 字形贴布从内外两侧像是把大腿包住般的贴住，且每 2 ~ 3 天更换一次。

在大腿外侧贴上 Y 字形贴布

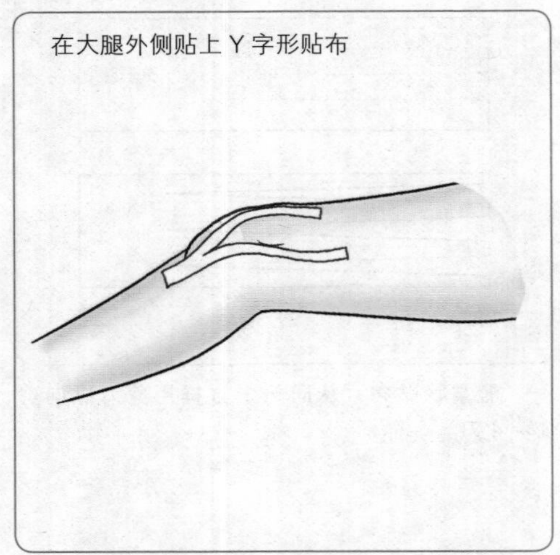

在臀部外侧下方，贴上没有切口的那一端。一边用手指压住，一边把右半边的贴布贴到膝盖外侧，把左半边的贴布贴到膝盖背面外侧处。

在大腿内侧贴上 I 字形贴布

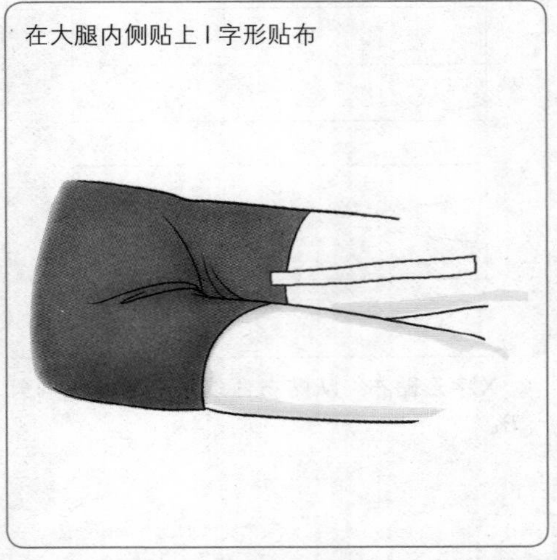

在大腿内侧根部往下 4 指宽的部位到膝盖背面的内侧，贴上 I 字型贴布。

改善风湿的贴法

风湿常常给患者的日常活动带来无尽的痛苦，这是由于关节发炎后，会逐渐影响到软骨和骨头周边，造成关节活动不利。而肌内效贴布可促进患者的血液循环，帮助患者提高身体的自愈力，缓和风湿引起的下肢疼痛。

◉使用的贴布

Y 字形贴布：40 厘米长的贴布 1 条，切口 20 厘米长。

Y 字形贴布：25 厘米长的贴布 1 条，切口 7 厘米长。

◉准备活动

伸展要贴的部位的肌肉，方法是：坐在床上，用力把脚伸直，直到大腿到脚的肌肉伸展开。

改善风湿的贴法

风湿患者贴贴布时要围绕下膝盖往上往下贴，我们这里分两步：从足弓至小腿部位，从臀下至膝盖。

从足弓至小腿部位贴 40 厘米 Y 字形贴布

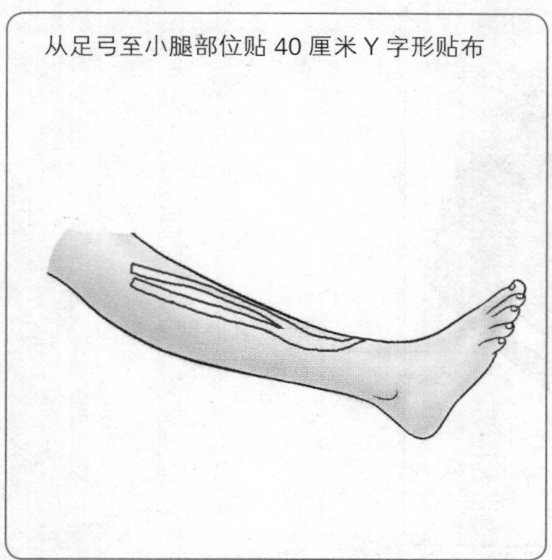

把 40 厘米长的 Y 字形贴布没有切口的那一端贴在脚底足弓附近。然后脚背伸直，开口端朝膝盖方向贴，贴布开口要夹往小腿前面，朝膝盖半月板外侧的方向贴上去。

从臀下至膝盖贴上 25 厘米的 Y 字形贴布

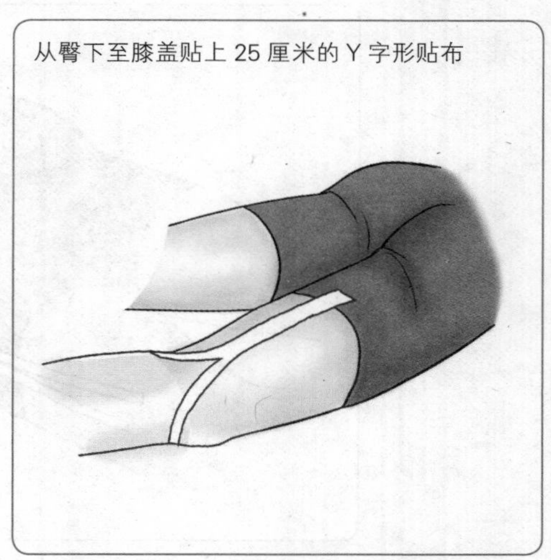

身体挺直，把 25 厘米长的 Y 字形贴布没有切口的那一端贴在大腿后面臀部往下 4 指宽的部位。然后身体前倾，把贴布贴到膝盖上方。Y 字形的两端要贴到膝盖内外两端。

118 改善半月板损伤引起的膝盖疼痛

半月板损伤是膝关节常见的一种疾病，常会引起膝关节积水，给患者带来剧烈疼痛，尤其是在膝关节弯曲过度或扭转时会剧烈疼痛。这是由于膝盖的半月板（主要是内侧）被关节夹住后，会脱离或断裂而引起膝盖疼痛。而肌内效贴布可有效防止积水，缓和疼痛。

◉使用的贴布

Y 字形贴布：15 厘米长的贴布 1 条，切口 10 厘米长。

◉准备活动

伸展要贴的部位的肌肉，方法是：坐在床上，把下肢特别是膝盖部位伸直，直到要贴的部位肌肉伸展开。

改善膝盖疼痛的贴法

膝盖半月板损伤引起的疼痛，要用 Y 字形贴布像要把膝盖内外侧包裹起来般贴上去，并且每 2 ~ 3 天换一次贴布。

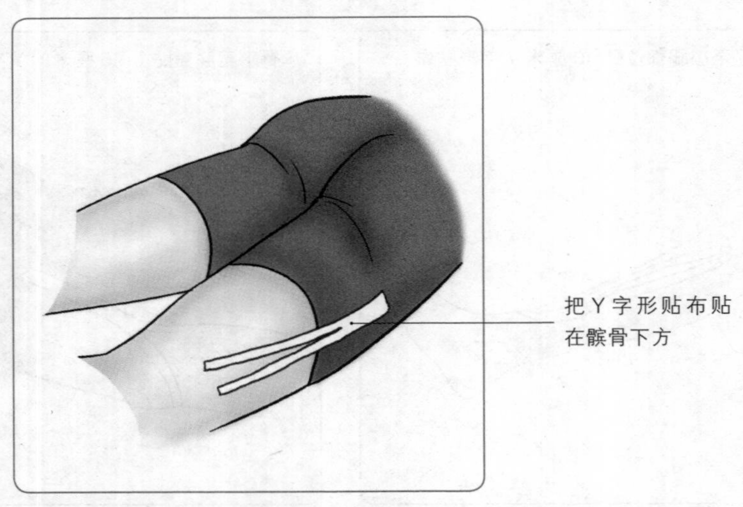

伸直膝盖，把 Y 字形贴布没有切口的那一端，贴在膝盖髌骨下方。

改善韧带损伤引起的下肢疼痛 119

韧带损伤在运动的时候最容易发生，常给患者的下肢带来疼痛。这是由于膝盖关节的韧带被外力拉扯或断裂而引起的，而且这种疼痛复发的概率相当高，因此疼痛刚发生时必须冷敷和休息，待疼痛消失后使用肌内效贴布辅助治疗。

●使用的贴布

Y 字形贴布：45 厘米长的贴布 1 条，切口 15 厘米长。

Y 字形贴布：15 厘米长的贴布 1 条，切口 10 厘米长。

●准备活动

伸展要贴的部位的肌肉，方法是：坐在床上，把下肢特别是膝盖部位伸直，直到要贴的部位肌肉伸展开。

改善韧带损伤的贴法

下肢韧带损伤时，可使用肌内效贴布来辅助治疗，方法是：像要把膝盖包裹住般在膝盖处横向和纵向各贴上一个 Y 字形贴布。

在大腿外侧贴上 45 厘米长的 Y 字形贴布

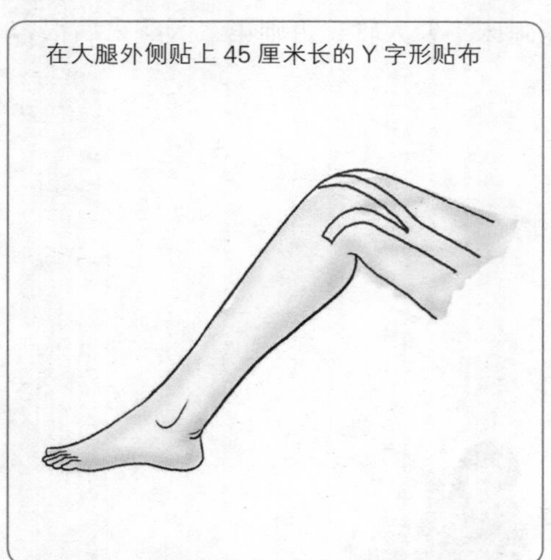

伸直膝盖，把 Y 字形贴布没有切口的一端贴在大腿外侧。再把 Y 字下面剪口的一端贴在膝盖外侧。然后立起膝盖，把 Y 字下面剪口的另一端朝向膝盖髌骨的方向贴上去。

在膝盖处横向贴上 15 厘米长的 Y 字形贴布

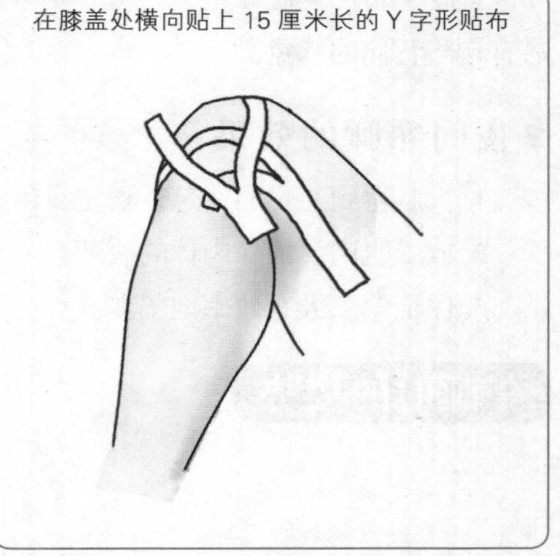

伸直膝盖，把 Y 字形贴布没有切口的那一端贴在膝盖外侧。然后立起膝盖，像是要把膝盖髌骨围起来般把贴布贴上去。如果感觉强度不够，可再贴一层。

120 睡眠疗法：使身心得到彻底放松

午餐 1 ~ 2 小时后进行短暂的睡眠，可以使劳累一上午的大脑和肌肉得到暂时的休息，而夜间的熟睡可以使疲劳的下肢肌肉得到彻底放松。所以说，睡眠是一种很好的放松和休息方式。

◉ 20 ~ 30 分钟的午睡

午餐 1 ~ 2 个小时后感觉有睡意时，最适合午睡。午睡的时间不能太长，20 ~ 30 分钟最佳，如果午睡时间太长，会影响晚上的睡眠。如果条件不允许，也可在座位上闭目养神 5 分钟，效果也不错。

◉午睡的效果

午睡有以下好处：抑制交感神经的活动，消除大脑疲劳，消除上午的身心的疲劳，为下午工作注入活力。

◉夜晚熟睡

晚上睡觉前可听自己喜欢的音乐来稳定精神。泡个热水澡对于消除一天的疲劳和保证晚上香甜的睡眠很有好处。但要注意睡床不要太软，否则第二天醒来后很容易有腰酸背痛的感觉。

◉夜间熟睡的效果

1. 大脑得到充足的休息，稳定身体和心情。
2. 放松肌肉，消除肉体的疲劳。
3. 保证第二天有效率地工作。

午睡时的姿势

身体坐直
把包、靠垫等的东西抱在胸前，抵在桌子上睡。

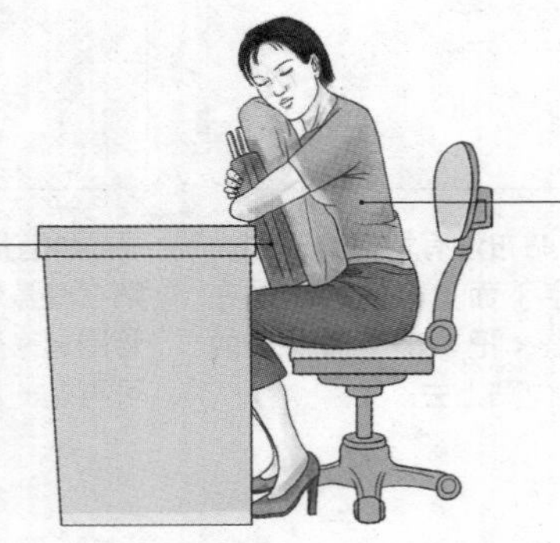

环境疗法：从视觉到嗅觉使身心得到放松 121

为自己营造一个从视觉到嗅觉的放松环境，可以使身体倍感舒适和放松，进而有效缓解身体的疲劳，抑制疼痛。

不同颜色对人体的影响

不同的色素会对人起到不同的效果，在应用环境疗法时必须了解这些。

红色：有强烈主张性的颜色，具有刺激肌肉、血管和神经的作用，还可以使血压、脉搏和心率提高。如果把身边所有的东西都换成红色，可能造成刺激过强，因此可以当作重点颜色来使用，效果较好。

蓝色：可以放松紧张的肌肉，降低血压，以及减少脉搏和心率。这种颜色带给人的印象是知性、沉稳和清凉。

黄色：这种颜色很容易受到别人的注目，可以促进体内的新陈代谢，增加食欲和帮助肠胃功能更顺畅。这种颜色带给人开朗和明亮的印象。

绿色：可以扩张毛细血管，消除疲劳和缓解压力。这种颜色使人从身体内部感到放松，从而达到治愈的效果。

灰色：可以抑制机体活性，使人变得安宁沉稳。容易处在兴奋状态的人，或是必须慎重处理事情的时候，很适合使用这种颜色。

香味的种类和效果

下面给大家列出几个具有代表性的精油和效能，这些东西有些可以让心情更高昂，有些可以让精神放轻松。

名称	熏衣草	依兰	迷迭香	薄荷	香茅	尤加利
效果	缓和精神上的不适，消除疲劳	抑制激昂的心情，调整维持荷尔蒙的平衡	活化脑细胞	抑制兴奋的神经	缓和精神疲劳，使心情高昂	使人精神安定，提升集中力
适应证	扭伤、关节痛、失眠	高血压、生理痛	肌肉痛	消化不良、胸部或胃部的灼热感	消除肌肉痛等所引起的疲劳	肌肉痛、关节痛

122 营养疗法：用热牛奶治疗下肢疼痛

营养疗法，就是通过味觉和食物中的营养成分使人的身心放松，平缓紧绷、躁动的情绪，进而改善机体状况，消除疾病，提高身体免疫力，并保持旺盛的生命力。

◉热牛奶的功效

1. 牛奶中含有丰富的钙质，可抑制兴奋和烦躁。
2. 含有利于睡眠的成分。
3. 含有利于皮肤的蛋白质。
4. 适当的温度可以使身体达到最佳的放松效果。

◉注意事项

1. 牛奶在加热时，温度不要太热，只要加热完毕就可以喝。喝太热的牛奶，反而会打破交感神经与副交感神经的平衡，使人更难以入睡。

2. 在牛奶中加入适量的糖分具有舒缓的功效，但禁止过量，否则会引起肥胖。

热牛奶的做法

制作热牛奶时，加热的时间和放入调料的分量很重要，热牛奶的制作方法是：

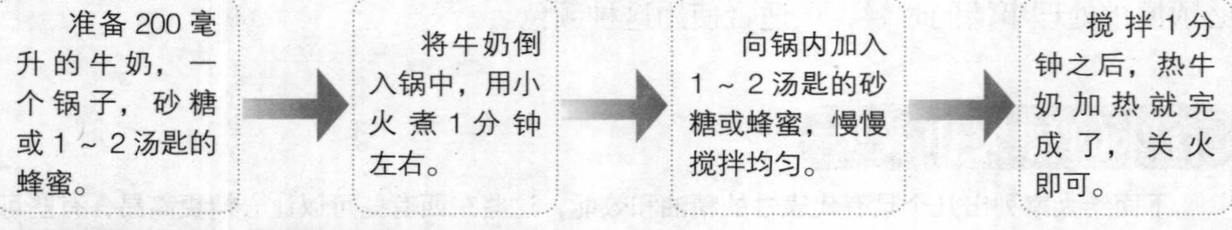

在牛奶中加入其他成分

为了避免热牛奶喝时间长了会腻，可以尝试在牛奶中加入一些其他黄豆粉、芝麻等成分，也可选择低热量的脱脂奶粉。

成分	做法
牛奶加黄豆粉	把1～3茶匙的黄豆粉和同等分量的砂糖混合在一起，再加入热好的牛奶中
芝麻牛奶	把2～4茶匙的芝麻磨碎，和芝麻一半分量的砂糖混合在一起，再加入热好的牛奶中
脱脂奶粉	低热量，口感清爽，直接加热即可

森林疗法：用五种感官吸收森林的精华 123

对于身体疲劳引起的下肢酸痛，不妨去森林中放松，让视觉、味觉、嗅觉、触觉、听觉吸收大自然中的精华，使身心得到彻底放松，从而消除下肢酸痛。

森林疗法的功效

1. 森林中的绿意可以抑制大脑的兴奋，使人放松。
2. 森林空气中独有的香气可以镇静亢奋的神经。
3. 风吹树叶的沙沙声和清脆的鸟鸣，会让人感到平静。
4. 全身心的放松和舒缓，能有效缓解压力和疼痛，使身体恢复活力。

注意事项

1. 穿着要舒适轻松，不要穿高跟鞋和紧身的衣服。
2. 不要破坏森林中的一草一木。
3. 可以躺下来看书或听音乐，放松身心。
4. 要选择风和日丽的天气去做森林疗法。

五种感官消除疼痛

通过视觉、味觉、嗅觉、触觉、听觉等全面吸收森林中的精华，可以彻底放松身体和心情，消除身体的酸痛。

视觉：绿色可以消除眼睛疲劳，让眼睛获得休息。

嗅觉：树木的香气中含有芬多精成分，对镇定激昂的神经极有效。

味觉：边听着潺潺溪水声，边在新鲜空气中享用带来的食物。由于全身是放松的状态，吃什么东西都会感到很满足。

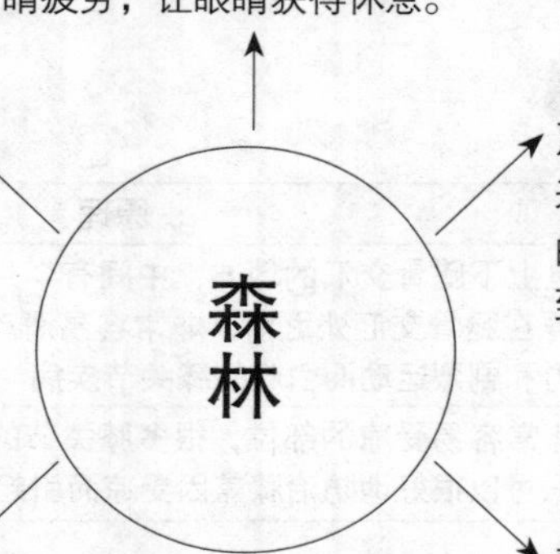

听觉：树叶摇曳和摩擦的声音，有抑制兴奋状态的作用。另外，鸟鸣声也有减缓脑部血流和放松的效果。

触觉：仅是触摸树木的表面，特别是桧木，就有降低血压的效果。

附录一 日常生活中的几个误区

误区一：膝盖一痛就马上带护膝

膝盖是人体一个极其重要的部位，同时又是一个非常脆弱又容易受伤的部位，当其受伤时，极其疼痛且恢复较慢，甚至个别人会出现下雨阴天就隐隐作痛的症状。而护膝作为一种保护膝盖的工具，被人们广泛应用着。

●错误 1：使用保暖用护膝辅助肌肉

护膝有两种，一种是保暖的，一种是起支撑作用的。保暖用的护膝，几乎没有支撑力量，不能作为肌肉的辅助道具使用。

●错误 2：用护膝紧紧包住下肢

长时间穿戴过紧的护膝，会影响体内血液循环，膝盖的活动范围也会受到很大的限制。

●错误 3：一直戴着护膝

护膝只是用来治疗疾病的一种辅助道具，常被用于支撑身体重量的肌肉。随着肌肉的恢复，要逐渐减少戴护膝的时间，如果过于依赖护膝，会使肌肉本身变得越来越衰弱。

●正确做法：以支撑关节为目的使用护膝

以治疗为目的所开发的护膝，可以起到支撑关节的作用。在足以支撑身体重量的肌肉还没有长好之前，可以作为辅助道具使用，但膝盖的活动范围就会受到限制。

护膝的两个作用

作用	原理
支撑	膝关节是上下腿骨交汇的地方，中间有半月板，前面有髌骨，髌骨由两条肌肉拉伸，悬浮在腿骨交汇处之前，非常容易滑动。使用护膝，可以防治因膝关节承受过多压力和剧烈运动而引起的膝关节疾病
保温	膝盖是非常容易受凉的部位，很多膝关节的疾病都与膝盖受凉有关，使用保暖用的护膝，可以很好地防治膝盖因受凉而引起的膝关节病

误区二：上下楼梯时不用扶手

有的人为了锻炼身体而爬楼梯，有的人则不得已而爬楼梯，不管出于哪种情况，为了膝盖和下肢的健康，爬楼梯时都需要注意一些问题，并应注意规避一些错误的方式。

◉错误1：爬楼梯时不用扶手

前面我们说过，人在上下楼梯时，膝盖的承重量约为体重的7倍，不用扶手无形中就增加了膝盖的负担，久而久之，下肢就容易出现一些问题。

◉错误2：爬楼梯的时候走中间

尤其是膝盖正在发痛的时候，走在楼梯的中间很容易被人撞到，这是一件非常痛苦的事情。上下楼梯时，一定要走有扶手的一边，尤其是在人潮拥挤的上下班时间。

◉错误3：一步两个台阶

有的人爬楼梯时为求速度，一步就上两个台阶。这种做法，爬楼梯的速度是上来了，但由于膝盖弯曲的弧度更大、负担更大，对膝盖造成的伤害也就更大。切记，“安全”比“速度”更重要！

◉正确的做法：爬楼梯时利用扶手

为了减少上下楼梯时膝盖的负担，就要充分利用楼梯的扶手。这不仅有利于保护膝盖，对整个下肢也很有好处。

上下楼梯时要利用楼梯扶手

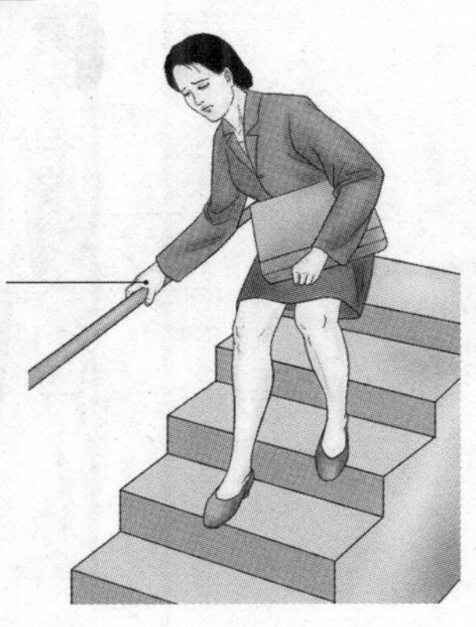

上下楼梯时，扶着楼梯扶手，不仅可以防止因不小心踩空对人体造成的伤害，还可以减轻膝盖的负担。

误区三：为了锻炼下肢，不用拐杖

有些人虽然有下肢疼痛的症状，但为了锻炼下肢，或觉得自己年纪轻轻就使用拐杖而不好意思，出于种种原因拒绝使用拐杖。其实，有时候使用拐杖反而有利于疾病的恢复。

◉错误 1：不管下肢多痛都不用拐杖

使用拐杖是因为下肢疼痛等原因而影响了自己的活动范围，为了扩大自己的活动范围才不得已而使用。如果因为心里有抵触作用而拒绝使用，会使下肢疼痛渐渐无法忍受，进而减少活动量，这是不利于缓解疼痛的。

◉错误 2：使用拐杖会使肌肉退化

有人认为，使用拐杖会使下肢肌肉不断退化。然而，事实恰恰相反。如果不用拐杖会因疼痛而更加不愿出门，日久必会造成下肢肌肉逐渐退化。如果使用拐杖，不但能减少走路时的负担，而且会使下肢肌肉得到适当的锻炼。

◉正确做法：拐杖是帮助步行的辅助道具

拐杖可以辅助下肢，起到支撑身体重量的作用。使用拐杖帮助走路，可比不使用拐杖走得更“轻松”、更“长远”，而且疼痛会减少。因此，拐杖是帮助支撑身体的肌肉快速恢复的重要道具，下肢疼痛的人尤其要多加利用。

选择适合自己的拐杖

选择拐杖时，除了要根据个人的爱好选择自己喜欢的颜色、款式和材质，还要选择合适长度的拐杖，才能真正起到缓解疼痛的作用。

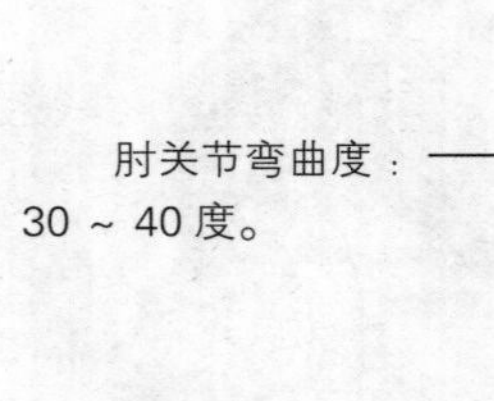

误区四：下肢一痛就马上泡澡或热敷

泡澡或热敷对缓解下肢疼痛有很好的效果，但是泡澡或热敷只有在下肢没有肿胀或发热的情况下才会达到缓解疼痛的效果，否则，不仅不会起到应有的效果，反而会使症状更加恶化。

◉错误 1：身体倦怠时立即泡澡

当身体感觉沉重或有倦怠感的时候，绝对不能立即泡澡。如果是发炎引起的疼痛，反而会使患部恶化。

◉错误 2：浸泡热水

下肢疼痛时，通常患部也会发热、肿胀。在已经发热的情况下泡在热水里，反而会使患部的疼痛加剧。

◉错误 3：通过泡温泉来治疗

温泉中含有促进血液循环的成分。如果身体中有血管断裂，或缓慢出血的状况时，泡温泉反而会造成出血过多，使疼痛的状况加剧，患处变得更难治疗。

◉正确做法：刚开始发痛时冷敷并安静休养

身体刚开始发痛时，要安静地坐下或躺下，先冷敷患部。如果想要清洗身体，不要泡澡，要用温凉的水尽快洗好，待肿胀和发热退去后再考虑泡热水澡和热敷。

下肢疼痛时冷敷和热敷的后果

方法	冷敷	热敷
效果	消除肿胀，缓解疼痛，给发热的下肢降温	使下肢的发热肿胀加重，使疼痛加剧。下肢有发炎情况时，会使患部恶化；有出血情况时，会使出血加剧

误区五：穿松的鞋子可以减少下肢的负担

对鞋子的选择也有讲究，正好可以穿进去的鞋子不一定是合适的鞋子，合适的鞋子应该是脚趾可以稍微活动。高鞋跟虽然可以为你的靓丽身影增加分数，但却不利于健康。

●错误1：穿拖鞋或脚后跟没有包覆的鞋

穿着拖鞋或脚后跟没有包覆的鞋子走路时，脚跟会浮起很多，姿势也会随之变得不稳定，并影响下肢的稳定，给脚尖和下肢带来很大的负担。如果鞋跟很高的话，会使脚往旁边歪斜，在这种情况下，为了维持身体的平衡，很容易一不小心扭伤脚踝，甚至会对下肢造成伤害。

●错误2：穿有很高鞋跟的鞋

人在穿高跟鞋走路时，为了让身体保持平衡和稳定，膝盖会不自然地弯曲，这必会给膝盖造成很大的负担，而且在这种情况下，身体很容易前倾，一不小心就会扑倒，相当危险。

●正确做法：选择适合自己的鞋子

合适的鞋跟应该是以2厘米最佳，最好不要选择5厘米以上鞋跟的鞋子。拖鞋前脚掌的包覆最好能延伸到鞋子一半以上的位置，这样走路时才有利于稳定。鞋子的大小不仅要能穿进去，还必须让脚趾轻松活动。

什么样的鞋子对下肢有利?

平时要注意选择有利于下肢和脚的鞋子，即使在家门口附近活动，也要坚持这一习惯。

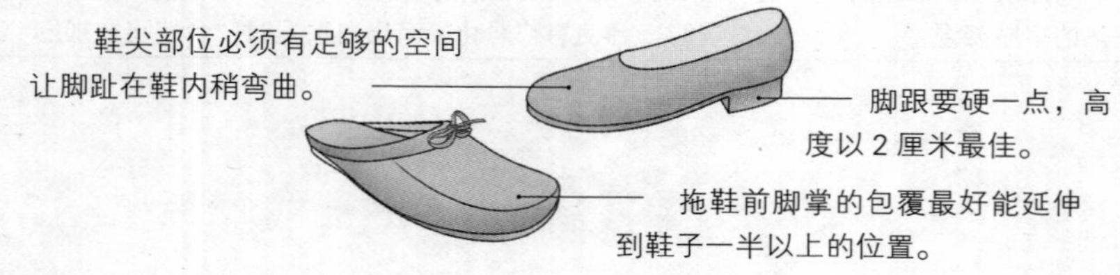

误区六：在膝盖下面垫枕头睡觉

睡觉的时候，应该是我们的身心处于最放松的状态，但如果方式不对，不仅不利于缓解下肢疼痛，还可能会使下肢的疾病雪上加霜。但是，究竟什么样的睡觉方式才是最佳的呢？让我们来听听专家怎么说吧！

◉错误1：在膝盖下面垫枕头或靠垫

如果引起膝盖疼痛的原因是膝关节变形，就不能让膝盖长时间维持弯曲的姿势，否则变形的状况会更加恶化。有这种问题的人睡觉时，在不会痛的范围内，还是尽量伸直比较好。

◉错误2：抬高膝盖睡觉

适当抬高膝盖睡觉，会感觉很舒服。但如果膝盖抬得过高，腰部会感到轻松，但膝盖却会变得不舒服。这是因为，膝盖在伸直的状态下，下肢血液循环比较流畅，可顺利到达微血管。但膝盖在弯曲的状态下，膝盖部位的血管就会由于受到压迫而变得狭窄，血液难以到达微血管，造成下肢血液循环不良。

◉正确做法：采取自己感觉最舒适的姿势

睡觉时，可采取自己感觉最舒适的姿势，用仰卧的方式，在膝盖到小腿的部位垫一坐垫使小腿和脚稍抬高，以减轻疼痛。如果仰卧不舒服的话，可采取侧卧的方式，膝盖自然弯曲，也可在两腿之间夹一坐垫以减轻下肢的不适。

采取自己感觉最舒适的姿势

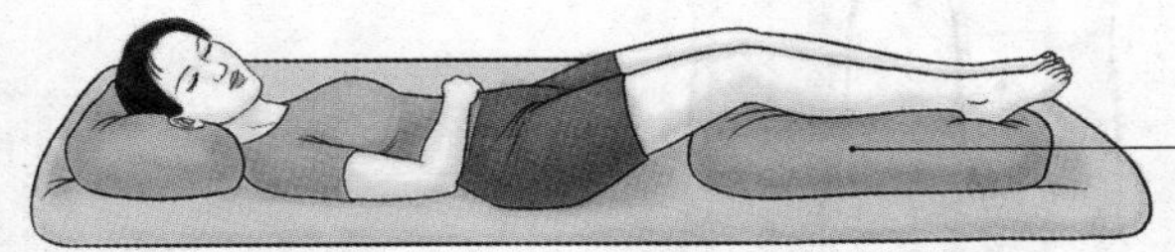

仰卧睡觉时，可在膝盖到脚的部位垫一坐垫，此方式有利于缓解下肢疼痛。

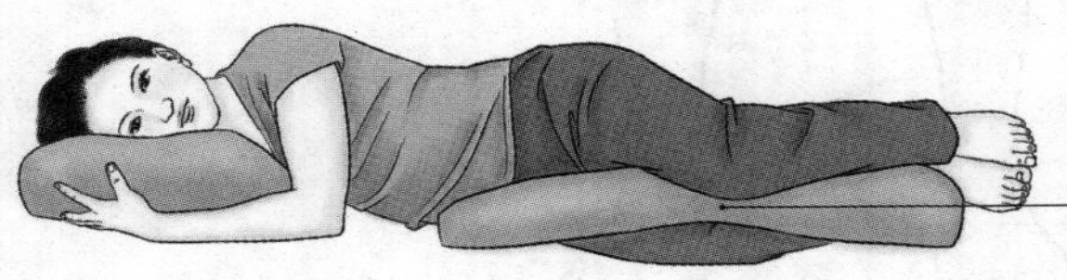

侧卧睡觉时，可在两腿之间夹一坐垫，此方式有利于缓解下肢的不适。

附录二 伸展腿部的运动

下肢要伸展的部位

下肢伸展运动要伸展的部位从臀部至脚趾各部位，部位不同，伸展的方式也有所区别。下面主要从前面和背面介绍下肢要伸展的部位。

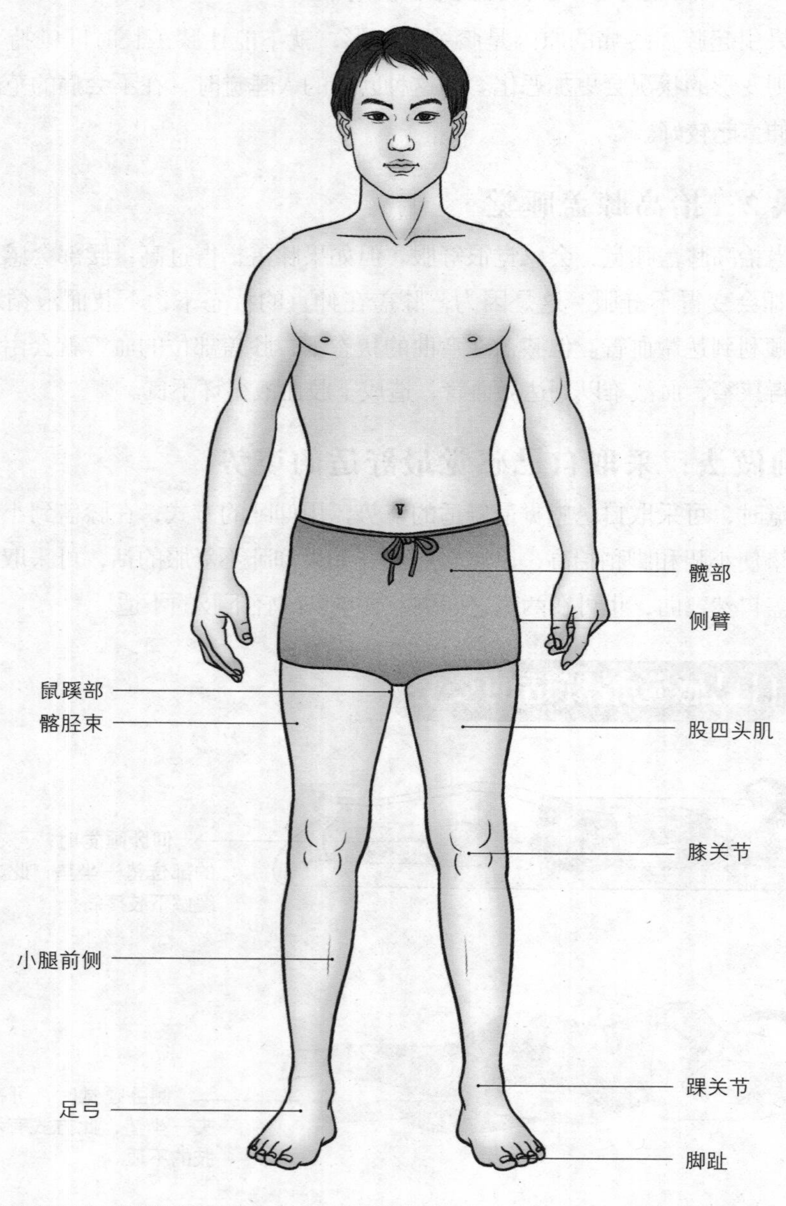

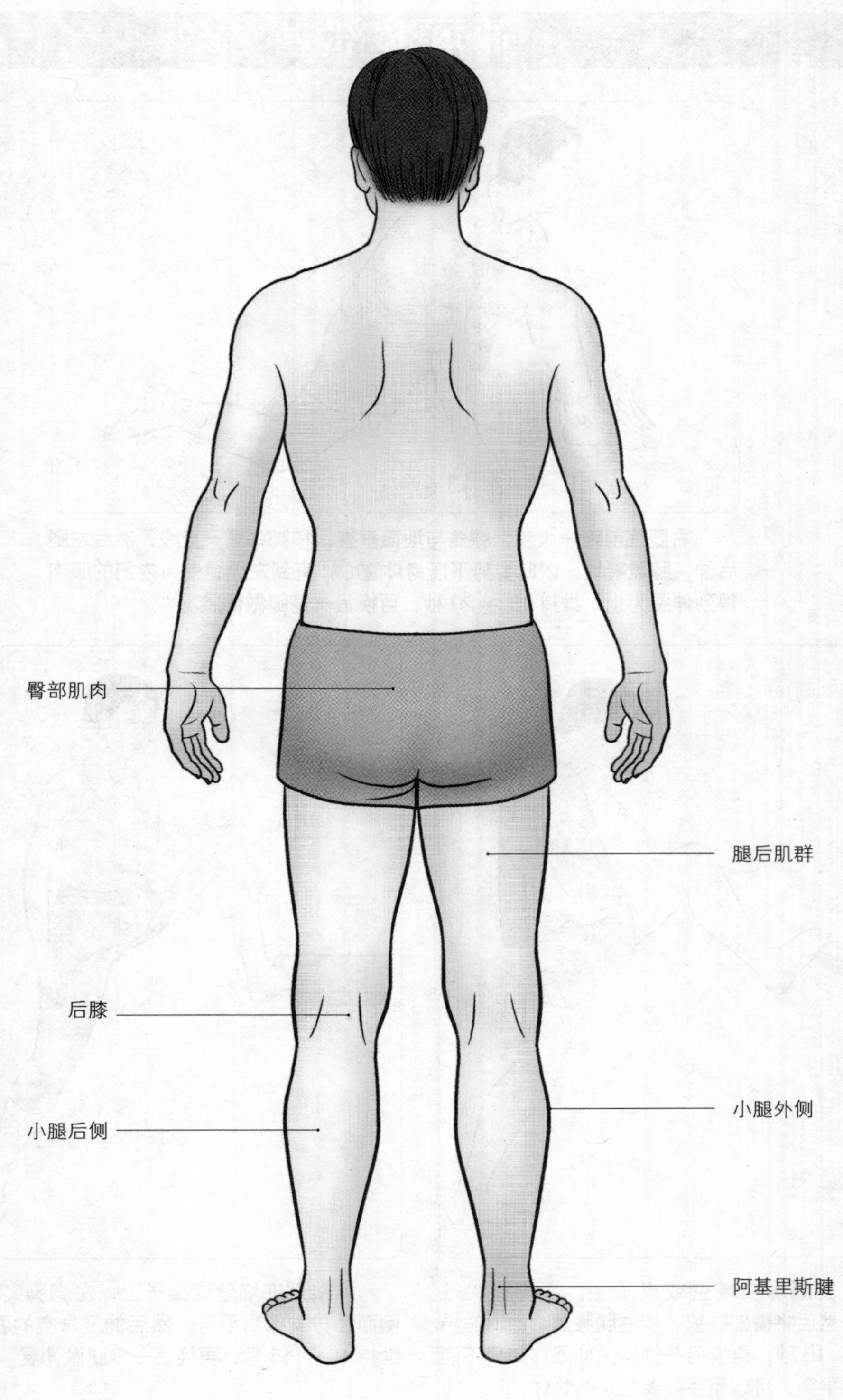
臀部肌肉
腿后肌群
后膝
小腿外侧
小腿后侧
阿基里斯腱

伸展髋部

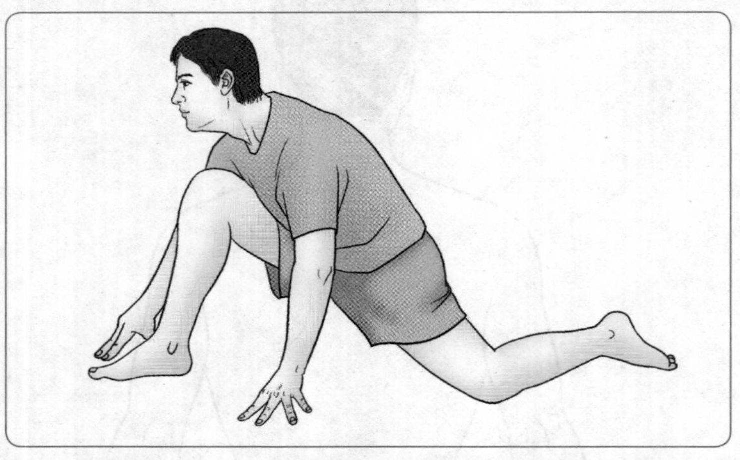

右腿往前跨一大步，膝盖与地面垂直，和脚踝呈一直线，然后左腿后伸，膝盖着地，以此姿势下压身体重心，直到左大腿前方内侧的肌肉得到伸展为止，维持 15 ~ 20 秒，再换另一侧腿做伸展。

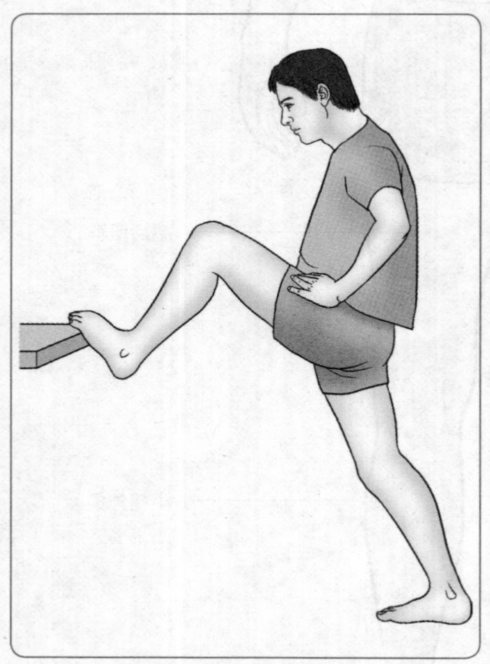

左脚踩在墙壁或桌子上，右脚脚尖往前，然后将臀部往前，使左腿膝盖弯曲，维持 10 ~ 15 秒，再换另一侧腿做伸展。如果不能保持平衡，可以用手扶着固定的物体。

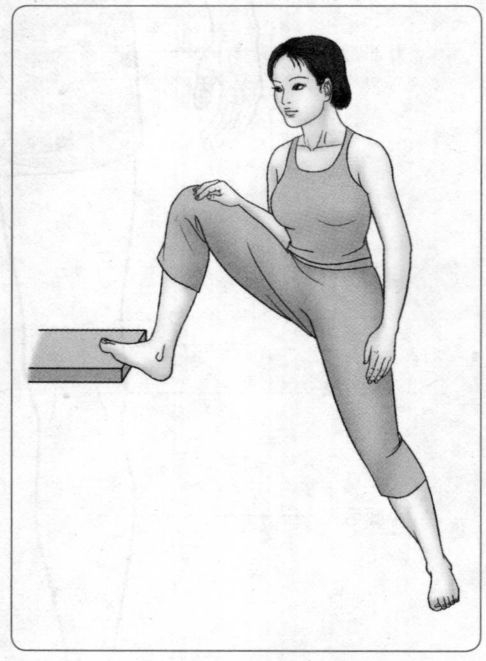

右脚踩在墙壁或桌子上，左脚脚尖朝向侧面，与支撑物平行，然后伸展悬空的右腿，维持 10 ~ 15 秒，再换另一侧腿做伸展。

伸展臀部肌肉

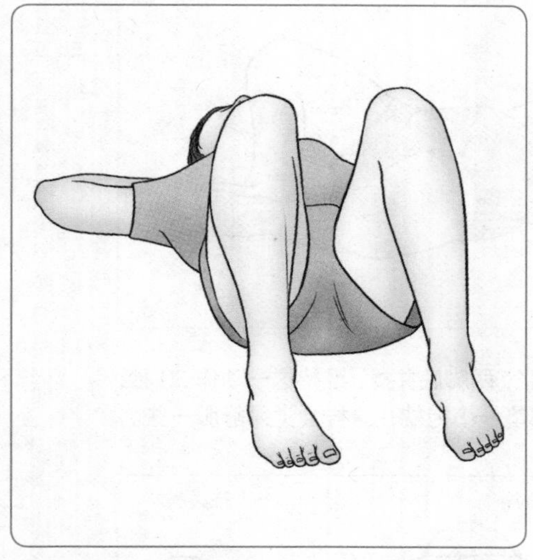

仰卧，双膝屈曲成 90 度，两腿张开，脚底平放在地面上，双手交叉，放在头下。

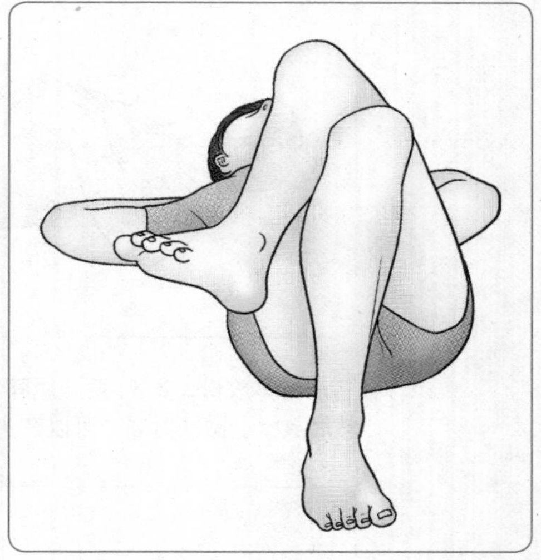

抬起左腿，放在右腿上，然后左腿用力把右腿朝地面方向压（在这一过程中，右腿不一定要贴到地面），直到感觉臀部侧面肌肉得到伸展为止，放松 10 ~ 20 秒，换另一侧腿做上述伸展运动。

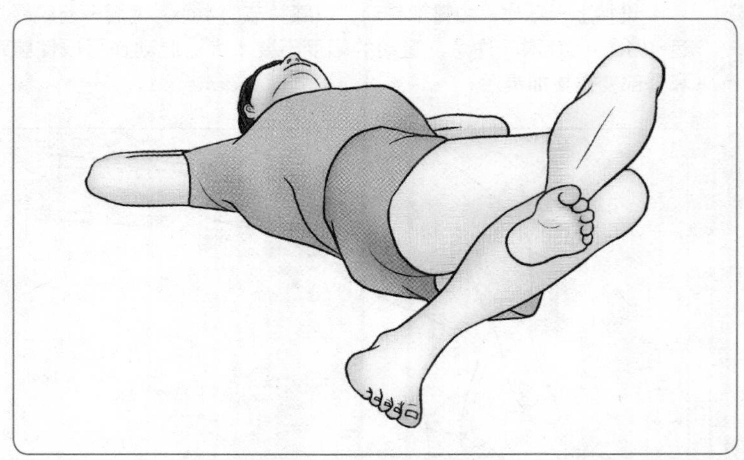

抬起左腿，放在右腿上，右腿把左腿的重量往回拉，仿佛要回到原来的姿势一样，维持这一动作 5 秒，然后放松，换另一侧腿做伸展。此动作不仅对伸展臀侧肌肉有好处，对坐骨神经痛患者也很有帮助。

伸展鼠蹊部肌肉

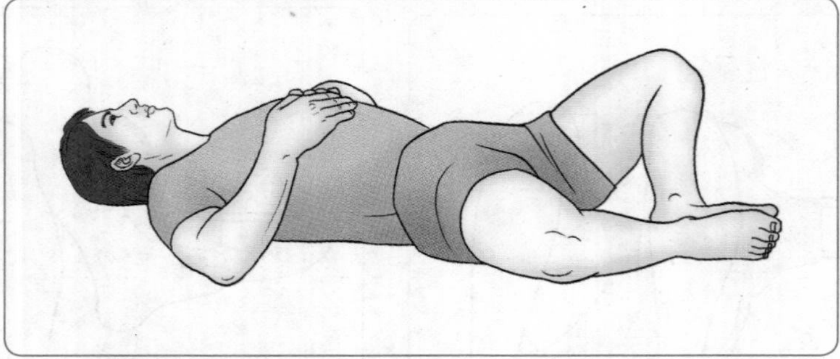

身体放松，躺下，两腿屈膝外张，两脚底并拢，维持这一动作 30 秒，然后放松。做的时候，可以在头部垫一小抱枕，这样会觉得舒服一些。

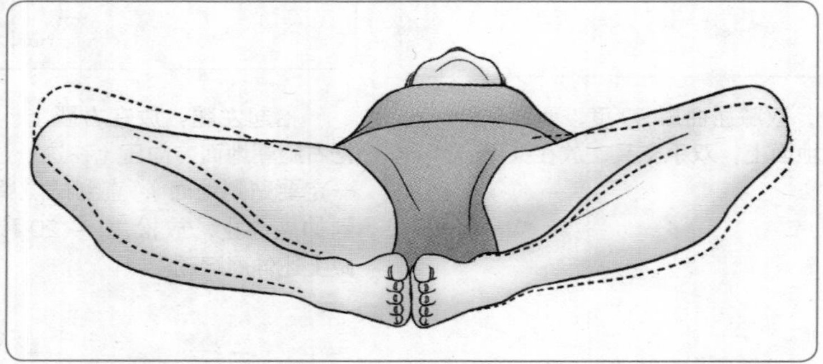

维持上一动作，由臀部带动，以膝关节为中心，两腿一起轻轻上下运动 10 ~ 20 次。注意，运动的幅度不要太大。此动作可以使鼠蹊部和臀部变得更加灵活。

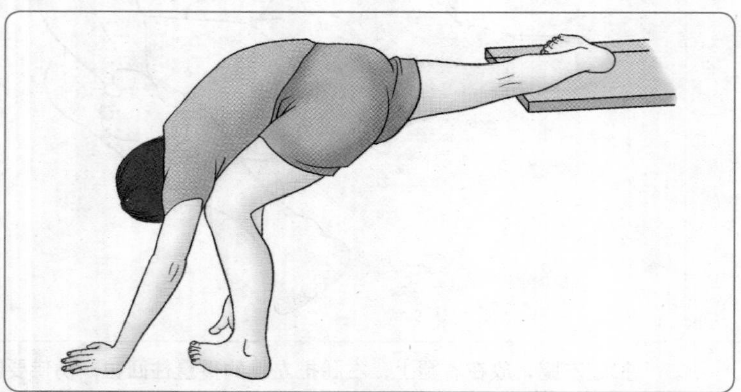

右腿放在桌上，保持伸直状态，然后左腿膝盖弯曲，此时双手可以撑地，比较容易保持平衡，维持 10 ~ 15 秒，再换另一侧腿做伸展。

伸展股四头肌

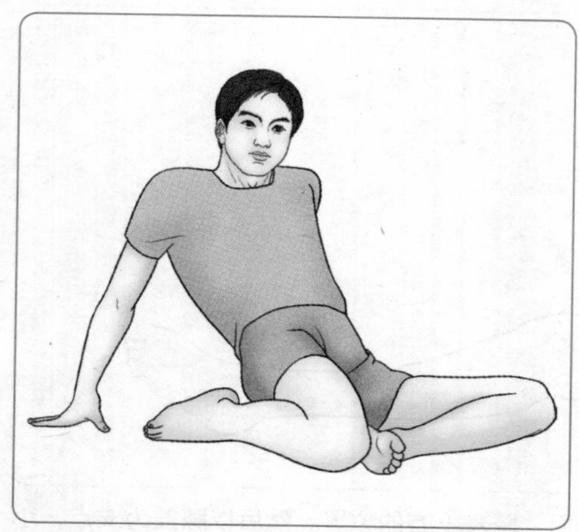

右腿屈膝坐下，脚跟完全往后伸直，放在右臀外侧，然后再弯曲左腿，使左脚底紧挨右腿内侧，此时以双手为支撑将身体后仰，直到有一点伸展的感觉为止，维持 15 ~ 20 秒。

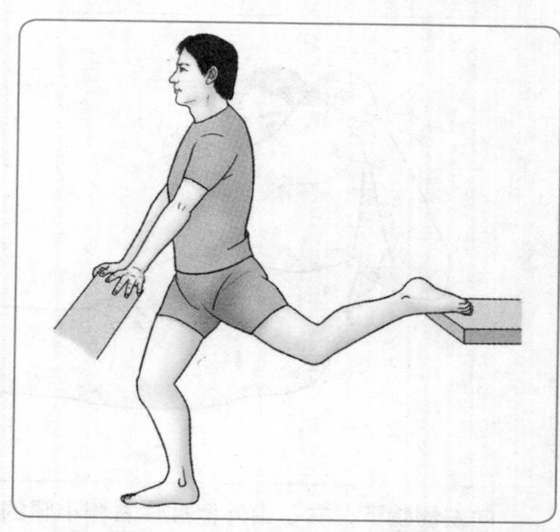

右脚掌踏在地面，左脚后伸，放在高度适中的桌上，然后微弯右腿膝盖，上半身保持挺直，同时将左大腿前挺，直到鼠蹊部和股四头肌有伸展的感觉为止，维持姿势 10 ~ 15 秒。

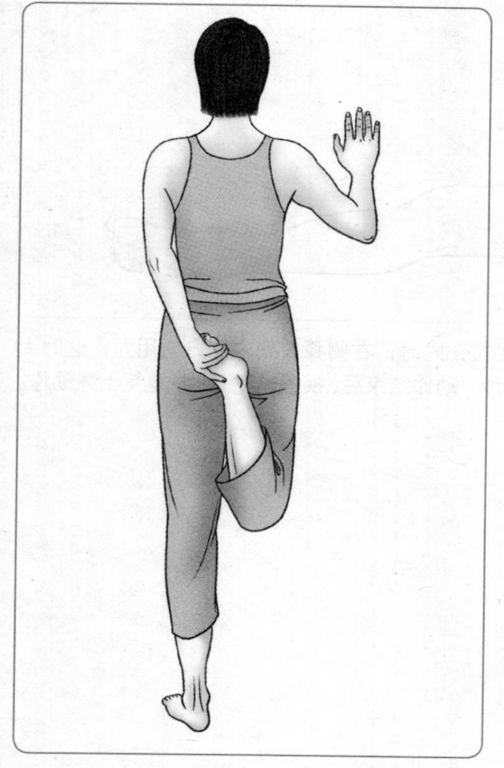

左脚掌踏在地面，左手往后抓住右脚尖，尽量使右脚跟靠近臀部，用相对的方向和力度使膝盖自然弯曲，维持 10 ~ 20 秒后换边，可以伸展股四头肌。

胫束

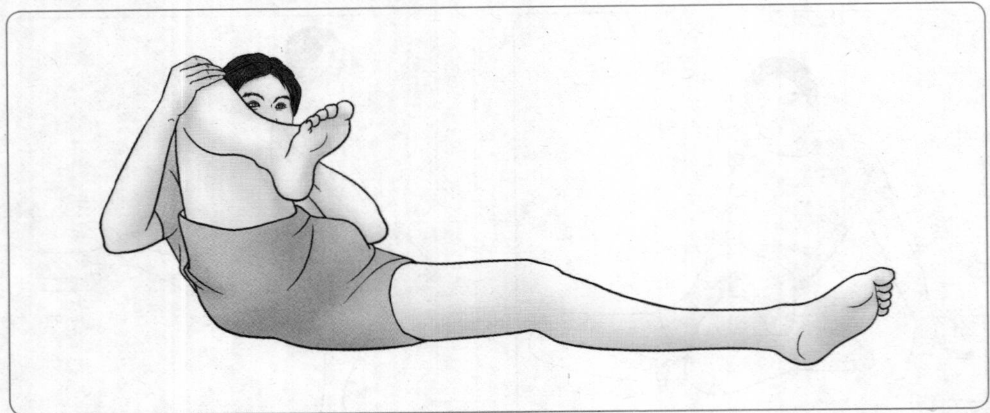

向左侧躺下，右手由外侧握住右侧小腿的前面、膝盖下方的位置。然后以膝盖为支点，小腿先在胸前画圈，然后慢慢往身体后侧方移动，并将右手下移，改握右脚踝上方。

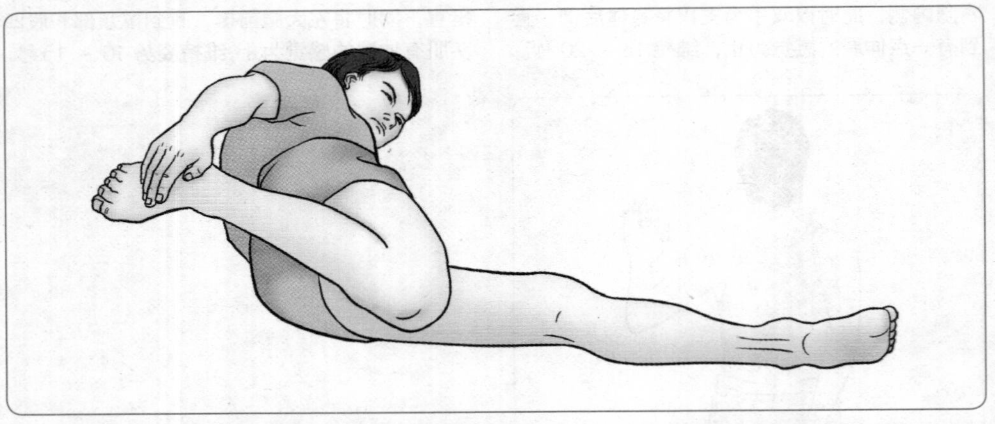

如图所示，右手握住右脚踝，朝右侧臀部轻拉，同时，右侧膝盖朝内侧方向用力，这时大腿外侧会有轻拉的感觉，维持这一动作 15 ~ 20 秒。动作结束后，换另一侧下肢，重复上述动作。

爱心提示

如果这样做的时候，膝盖感觉疼痛，要立即停止，改做其他的伸展运动。

腿后肌群

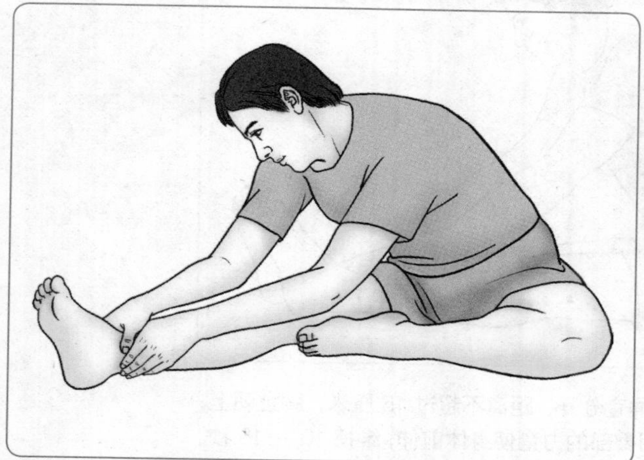

右腿伸直，弯曲左腿，使左脚底紧挨右大腿内侧，然后由臀部出力，往右腿的方向弯曲伸直，直到腿部肌群有伸展的感觉为止，维持 10 ~ 15 秒。等到稍微适应后，可以往前弯一点，维持 10 秒。

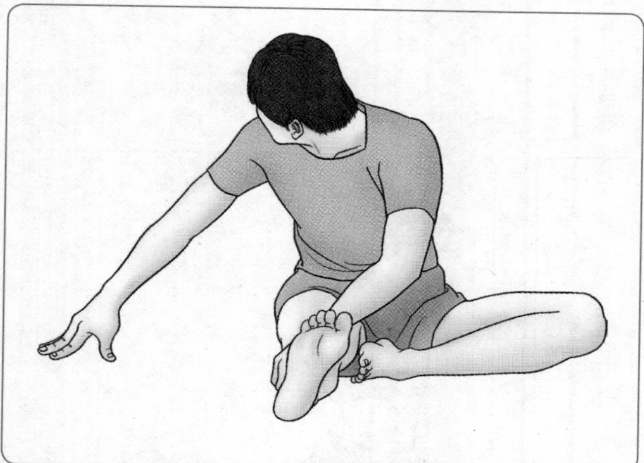

右腿伸直，弯曲左腿，使左脚底紧挨右大腿内侧，然后用右手支撑身体朝右转，同时用左手碰触右大腿外侧，维持 10 ~ 15 秒，可以伸展到上背部肌肉、脊椎、下背部和腿后肌群。

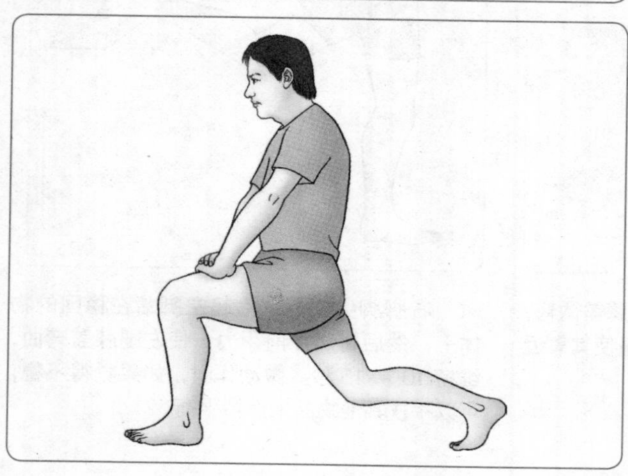

左脚向前跨一步，让膝盖与脚踝成一直线，然后将右腿伸直，并抬起右脚跟，让右脚的重心移到左脚趾和左脚掌，直到髋部有伸展的感觉为止，维持 15 ~ 20 秒。

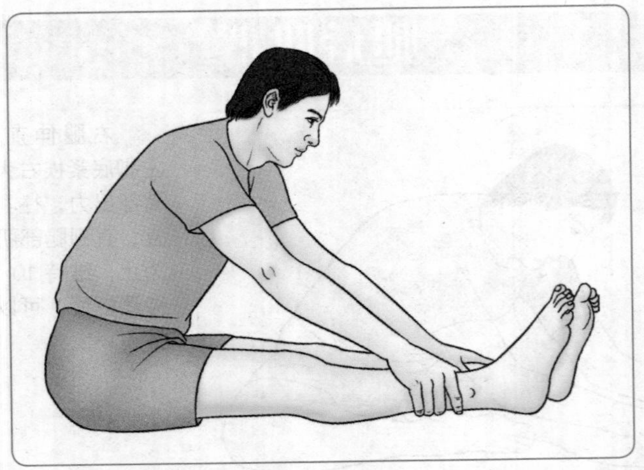

坐姿，双腿伸直分开，距离不超过 15 厘米，脚趾朝上，背部不要弯曲，用臀部的力量使身体前伸，维持 10 ~ 15 秒。

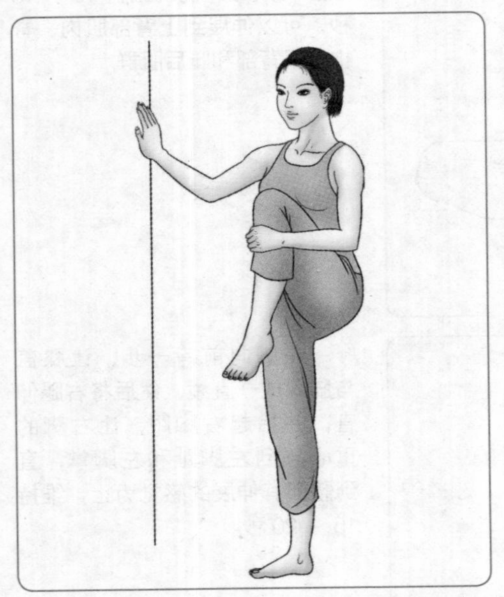

右手扶墙，上身保持挺直，右腿膝盖微弯，脚尖往前，然后左手拉住左膝，尽量使其靠近胸口，维持 10 ~ 15 秒。

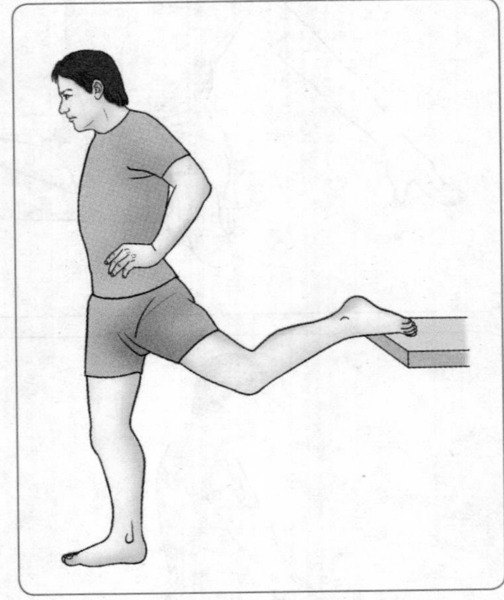

右脚脚尖朝前，抬起左脚踏在稳固的物体上，然后臀部往前用力，使左腿膝盖弯曲，维持 10 ~ 15 秒。做动作时，如果觉得不稳，可以手扶其他物品来保持平衡。

伸展膝关节

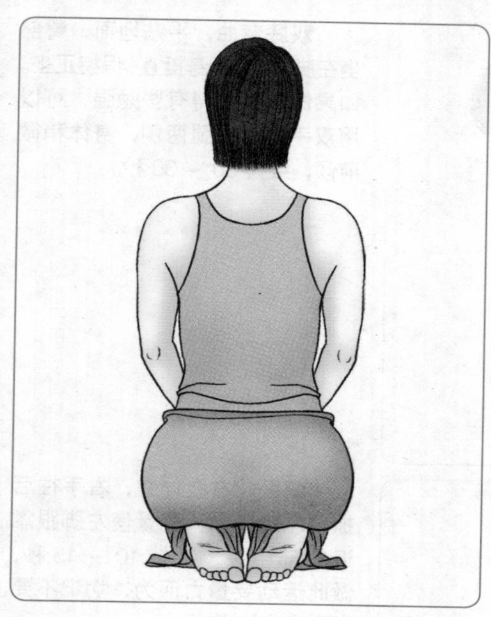

双膝弯曲，平贴地面，臀部坐在脚跟上，上身挺直，保持正坐，可以伸展膝盖、脚踝，同时也能放松小腿。

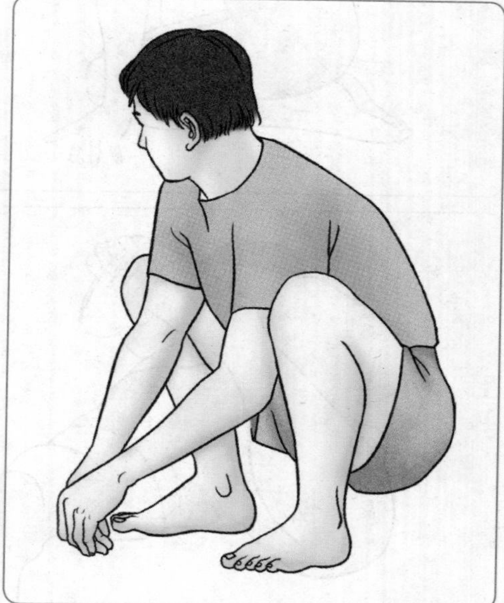

以站立的姿势下蹲，两脚脚底平贴地面，脚跟相距 10 ~ 30 厘米，脚趾往外斜开约 15 度，此时膝盖的位置应该在上臂外、大脚趾正上方，选择舒服的姿势后维持 10 ~ 15 秒。

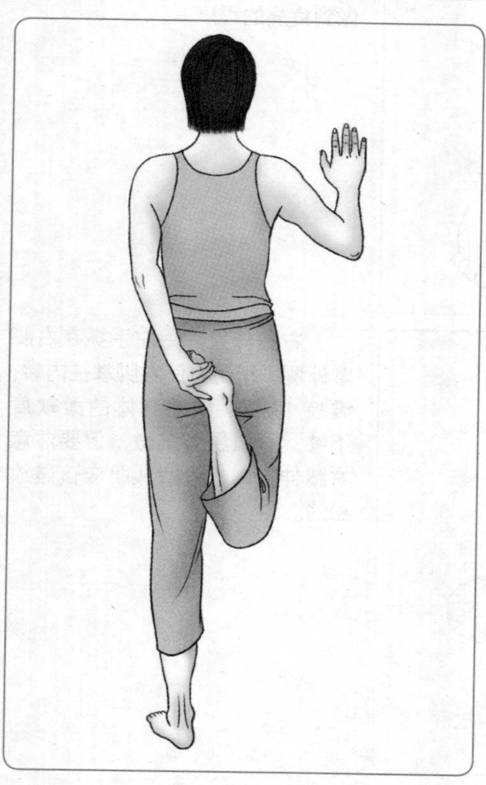

左脚掌踏在地面，左手往后抓住右脚尖，尽量使右脚跟靠近臀部，用相对的方向和力度使膝盖自然弯曲，维持 10 ~ 20 秒，此运动也是膝盖复健的常用姿势。

伸展小腿前侧和外侧

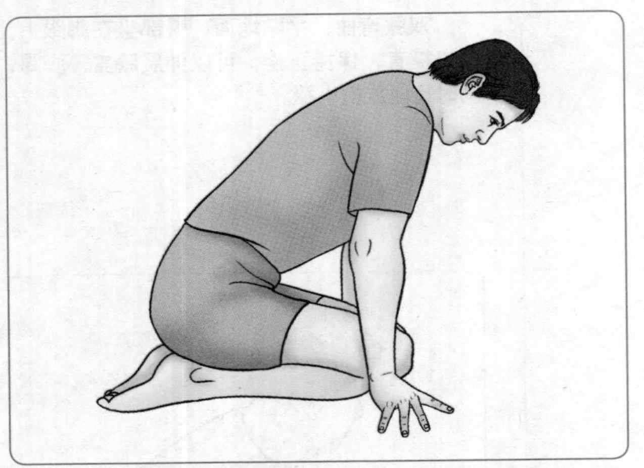

双膝弯曲，平贴地面，臀部坐在脚跟上，上身挺直，保持正坐。如果做起来觉得有些勉强，可以用双手撑在双腿两侧，身体稍微前倾，维持 20 ~ 30 秒。

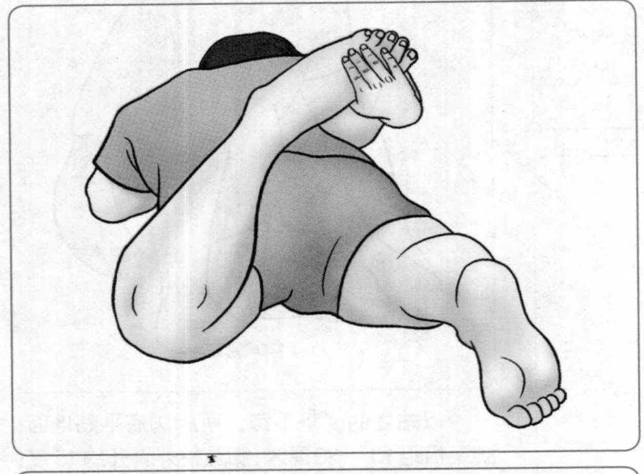

俯卧，右腿伸直，右手往后抓住左脚脚掌，尽量使左脚跟靠近臀部中央，维持 10 ~ 15 秒，做此运动要量力而为，切记不要做到疼痛的程度。

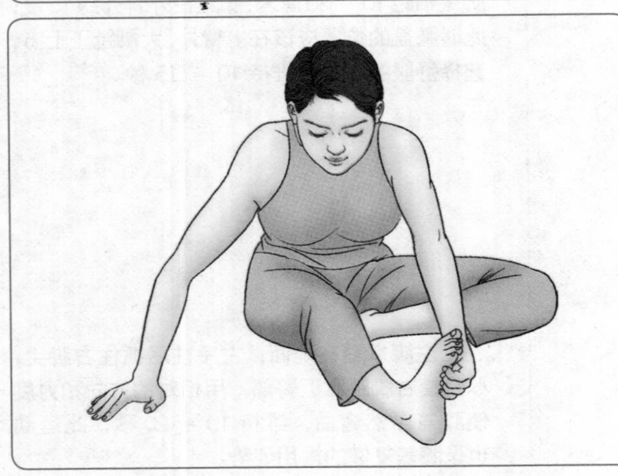

右腿伸直，用左手抓在右脚掌外侧，稍用力使右脚掌往内转，维持 10 秒。如果身体的柔软度不够，可以屈膝来做，但要注意右腿伸直时，股四头肌应该是放松的。

伸展小腿后侧

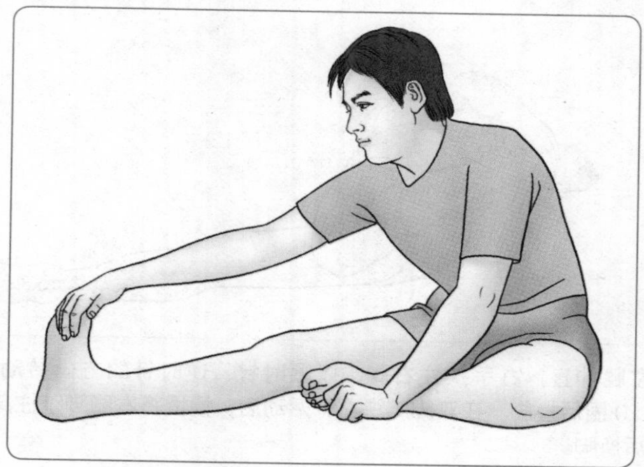

右腿伸直，脚趾朝上，然后右手抓住右脚脚趾往膝盖方向拉伸，同时上身可以稍微前倾，维持 10 ~ 20 秒。如果身体的柔软度不够，可以用毛巾绕过脚掌，然后双手拉伸。

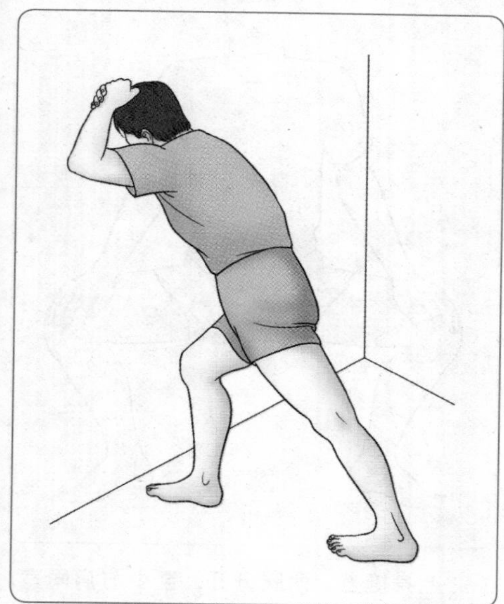

面对墙站立，用前臂扶墙，将头靠在前臂，将右腿往前跨，右腿脚掌着地，左腿则伸直，腿跟完全贴地，然后慢慢向前移动臀部，轻轻伸展 10 ~ 15 秒换脚。

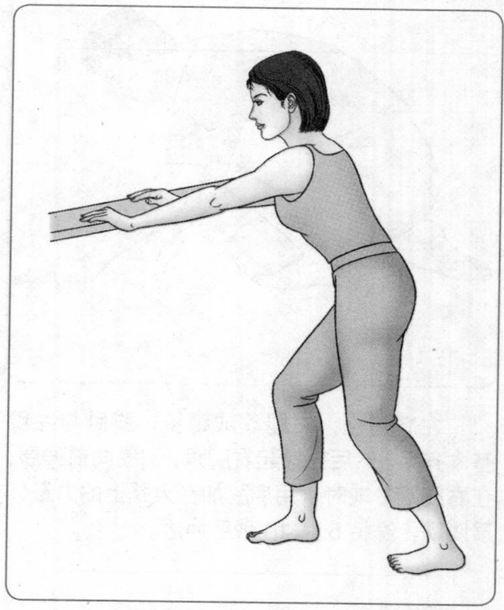

双手扶住固定物体，在前一步的基础上将臀部重心下沉，双腿膝盖稍微弯曲，左脚脚趾朝向正前方、脚跟贴地，伸展 10 秒后换脚。

伸展踝关节

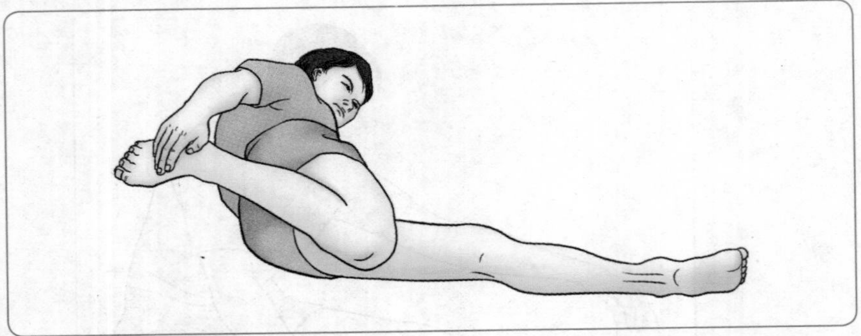

左腿伸直，右手扶住右脚，以顺时针、逆时针的方向转动右脚脚踝，转10 ～ 20 圈后换脚。在双脚脚踝充分活动后，慢慢将右脚脚趾往身前拉伸，维持10 秒后换脚。

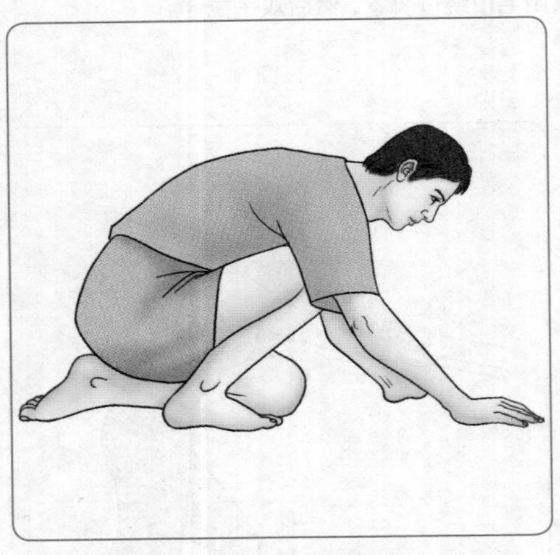

左腿跪坐，右腿改成蹲姿，脚趾与左膝基本齐平，然后先抬起右脚跟，肩膀向前伸展，在右脚跟着地时，用肩膀加在大腿上的力量伸展脚踝，维持 5 ～ 10 秒后换边。

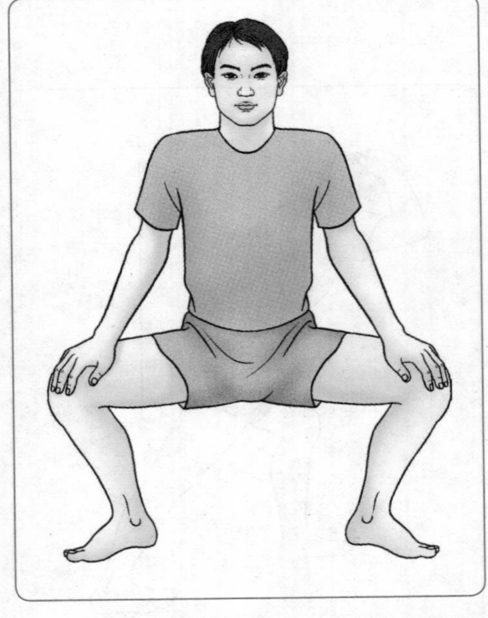

上身挺直，两腿分开，至少与肩同宽，两手扶住双膝上方、大腿内侧的位置，然后臀部慢慢下蹲，直到鼠蹊部有伸展的感觉为止，但臀部不可低过膝盖，以此姿势维持 15 秒。

伸展阿基里斯腱

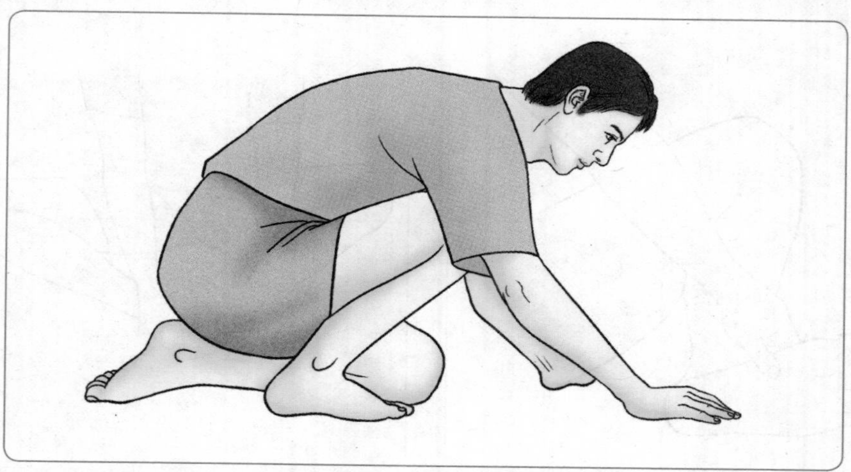

左腿跪坐，右腿改成蹲姿，脚趾与左膝基本齐平，然后先抬起右脚跟，肩膀向前伸展，在右脚跟着地时，用肩膀加在大腿上的力量伸展阿基里斯腱，用较轻的力度维持 5 ~ 10 秒。

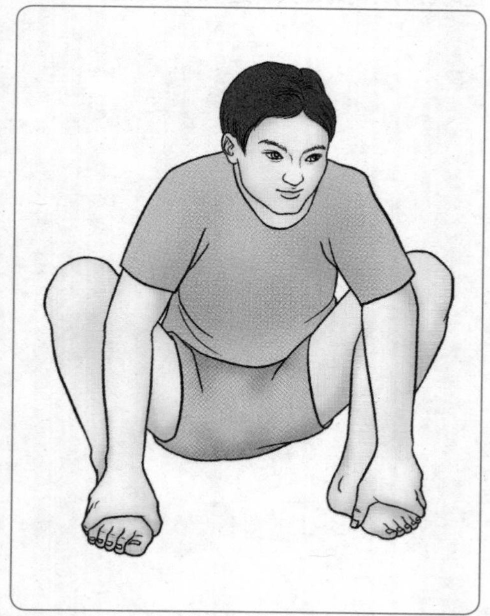

上身挺直，两腿分开，至少与肩同宽，然后臀部慢慢下蹲，双手手肘靠在膝盖内侧，身体稍微前倾，手肘将两腿外推，以此姿势维持 15 秒。

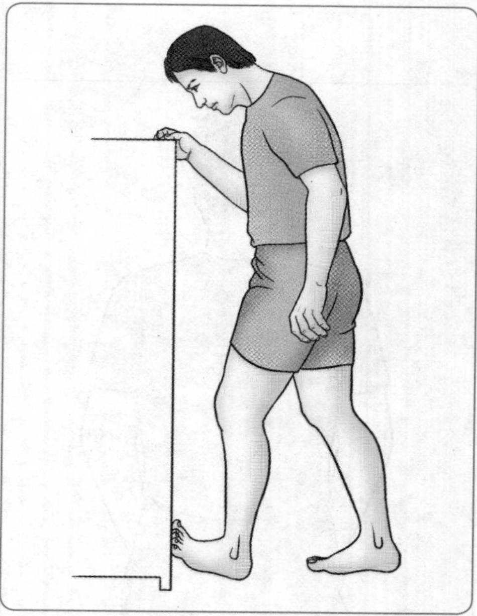

手臂扶墙，左脚脚踝上提，至脚趾抵住墙壁为止，然后上身前倾，直到阿基里斯腱有轻微的伸展感觉为止，以此姿势维持 8 ~ 10 秒。

伸展足部

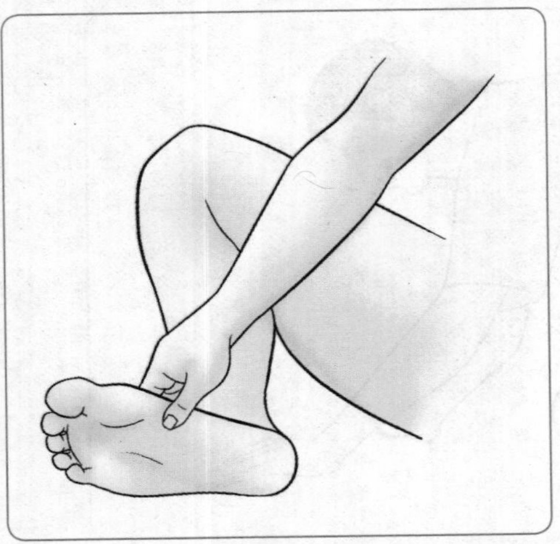

坐姿，用双手的大拇指上下按摩左右足弓，并在酸痛处用画圈的方式稍用力地进行按摩，以帮助足部肌肉放松。

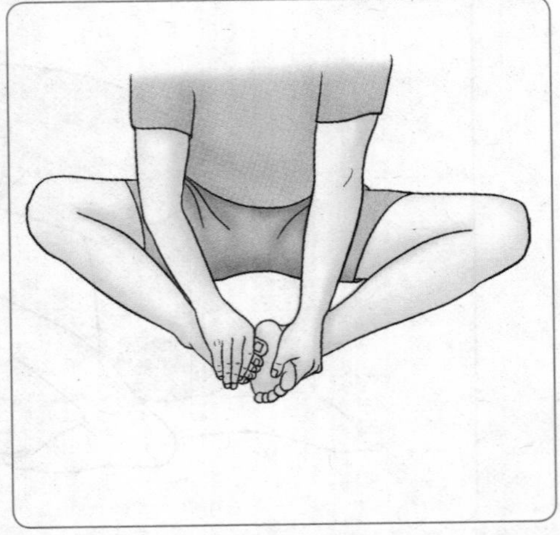

坐姿，两手大拇指按住两脚大脚趾底部，示指则盖住两脚的大脚趾指甲，然后用这两指前后摇动大脚趾 15 ~ 20 秒，再用顺时针、逆时针的方向转动大脚趾 10 ~ 15 秒。

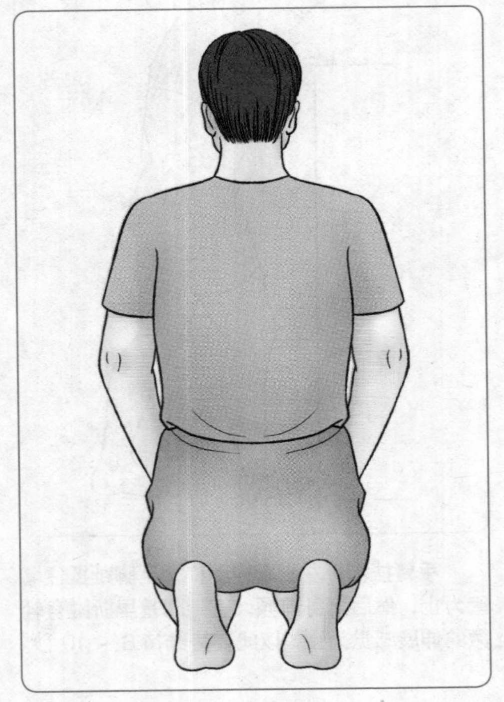

身体保持正坐，然后踮起双脚脚尖，双手前倾扶住地面，轻松伸展 10 ~ 15 秒。如果脚底、脚趾过于紧绷，应耐心地前倾，直到身体习惯改变为止。

附录三 调养身体的腿脚穴位

会阳的家庭按摩

会阳是膀胱经气和督脉阳气汇合的穴位，如能坚持按摩此穴，对泄泻、便血、痔疮、阳痿、带下、脱肛、阴部皮炎等疾病都有良好的疗效。

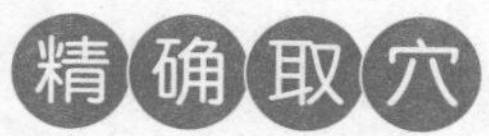

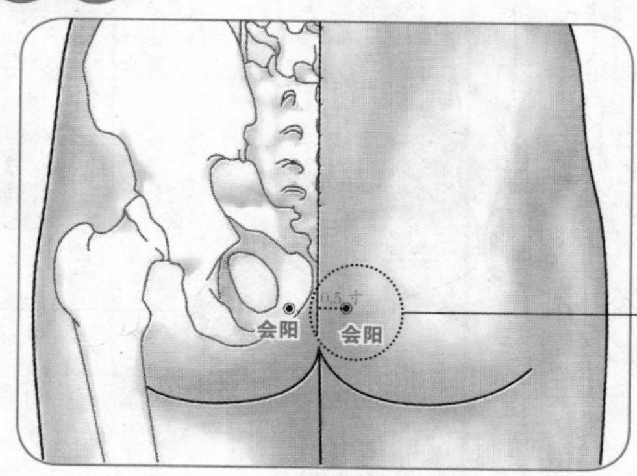

人体骶部，尾骨端旁开0.5寸处即是。

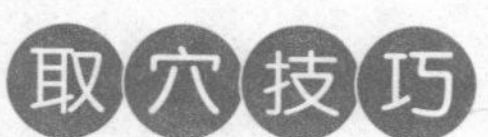

功用 散发水湿、补阳益气。

配伍治病

痔疮：会阳配承山。

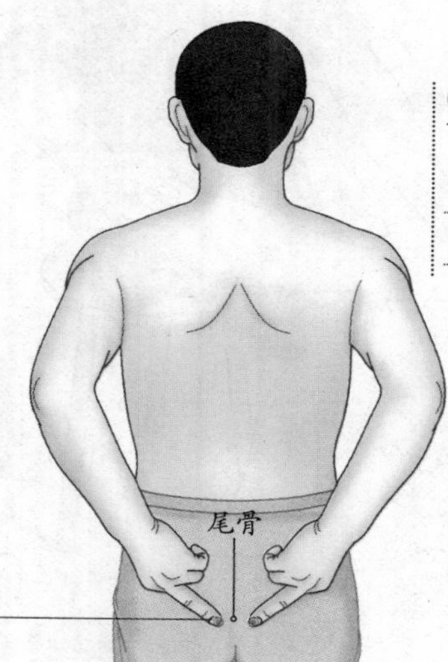

正坐，双手向后，手心朝向背部，中指伸直，其他手指弯曲，将中指指腹置于尾骨端两旁，则中指指腹所在位置即是该穴。

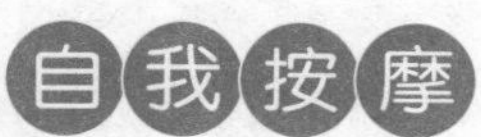

用中指指腹按揉穴位，每次左右各按揉1～3分钟。

程度	中指折叠法	时间 / 分钟
适度		1～3

内庭的家庭按摩

在日常生活中，如果经常感到四肢冰冷，喜欢独处静卧，不喜欢听闻人声，这时就可以坚持按摩内庭，不仅可以安定心神，还能调理内脏，促进胃肠通畅。

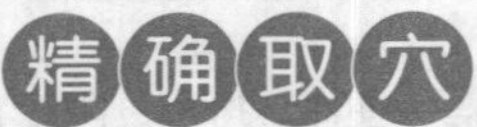

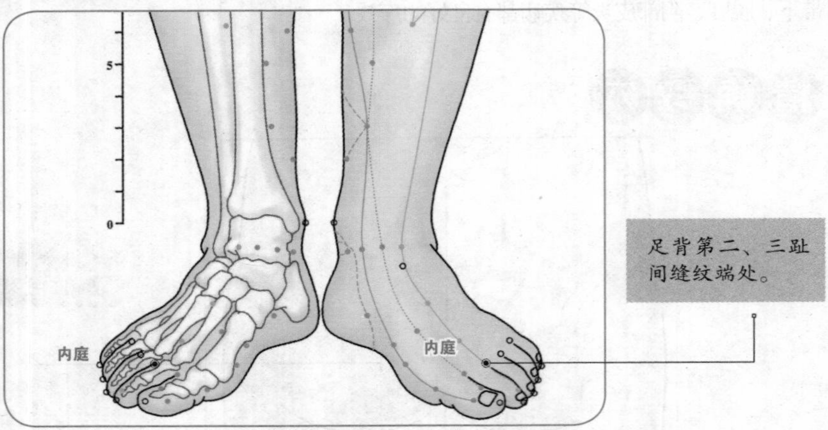

取穴技巧

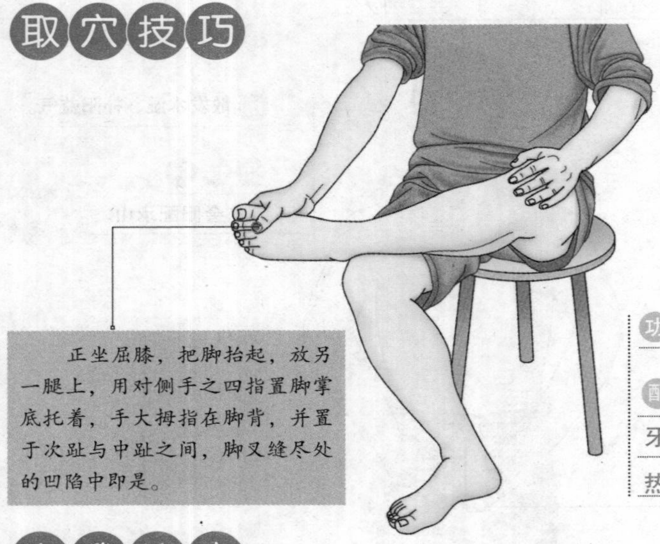

正坐屈膝，把脚抬起，放另一腿上，用对侧手之四指置脚掌底托着，手大拇指在脚背，并置于次趾与中趾之间，脚叉缝尽处的凹陷中即是。

功用 通络活血、消食导滞。

配伍治病

牙龈肿痛：内庭配合谷。

热病：内庭配太冲、曲池、大椎。

自我按摩

弯曲大拇指，用指尖下压按揉穴位，早晚各一次，先左后右，各按揉1～3分钟。

程度	拇指压法	时间 / 分钟
适度		1～3

历兑的家庭按摩

在日常生活中，如果有人整夜都睡不了觉，或是夜里不断地做梦，这时就可以坚持按摩历兑，不仅能改善睡眠多梦、睡不安稳的症状，还能对腹胀、肝炎、脑贫血等病症有很好的调理保健作用。

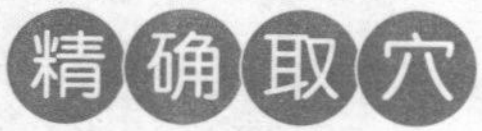

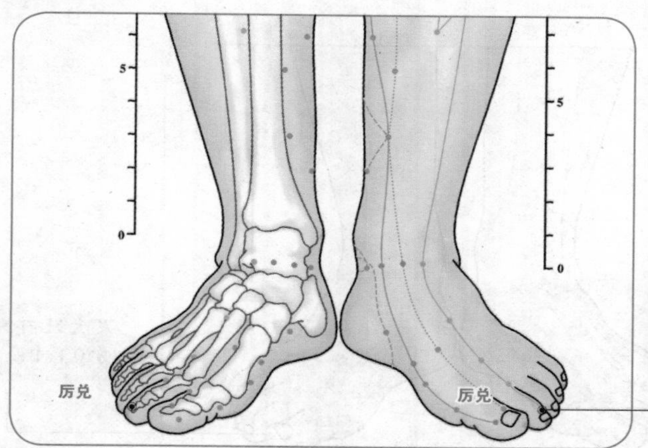

足部第二趾末节外侧，距指甲角0.1寸处。

取穴技巧

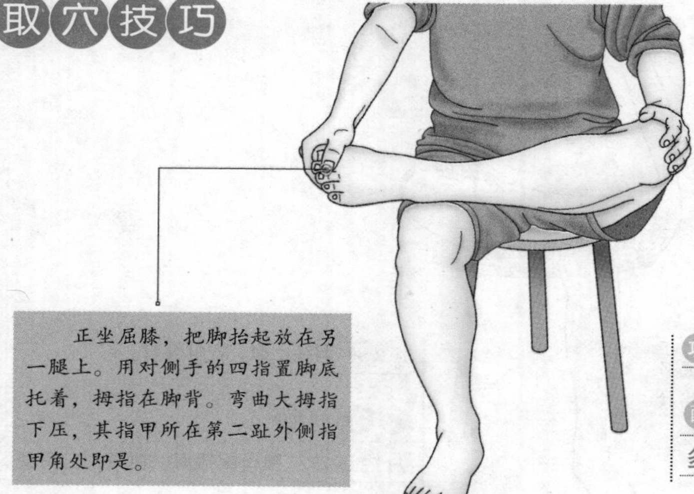

正坐屈膝，把脚抬起放在另一腿上。用对侧手的四指置脚底托着，拇指在脚背。弯曲大拇指下压，其指甲所在第二趾外侧指甲角处即是。

功用 通络安神、健胃消食。

配伍治病

多梦：历兑配内关、神门。

自我按摩

以大拇指指甲垂直掐按穴位，每日早晚各掐按1～3分钟，先左后右。

程度	拇指压法	时间/分钟
适度		1～3

隐白的家庭按摩

月经是每一个女人都有的生理现象，有人的月经很规律，但有人在经期时会突然大量流血不止，这时可以按摩隐白，不仅能使月经过多、子宫痉挛等症状得到缓解，还能对肠炎、腹泻等病症有很好的疗效。

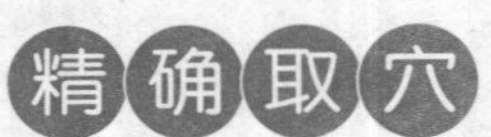

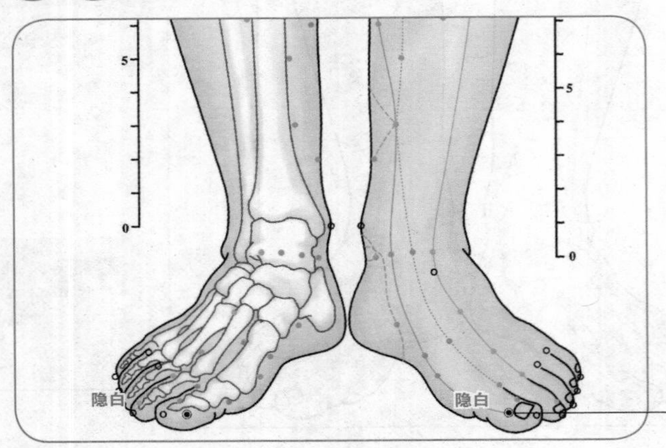

足大趾内侧指甲角旁0.1寸处。

取穴技巧

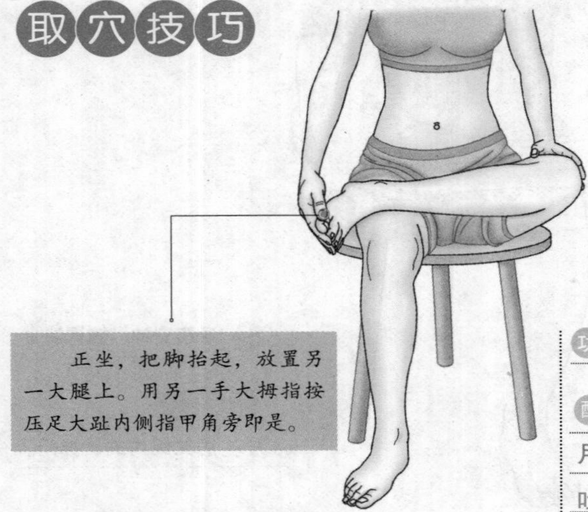

正坐，把脚抬起，放置另一大腿上。用另一手大拇指按压足大趾内侧指甲角旁即是。

功用 调经止血、安神健胃。

配伍治病

月经过多：隐白配气海、血海、三阴交。

吐血：隐白配脾俞、上脘、肝俞。

自我按摩

用大拇指指甲垂直掐按穴位，每日早晚各按一次，每次左右各掐按1～3分钟。

程度	拇指压法	时间 / 分钟
适度		1～3

太白的家庭按摩

当人突然运动或提了过重的物品后，很容易导致脾气耗损、肌肉内部气亏，此时可以敲打或用力揉捏太白，就能疏通经气，迅速消除肌肉酸痛。

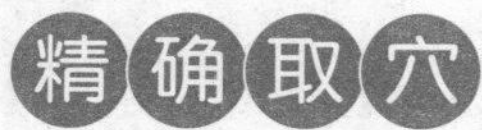

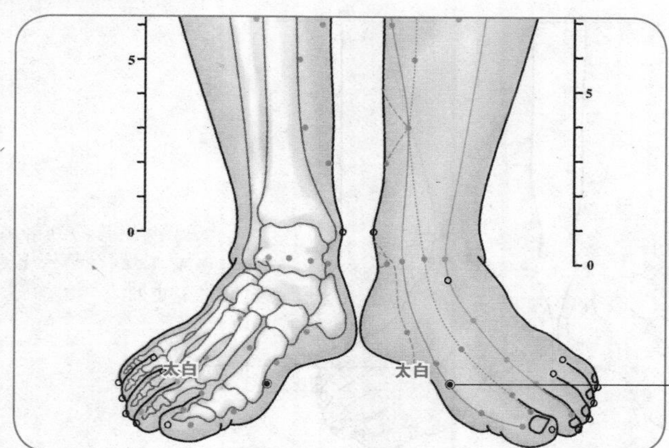

足内侧缘，足大趾本节（第一跖骨关节）后下方赤白肉际凹陷处。

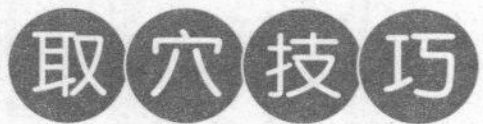

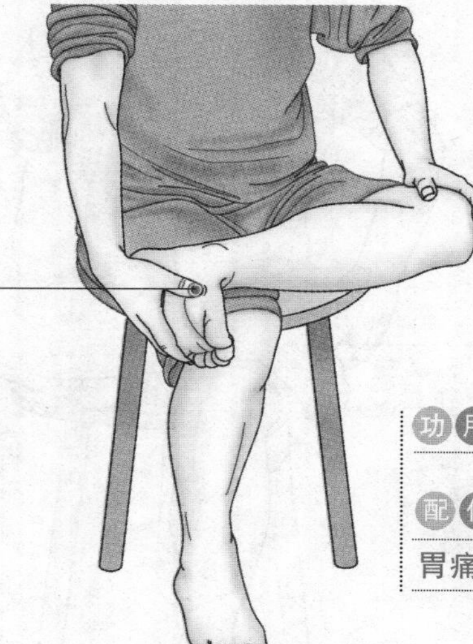

正坐，把脚抬起，放置另一大腿上，以另一侧手的大拇指按脚的内侧缘靠近足大趾的凹陷处即是。

功用 健胃、消食、止痛。

配伍治病

胃痛：太白配中脘、足三里。

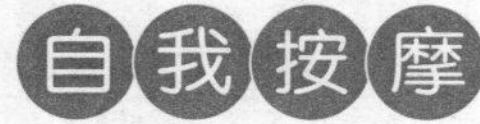

以拇指指腹垂直按压穴位，每日早晚各按一次，每次左右各按压 1 ~ 3 分钟。

程度	拇指压法	时间 / 分钟
适度		1 ~ 3

公孙的家庭按摩

当人突然出现不明原因的腹痛、心痛、胃痛、胸痛等症状时，可以通过按摩公孙来得到缓解。此外，当婴儿初生、胎毒未尽，或者在换乳时，胃肠不能适应新的食物，此时也可以按摩公孙。

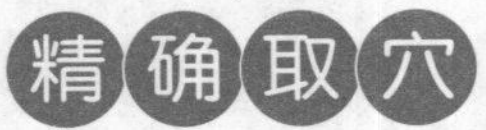

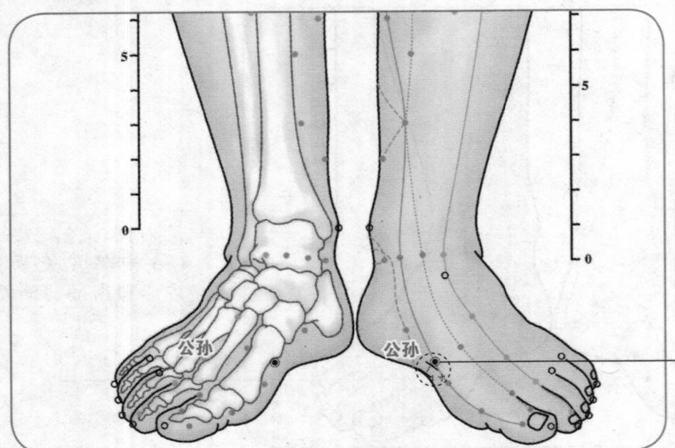

足内侧第一跖骨基底部前下缘，第一趾关节后1寸处。

取穴技巧

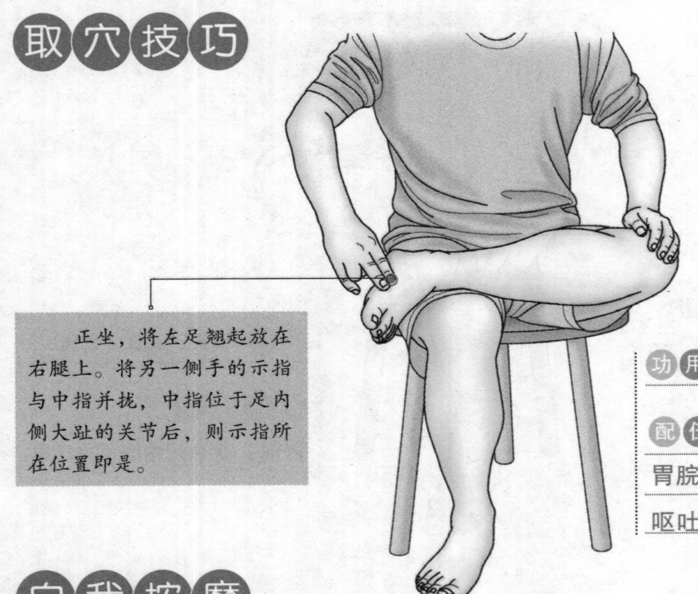

正坐，将左足翘起放在右腿上。将另一侧手的示指与中指并拢，中指位于足内侧大趾的关节后，则示指所在位置即是。

功用 和胃祛痛、消肿止泻。

配伍治病

胃脘胀痛：公孙配中脘、足三里。

呕吐、眩晕：公孙配丰隆、膻中。

自我按摩

以拇指指尖垂直按揉穴位，每天早晚按揉一次，每次按揉左右脚各1～3分钟。

程度	拇指压法	时间/分钟
适度		1～3

血海的家庭按摩

在蹲下拣拾地上的东西然后站起来的时候，有的人可能会在一瞬间感觉到眼前发黑、天旋地转，如果经常出现这种情况，平时可以多按揉一下血海，帮助身体来调理气血。

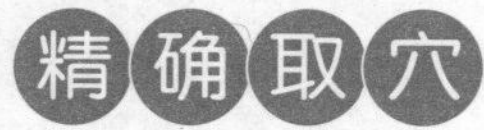

精确取穴

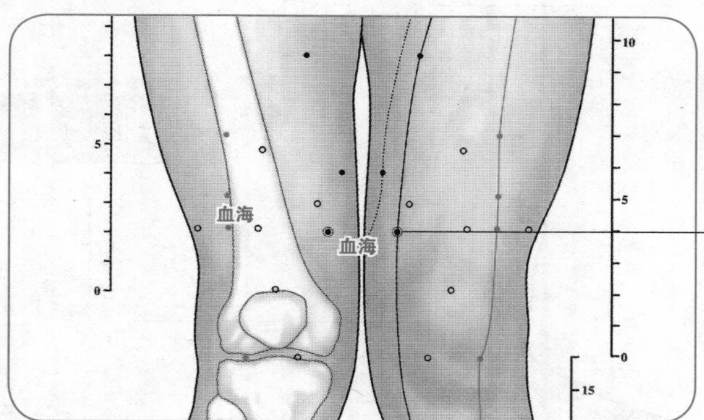

屈膝，在大腿内侧，髌底内侧端上2寸，股四头肌内侧头的隆起处。

取穴技巧

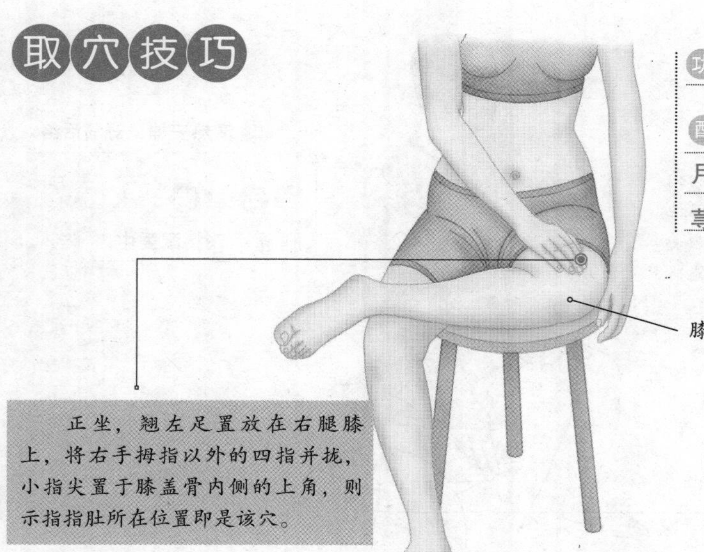

正坐，翘左足置放在右腿膝上，将右手拇指以外的四指并拢，小指尖置于膝盖骨内侧的上角，则示指指肚所在位置即是该穴。

功用 清血利湿。

配伍治病

月经不调：血海配带脉。

荨麻疹：血海配曲池、合谷。

自我按摩

四指在膝上，拇指在膝盖内侧上方，屈曲大拇指，用大拇指指尖按揉穴位，每天早晚各一次，每次左右脚穴位各按压3～5分钟。

程度	拇指压法	时间 / 分钟
适度		3～5

飞扬的家庭按摩

对于经常腰疼的人来说，飞扬是一个很好的治疗穴位，如能长期坚持按摩此穴位，不仅可以缓解腰部和腿部肌肉的疲劳，还能治疗风湿性关节炎、癫痫、痔疮等病症。

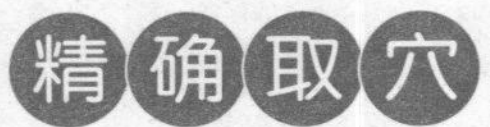

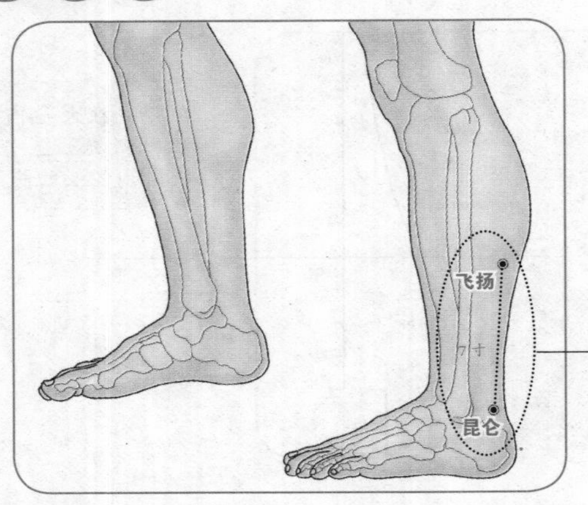

小腿后面，外踝后，昆仑直上7寸。

取穴技巧

正坐垂足，稍稍将膝盖向内倾斜，一手食中两指并拢，其他手指弯曲，以示中两指指腹顺着跟腱外侧的骨头向上摸，小腿肌肉的边缘即是该穴。

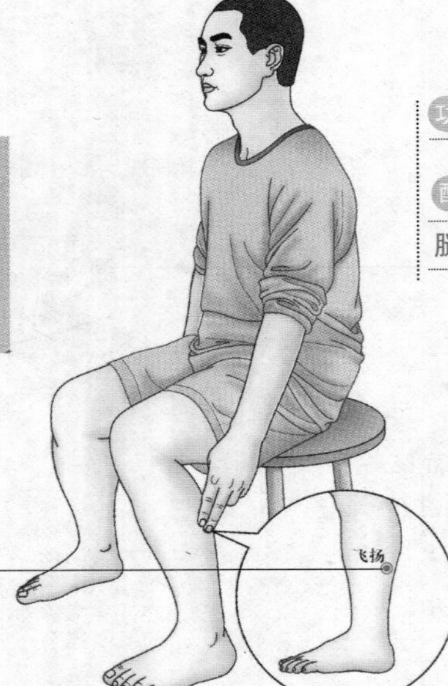

功用 清热安神、舒筋活络。

配伍治病

腿痛：飞扬配委中。

自我按摩

以示中两指指腹按揉穴位，每次左右各按揉1～3分钟。

程度	二指压法	时间/分钟
适度		1～3

申脉的家庭按摩

在人体的穴位中，申脉是一个非常有用的穴位，如能长期坚持按摩此穴位，不仅可以活血通络、宁神止痛，还能对足踝红肿、手足麻木、乳房红肿、头汗淋漓等病症有很好的疗效。

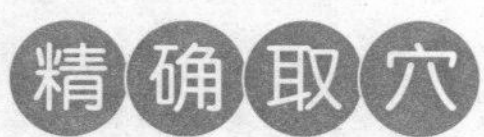

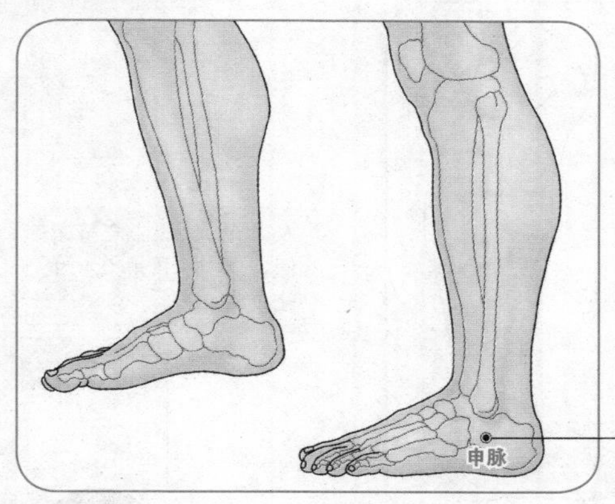

人体的足外侧部位，脚外踝中央下端1厘米凹处即是。

取穴技巧

功用 活血通络、宁神止痛。

配伍治病

癫狂：申脉配后溪、前谷。

头痛目眩：申脉配金门、足三里。

正坐垂足，将要按摩的脚稍向斜后方移至身体侧边，脚跟抬起。用同侧手，四指在下，掌心朝上扶住脚跟底部。大拇指弯曲，指腹置于外脚踝直下方凹陷中，则大拇指所在的位置即是。

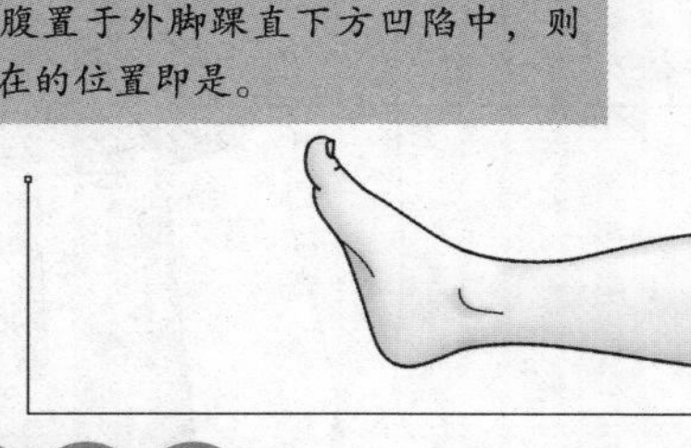

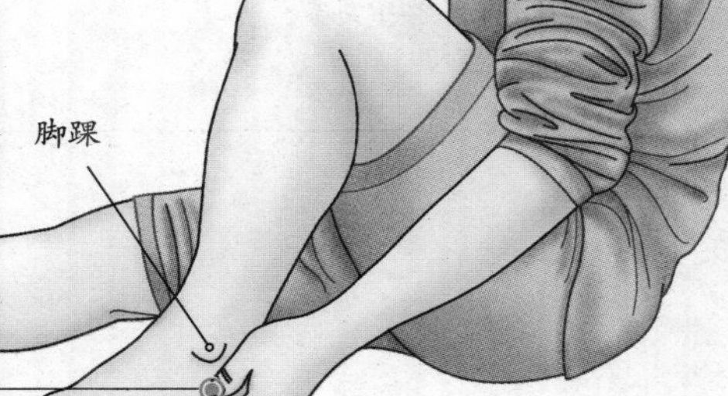

自我按摩

以拇指指腹按揉穴位，每次左右各按揉1～3分钟。

程度	拇指压法	时间 / 分钟
适度		1～3

至阴的家庭按摩

在妇科疾病中，至阴的功用很大，如能长期坚持按摩此穴位，不仅可以改善女性月经不调、带下、痛经、更年期综合征，还能纠正胎位，使异常的胎位转变为正常胎位。

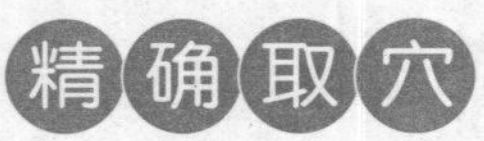

精确取穴

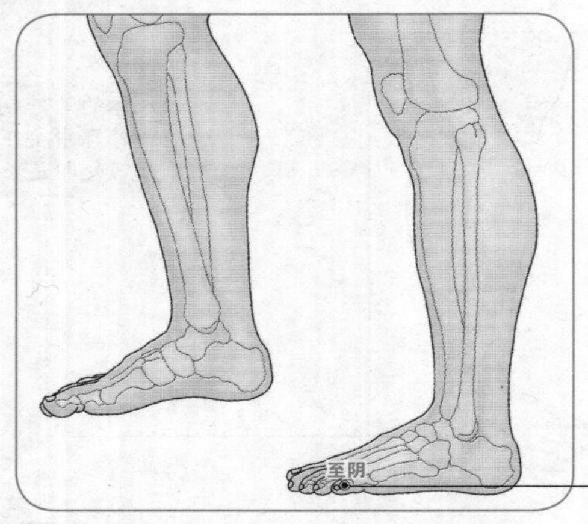

人体的足小趾末节外侧，距指甲角 0.1 寸处即是。

取穴技巧

功用 清火泄热、通窍止痛。

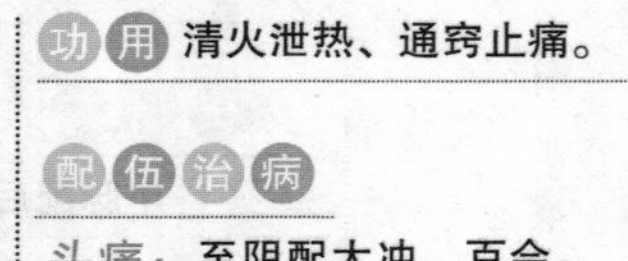

配伍治病

头痛：至阴配太冲、百会。

正坐垂足，将要按摩的脚稍向斜后方移至身体侧边。脚跟着地，脚趾斜向外侧翘起。俯身弯腰，同侧手末四指握脚底，掌心朝上，拇指弯曲，置于足小趾端外侧、指甲角旁，则拇指指尖所在的位置即是。

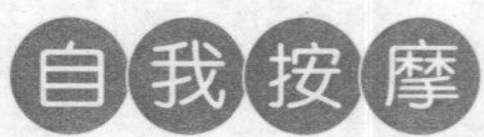

自我按摩

拇指弯曲，以指甲垂直下压，掐按穴位，每次左右各(或双侧同时)掐按 1 ~ 3 分钟。

程度	拇指压法	时间 / 分钟
轻		1 ~ 3

太冲的家庭按摩

在日常生活中，有一些人经常很容易生气、动怒，这些人在平时可以坚持按摩太冲，此穴位不仅能够有效缓解心中的怒气，消除心胸的不适之感，还能改善头痛、眩晕、高血压、失眠等病症。

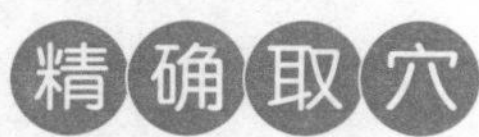

精确取穴

该穴位于人体脚背部第一、二跖骨结合部之前凹陷处。

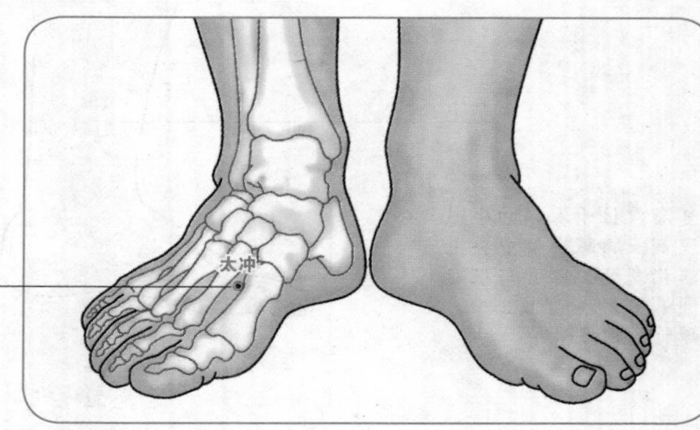

取穴技巧

正坐，垂足，曲左膝，举脚置座椅上，臂前，举左手，手掌朝下置于脚背，弯曲中指，中指指尖所在的位置即是。

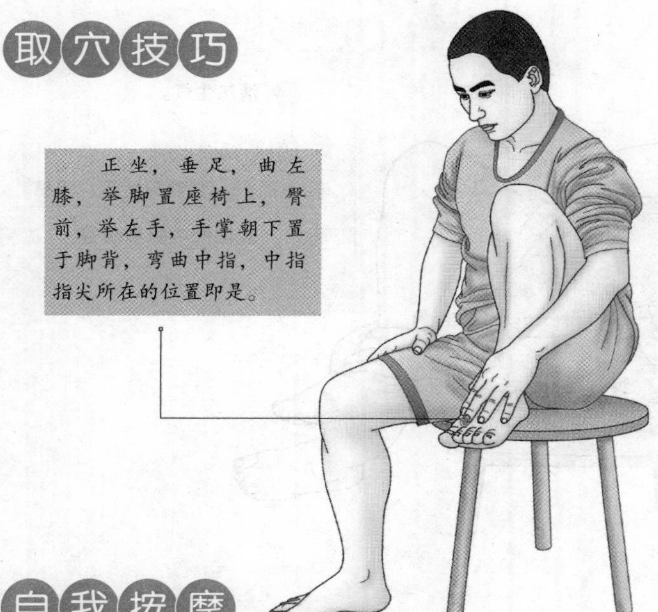

功用 平肝、理血、通络。

配伍治病

头痛、眩晕：太冲配合谷。

自我按摩

以示指和中指指尖垂直由下往上按揉，有特殊胀、酸、疼痛的感觉。每次左右各按揉3~5分钟，先左后右。

程度	二指压法	时间 / 分钟
轻		3~5

复溜的家庭按摩

在都市生活中，有许多人有腰病，轻者感觉酸胀，重者不能久坐和久站，此时可以按压复溜，不仅减轻腰痛，还能缓解泄泻、肠鸣、水肿、腹胀、盗汗等症状。

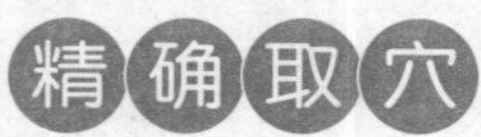

精确取穴

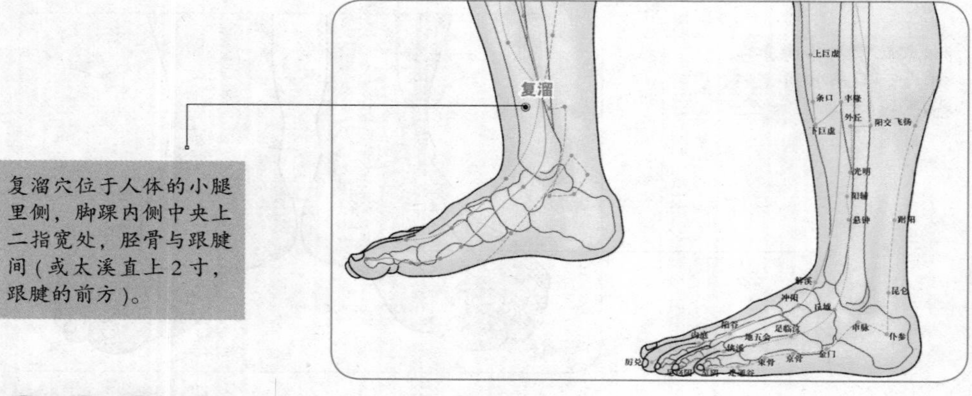

复溜穴位于人体的小腿里侧，脚踝内侧中央上二指宽处，胫骨与跟腱间（或太溪直上2寸，跟腱的前方）。

取穴技巧

垂足，将一足抬起，翘放另一足膝盖上。再以另一手轻握，四指放脚背，大拇指指腹所压之处即是。

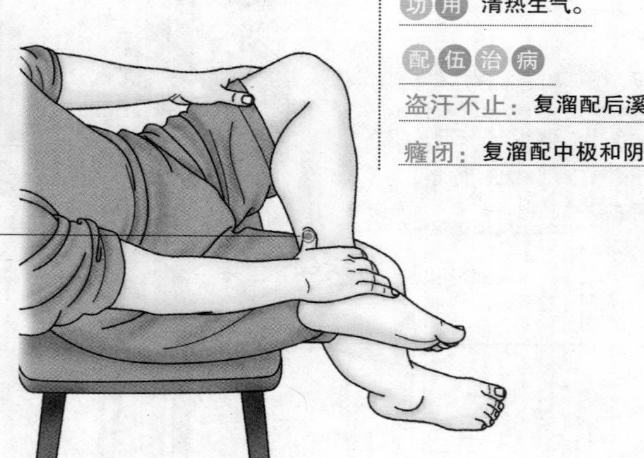

功用 清热生气。

配伍治病

盗汗不止：复溜配后溪、阴郄。

癃闭：复溜配中极和阴谷。

自我按摩

用大拇指指腹由下往上推按该穴，每日早晚，左右各推按1~3分钟。

程度	拇指压法	时间 / 分钟
轻		1~3

筑宾的家庭按摩

一些平时服用西药的人，身体可能会积存一定的化学毒素，如果平时可以按摩筑宾，那么一些毒素，如药物中毒、吗啡中毒、梅毒等会得到一定程度的化解。

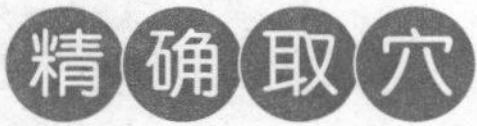

精确取穴

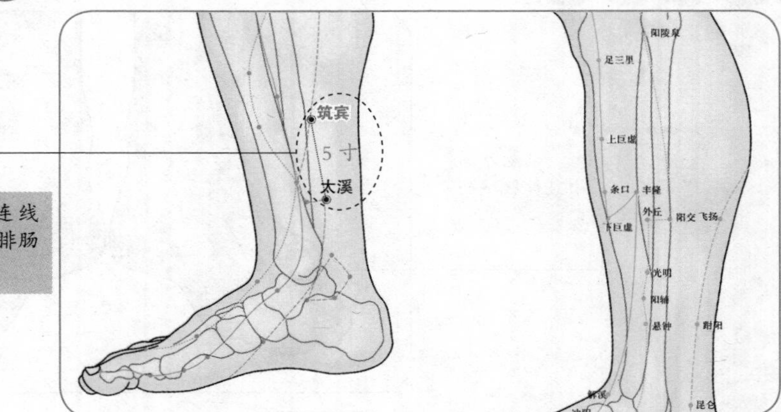

当太溪与阴谷的连线上，太溪上5寸，腓肠肌肌腹的内下方。

取穴技巧

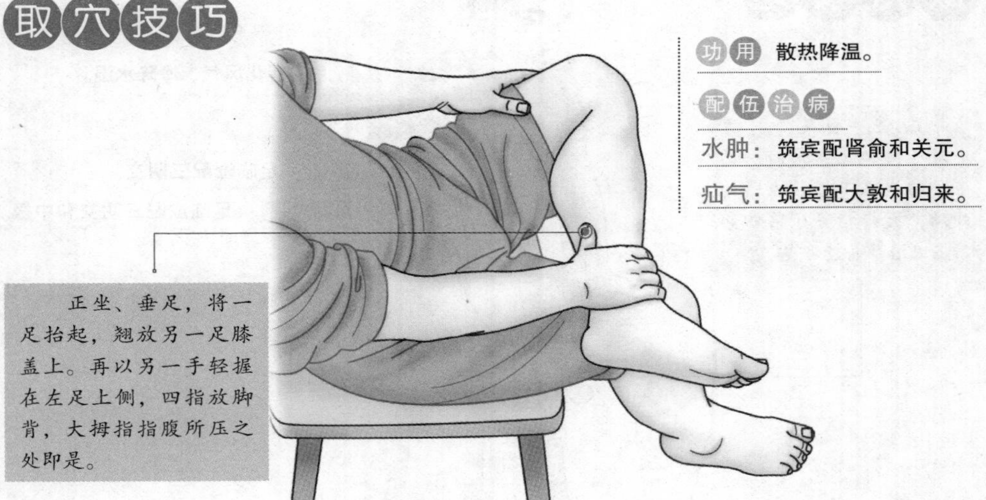

正坐、垂足，将一足抬起，翘放另一足膝盖上。再以另一手轻握在左足上侧，四指放脚背，大拇指指腹所压之处即是。

功用 散热降温。

配伍治病

水肿：筑宾配肾俞和关元。

疝气：筑宾配大敦和归来。

自我按摩

用大拇指指腹由下往上推按该穴，每日早晚，左右各推按1~3分钟。

程度	拇指压法	时间 / 分钟
重		1~3

足临泣的家庭按摩

足临泣是人体的一个重要穴位，如能坚持按摩此穴，对头痛、目眩、胁肋痛、疟疾、中风偏瘫、腰痛、肌肉痉挛、眼疾、结膜炎、胆囊炎等疾病都有良好的疗效。

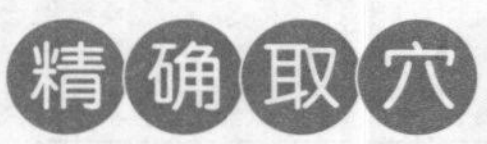

位于足背外侧，第四趾关节的后方，小趾伸肌腱的外侧凹陷处。

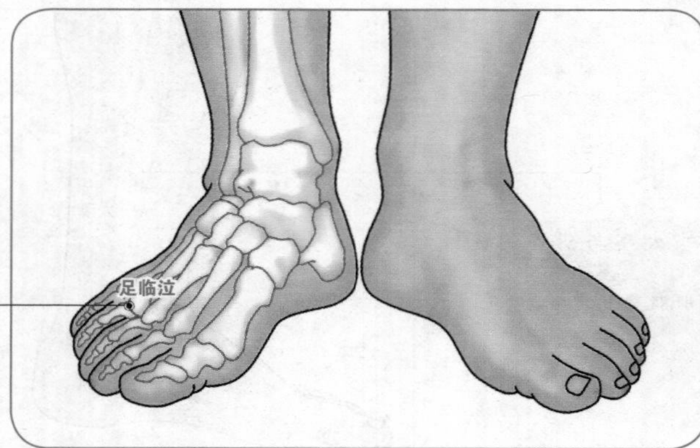

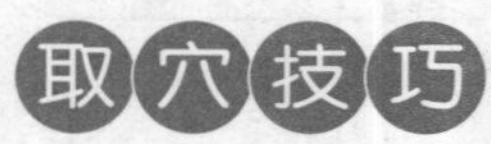

正坐，垂足，将左足置于座椅上，用同一侧手，四指在下握住左脚的外缘，大拇指置于第四和第五趾缝尽头处即是。

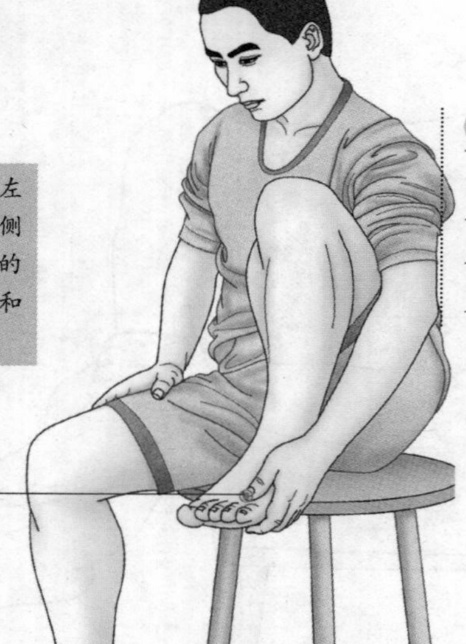

功用 运化风气、冷降水湿。

配伍治病

痹证：足临泣配三阴交。

月事不利：足临泣配三阴交和中极。

自我按摩

用大拇指指腹按揉穴位，有酸、胀、痛的感觉。每次左右各按揉1~3分钟，先左后右。

程度	拇指压法	时间 / 分钟
重		1~3

足窍阴的家庭按摩

如果有人在生气或疲惫后，乳房下肋部位有痛感，而且不断咳嗽，甚至喘不了气，此时可以按摩足窍阴，不仅可以止痛、定咳，还能治疗偏头痛、耳聋、耳鸣、多梦等病症。

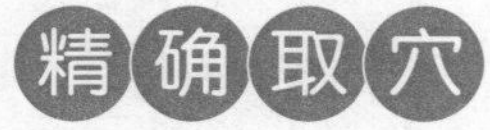

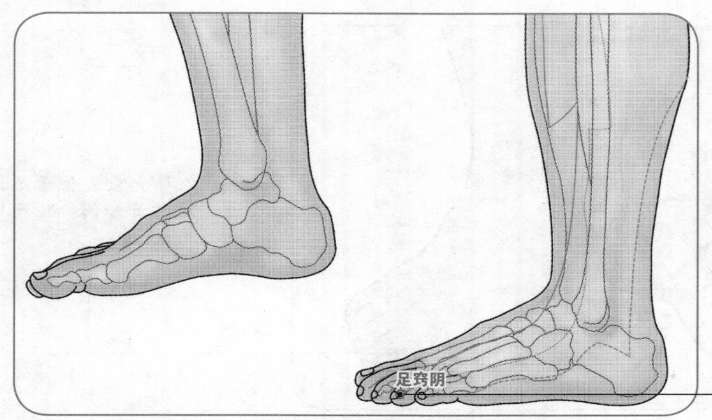

该穴位于人体脚背部的第四趾末节外侧，距指甲角0.1寸。

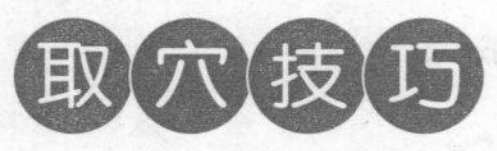

正坐，垂足，抬左足翘置于座椅上，伸左手，轻握左脚趾，四指在下，弯曲大拇指，用指甲垂直轻轻掐按穴位即是。

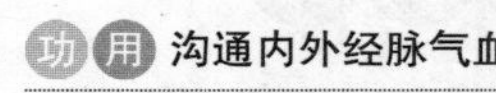

功用 沟通内外经脉气血。

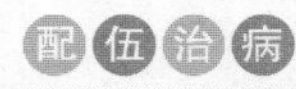

神经性头痛：足窍阴配太冲、太溪和内关。

胆道疾患：足窍阴配阳陵泉、期门、支沟和太冲。

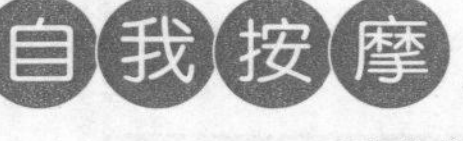

用大拇指指腹按揉穴位，有酸、胀、痛的感觉。每次左右各按揉1~3分钟，先左后右。

程度	拇指压法	时间 / 分钟
重		1~3

大敦的家庭按摩

大敦是肝经之穴，如能坚持按摩此穴，对疝气、缩阴、阴中痛、月经不调、血崩、尿血、遗尿、癫狂、小腹疼痛等疾病都有很好的调理和医治作用。

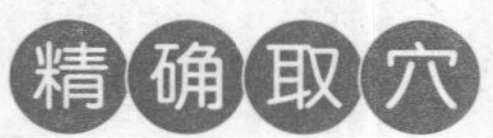

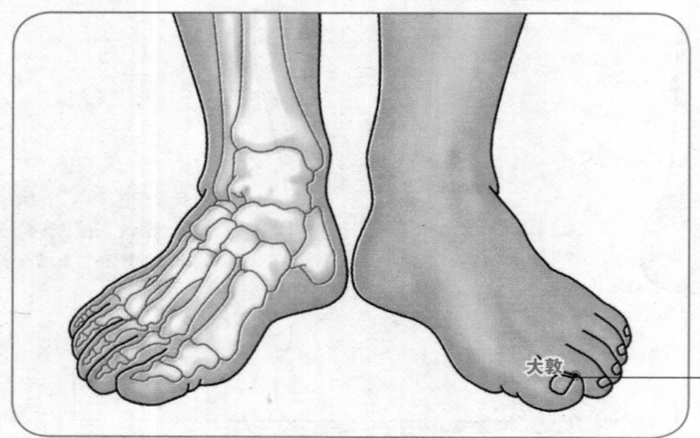

人体大敦穴位于足大趾末节外侧，距指甲角 0.1 寸。

取穴技巧

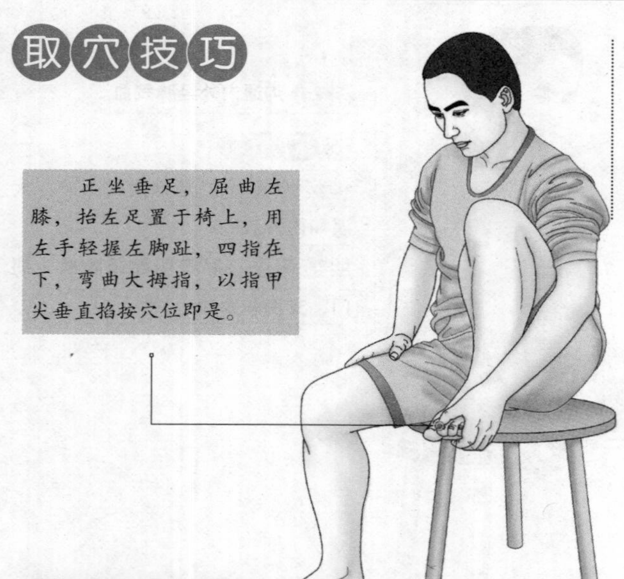

功用 生发风气。

配伍治病

癫狂和中风：大敦配内关和水沟。

梅核气：大敦配膻中、天突和间使。

自我按摩

用大拇指指腹按揉穴位，有酸、胀、痛的感觉。每次左右各按揉 3~5 分钟，先左后右。

程度	拇指压法	时间 / 分钟
重		3~5

中封的家庭按摩

当人不思饮食时，可以按摩中封，不仅可以促进食欲，还对疝气、阴茎痛、遗精、淋症、腰痛、足冷等男科疾病有良好的疗效。

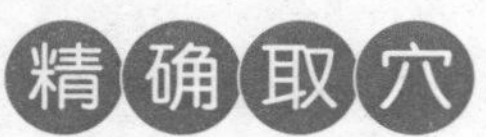

该穴位于人体的足背侧，足内踝前1寸处。

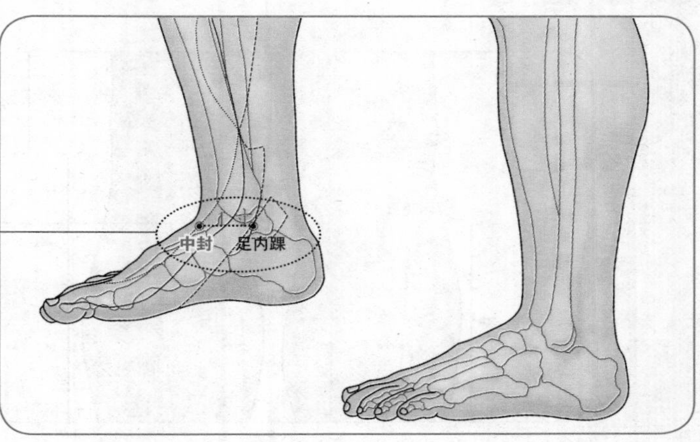

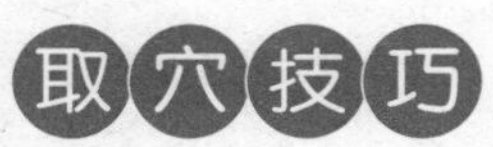

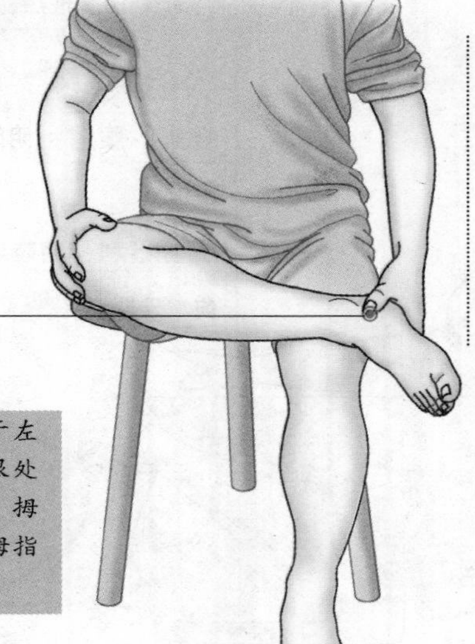

正坐，将右脚置于左腿上，左手掌从脚后跟处握住，四指在脚后跟，拇指位于足内踝外侧，拇指的位置即是。

功用 熄风化气。

配伍治病

黄疸、疟疾：中封配胆俞、阳陵泉和太冲。

阴茎痛、遗精：中封配足三里和阴廉。

自我按摩

用大拇指指腹按揉穴位，有酸、胀、痛的感觉。每次左右各按揉3~5分钟，先左后右。

程度	拇指压法	时间/分钟
重		3~5

阴陵泉的家庭按摩

阴陵泉是足脾经经脉的穴位，如能坚持按摩此穴，对腹胀、腹绞痛、尿失禁、尿路感染、月经不调、阴道炎、膝关节及周围软组织疾患有很好的改善、调理和保健作用。

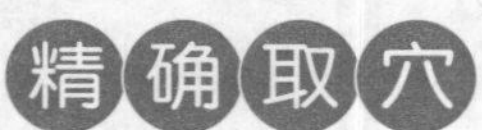

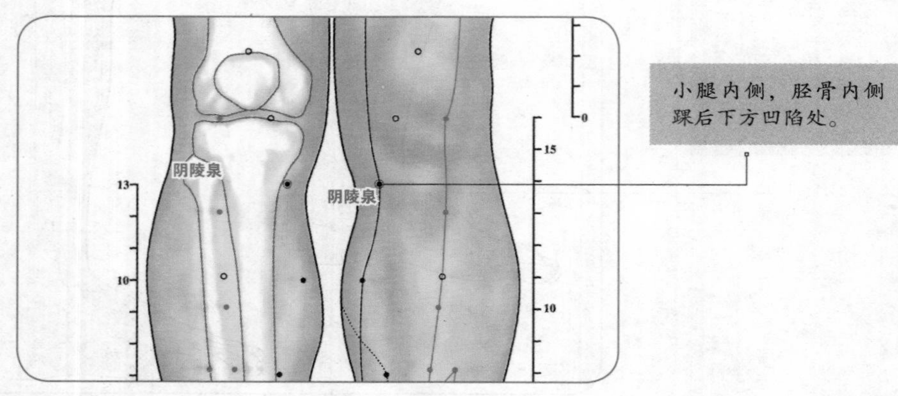

取穴技巧

正坐，将一脚翘起，置放于另一腿膝上。另一侧手轻握膝下处，拇指指尖所在的膝下内侧凹陷处即是。

功用 清脾理热、宣泄水液、化湿通阳。

配伍治病

腹胀、腹泻：阴陵泉配足三里、上巨虚。

小便不利：阴陵泉配中极、膀胱俞、三阴交。

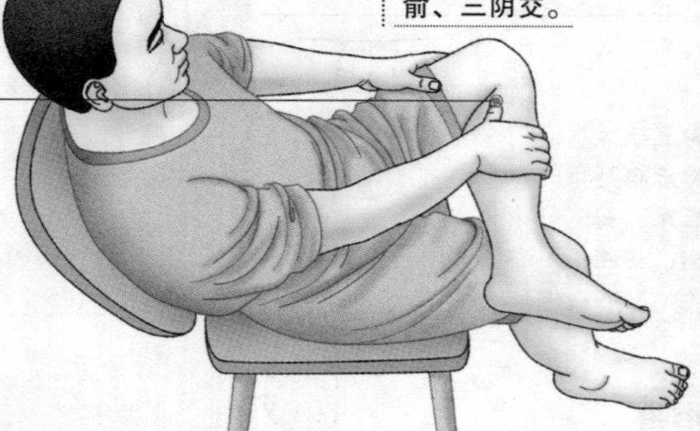

自我按摩

双手轻握膝下处，屈曲大拇指，以指尖由下向上出力按揉，每天早晚各一次，每次左右穴位各按揉1～3分钟。

程度	拇指压法	时间／分钟
重		1～3

太溪的家庭按摩

太溪是足肾经经脉的穴位，按摩这个穴位，有清热生气的作用，如能长期按压此穴，更对肾炎、膀胱炎、月经不调、遗尿、遗精、神经衰弱、腰痛等病症有一定的调节和缓解作用。

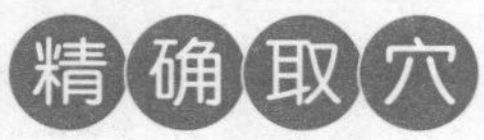

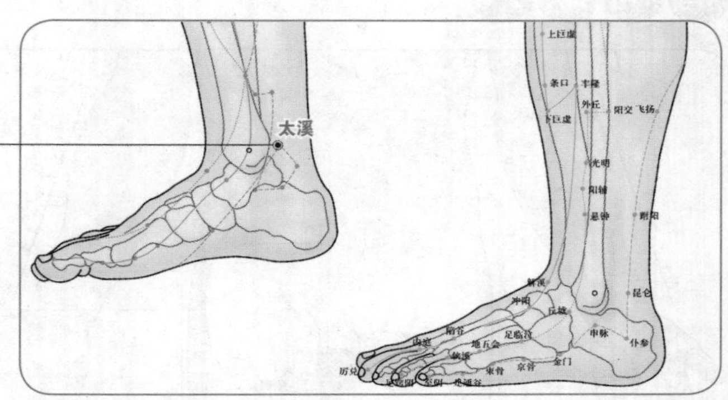

太溪穴位于足内侧，内踝后方与脚跟骨筋腱之间的凹陷处。

取穴技巧

抬一足置于另一脚膝盖上。用另一手轻握，四指置放脚背，弯曲大拇指按压即是。

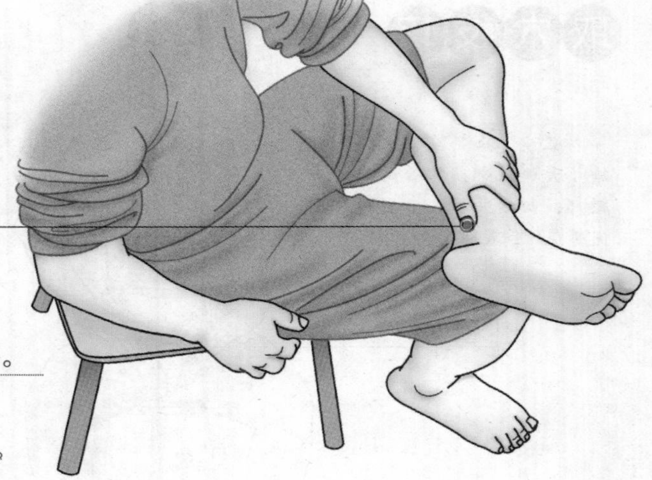

功用 清热生气。

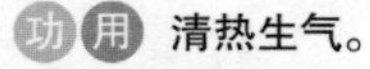

热病烦心、足寒清：太溪配然谷。

肾胀：太溪配肾俞。

心痛如锥刺：太溪配支沟、然谷。

自我按摩

以大拇指指腹由上往下刮该穴，每日早晚，左右各刮 1~3 分钟。

程度	拇指压法	时间 / 分钟
轻		1~3

足五里的家庭按摩

足五里也是人体的重要穴位，它既能治疗像阴囊湿疹、睾丸肿痛这样的生殖系统疾病，也能治疗股内侧疼痛、阴部湿痒、浑身倦怠无力等病症。

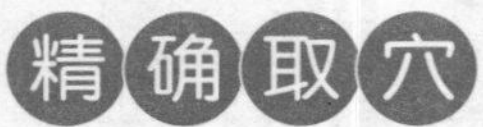

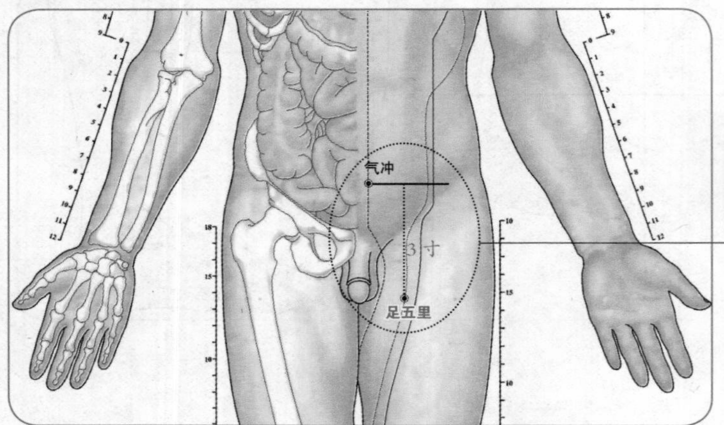

该穴位于人体的大腿内侧，气冲穴直下3寸，大腿根部，耻骨结节的下方，长收肌的外缘。

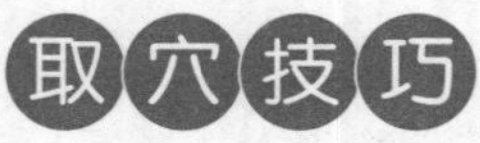

正坐，垂足，将手平放于大腿根部，掌心向着腿部，四指并拢，示指指尖所在的位置即是。

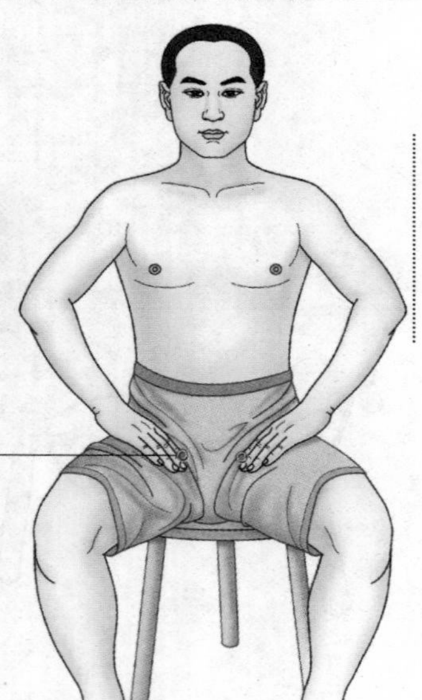

功用 固化脾土、除湿降浊。

配伍治病

嗜卧欲动摇：足五里配三阳络、天井和厉兑。

自我按摩

四指并拢由下往上按揉，有特殊胀、酸、疼痛的感觉。每次左右各按揉3~5分钟，先左后右，或两侧同时按揉。

程度	四指压法	时间/分钟
重		3~5

长强的家庭按摩

长强是督脉的第一穴位，位于人体的尾骨端下。经常按摩此穴，可以促进直肠的收缩，对肠炎、腹泻、痔疮、便血、阳痿、腰神经痛、癫痫等病症都有良好的治疗效果。

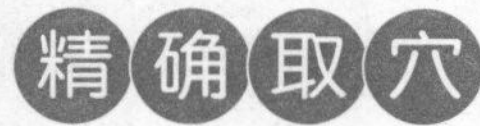

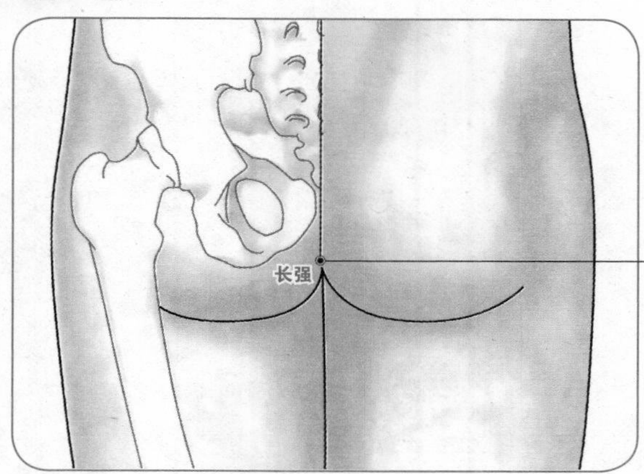

长强穴位于人体的尾骨端下，当尾骨端与肛门连线的中点处。

取穴技巧

正坐，上身前俯，伸左手至臀后，以中指所在的位置的穴位即是。

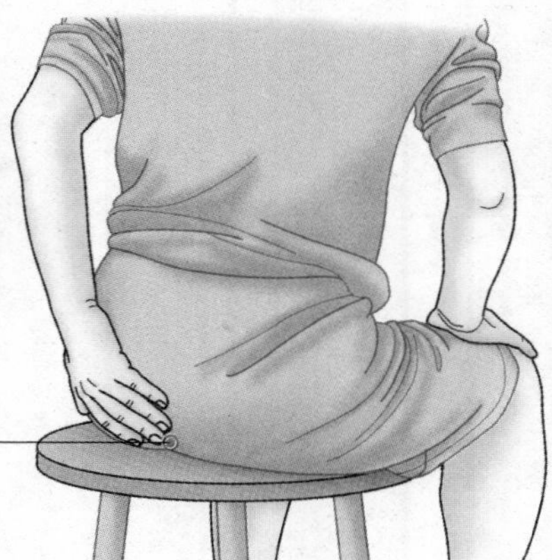

功用 向体表输送阳热之气。

配伍治病

痔疮：长强配二白、阴陵泉、上巨虚和三阴交。

脱肛、痔疮：长强、二白和百会。

自我按摩

以中指和示指用力按揉穴位，会有酸胀的感觉，向里面以及四周扩散。每次用左右手各按揉 1~3 分钟，先左后右。

程度	二指压法	时间 / 分钟
轻		1~3